Ärztliche Fertigkeiten

Anamnese, Untersuchung, ausgewählte Anwendungsgebiete

Herausgegeben von
Dr. Kai Schnabel, Bern
Dr. Olaf Ahlers, Berlin
Dr. Hiwa Dashti, Eberswalde
Waltraud Georg, Berlin
Prof. Dr. Ulrich Schwantes, Berlin

Unter Mitarbeit von zahlreichen Fachwissenschaftlern

Mit 364 Abbildungen und 32 Tabellen

WVG Wissenschaftliche Verlagsgesellschaft Stuttgart

Herausgeber:

Dr. med. Kai Schnabel
Abteilung für Unterricht und Medien (AUM)
Institut für Medizinische Lehre (IML)
Universität Bern
Konsumstr. 13
CH-3010 Bern

Dr. med. Olaf Ahlers
Klinik für Anästhesiologie mit Schwerpunkt operative Intensivmedizin
Charité – Universitätsmedizin Berlin
Campus Virchow-Klinikum
Augustenburger Platz 1
13353 Berlin

Dr. med. Hiwa Dashti
Nagelstraße 11 c
16225 Eberswalde

Dipl.-Päd. Waltraud Georg, Ärztin
Assessmentbereich
Charité – Universitätsmedizin Berlin
Campus Charité Mitte
Chariteplatz 1
10117 Berlin

Professor Dr. med. Ulrich Schwantes
Institut für Allgemeinmedizin
Charité – Universitätsmedizin Berlin
Campus Charité Mitte
Chariteplatz 1
10117 Berlin

Bibliografische Information Der Deutschen Bibliothek
Die Deutsche Nationalbibliothek verzeichnet diese Publikation in der Deutschen Nationalbibliografie; detaillierte bibliografische Daten sind im Internet unter http://dnb.d-nb.de abrufbar.

ISBN 978-3-8047-2446-4

Birkenwaldstr. 44, 70191 Stuttgart
www.wissenschaftliche-verlagsgesellschaft.de
Printed in Germany
Satz: Dörr + Schiller GmbH, Stuttgart
Druck und Bindung: Kösel, Krugzell
Umschlaggestaltung: atelier Schäfer, Esslingen

Vorwort

Für das ärztliche Handeln ist das Verständnis vom individuellen Menschen grundlegend. Als Ratsuchender, Verunsicherter und Belasteter kommt er oder sie in die ärztliche Praxis oder Klinik. Dabei können die aufgeworfenen Fragen ganz unterschiedliche Bereiche umfassen. Nicht nur neu bemerkte körperliche Zeichen, sondern auch deren Fehleinschätzungen oder -wahrnehmungen sowie Veränderungen im sozialen Gefüge können Ursachen einer Konsultation in Praxis oder Klinik sein.

Das ärztliche Gespräch, die Anamnese in all ihren Facetten und die genaue Erhebung körperlicher Befunde liefern die primären Voraussetzungen für weiter gehende apparative oder andere Tests. Die gefundenen Ergebnisse können sich dann vielleicht als nur grundlose Besorgnis auflösen, aber auch mehr und mehr als Störung zeigen oder zum Bild einer Krankheit verdichten. Vielleicht münden sie in eine eindeutige Diagnose. Die gleichzeitige Kenntnis des betroffenen Menschen in all seinen Bezügen, aber auch seiner persönlichen Vorstellungen, Vorlieben und Vorurteile, hilft eine angemessenen Beratung oder Therapie zu finden. Diese berücksichtigt beides: die allgemein gültigen pathophysiologischen Grundlagen mit den dazugehörigen somatischen und psychischen Zeichen und die Einzigartigkeit des individuellen Krankseins.

Der vorliegende Leitfaden zeigt die Untersuchungstechniken auf und gibt Hinweise zur Anamnese, wie beides an der Charité – Universitätsmedizin Berlin gelehrt wird. Diese Aussage hat in dieser Form erst ihre Gültigkeit gewinnen müssen. Bei einer Vielzahl unterschiedlicher Dozenten ist es verständlich, dass sich trotz grundsätzlicher Gleichheit im Vorgehen dennoch deutliche Unterschiede im Einzelnen zeigen, in denen sich die persönlichen Erfahrungen der lehrenden Ärztinnen und Ärzte spiegeln. Als im Reformstudiengang der Charité für die erlernten Untersuchungstechniken standardisierte praktische Prüfungen (OSCE) etabliert wurden, war es unumgänglich, den Untersuchungskurs (U-Kurs) ebenfalls zu standardisieren. Deswegen wurde sehr bald ein Skript entwickelt, das zwischen den verschiedenen Kliniken und Abteilungen der Charité abgestimmt die Grundlage für den Untersuchungskurs und für eine faire Prüfung bildete. Dieses Skript erlebte einige jeweils verbesserte Neuauflagen. Der jetzt in Buchform herausgegebene Leitfaden mit erweiterten Skizzen, Zeichnungen und fotografischen Darstellungen, erscheint im Kitteltaschenformat. So kann er nicht nur als Grundlage des U-Kurses und des Unterrichts am Krankenbett, sondern auch als Begleiter in Famulaturen, im PJ und vielleicht gar in den allerersten Anfängen der Berufstätigkeit genutzt werden.

Der Leitfaden ist in vier Teile gegliedert. Der erste Teil beschäftigt sich mit der Anamnese und stellt den Ablauf einer allgemeinen Untersuchung dar. Zusätzlich wird auf die Untersuchung in einer Notfallsituation eingegangen. Im zweiten Teil wird auf die organ- oder fachspezifischen Untersuchungstechniken eingegangen, die ergänzend oder bei auffälligen Befunden zusätzlich herangezogen werden können. Im dritten Teil werden wichtige praktische Fertigkeiten und diagnostischen Maßnahmen beschrieben. Schließlich werden in einem vierten Teil die zuvor sequentiell beschriebenen Techniken an konkreten Beispielen integrativ dargestellt, indem sie auf komplexe häufige und/oder wichtige Situationen bezogen werden.

Wir hoffen, dass dieser kompakte und dennoch alle häufigen Untersuchungstechniken umfassende Leitfaden für Studierende ein Begleiter auf dem Weg in die eigenverantwortliche ärztliche Tätigkeit sein möge, und dass Lehrende ihn für die Unterrichtsplanung nutzen können.

Berlin/Eberswalde, im Frühjahr 2009

K. Schnabel
O. Ahlers
H. Dashti
W. Georg
U. Schwantes

Inhalt

Teil 2 Fachspezifische Untersuchungen

Teil 3 Praktische Basisfertigkeiten

Teil 4 Anwendungsgebiete

Herausgeber und Autoren

Dr. med. Olaf Ahlers
Klinik für Anästhesiologie mit Schwerpunkt operative Intensivmedizin
Charité – Universitätsmedizin Berlin
Campus Virchow-Klinikum
Augustenburger Platz 1
13353 Berlin

Dr. med. Andrea Antolic
AG Reformstudiengang Medizin
Charité – Universitätsmedizin Berlin
Campus Charité Mitte
Charitéplatz 1
10117 Berlin

Dr. med. Sven Bercker
Klinik und Poliklinik für Anästhesiologie und Intensivtherapie
Universitätsklinikum Leipzig AöR
Liebigstraße 20
04103 Leipzig

Prof. Dr. med. Stefan Brandt
Klinik und Poliklinik für Neurochirurgie
Charité – Universitätsmedizin Berlin
Campus Charité Mitte
Charitéplatz 1
10117 Berlin

Prof. Dr. sc. med. Vittoria Braun
Institut für Allgemeinmedizin – Universitätsklinikum Charité
Medizinische Fakultät der Humboldt-Universität zu Berlin
Charité – Universitätsmedizin Berlin
Campus Charité Mitte
Charitéplatz 1
10117 Berlin

Priv.-Doz. Dr. med. Michael von Brevern
Klinik für Neurologie
Parkklinik Weissensee
Schönstraße 80
13086 Berlin

Dr. med. Hiwa Dashti
KfH- Nierenzentrum Eberswalde
Rudolf-Breitscheid-Straße 100
16225 Eberswalde

Yvonne Dashti, Ärztin
Klinik für Allgemein Viszeral- und Gefäßchirurgie
Klinikum Barnim GmbH, Werner Forßmann Krankenhaus
Rudolf-Breitscheid-Straße 100
16225 Eberswalde

Dr. med. Anja Dieterich, MPH
Abteilung Allgemeinmedizin
Georg-August-Universität Göttingen
Humboldtallee 38
37073 Göttingen

Prof. Dr. med. Yvonne Dörffel
Zentrale Poliklinik für Innere Medizin
Campus Charité Mitte
Charitéplatz 1
10117 Berlin

Dipl.-Med. Dietmar Dörschner
Facharzt für Anästhesiologie
Krankenhaus Templin
Robert-Koch-Straße 24
17268 Templin

Dr. med. Maren Dörschner
Kardiologische Abteilung – Klinik für Innere Medizin
Klinikum Uckermarck Schwedt
Auguststraße
16303 Schwedt

Prof. Dr. med. Tobias Esch
Fakultät Soziale Arbeit und Gesundheit
Fachhochschule Coburg
Friedrich-Streib-Str. 2
96450 Coburg

Liane Fluchs
Klinik Westfalen – Rehaklinik am Meer
Sandwall 25–27
25938 Wyk auf Föhr

Prof. Dr. med. Gerhard Gaedicke
Otto-Heubner-Centrum – Klinik für Allgemeine Pädiatrie
Charité – Universitätsmedizin Berlin
Campus Virchow-Klinikum
Augustenburger Platz 1
13353 Berlin

Waltraud Georg, Ärztin, Dipl. Päd.
Assessmentbereich
Charité – Universitätsmedizin Berlin
Campus Charité Mitte
Charitéplatz 1
10117 Berlin

Dr. med. Hanna Göhler
Klinik für Allgemeinmedizin, Naturheilverfahren
Charité – Universitätsmedizin Berlin
Campus Benjamin Franklin
Hindenburgdamm 30
12200 Berlin

Dr. med. Clemens de Grahl
Klinik für Anästhesiologie mit Schwerpunkt operative Intensivmedizin
Charité – Universitätsmedizin Berlin
Campus Virchow-Klinikum
Augustenburger Platz 1
13353 Berlin

Dr. med. Christoph Heintze
Institut für Allgemeinmedizin
Charité – Universitätsmedizin Berlin
Campus Charité Mitte
Charitéplatz 1
10117 Berlin

Priv.-Doz. Dr. med. Jürgen Koscielny
Institut für Transfusionsmedizin
Charité – Universitätsmedizin Berlin
Campus Charité Mitte
Charitéplatz 1
10117 Berlin

Dr. med. Lilla Landeck
Fachgebiet Dermatologie, Umweltmedizin und Gesundheitstheorie
Universität Osnabrück
Sedanstr. 115
49090 Osnabrück

Priv.-Doz. Dr. med. Romana Lenzen-Großimlinghaus
Evangelisches Zentrum für Altersmedizin
Weinbergstraße 18–19
14469 Potsdam

Dr. med. Alexander Loch
Klinik und Poliklinik Hals-, Nasen-, Ohrenheilkunde
Charité – Universitätsmedizin Berlin
Campus Charité Mitte
Charitéplatz 1
10117 Berlin

Lutz Nibbe, Oberarzt
Medizinische Klinik mit Schwerpunkt Nephrologie und Internistische Intensivmedizin
Charité – Universitätsmedizin Berlin
Campus Virchow-Klinikum
Augustenburger Platz 1
13353 Berlin

Robert Peters, Arzt
Klinik für Urologie
Charité – Universitätsmedizin Berlin
Campus Charité Mitte
Charitéplatz 1
10117 Berlin

Dr. med. Turid Alexandra Piening
Klinik für Pädiatrie mit Schwerpunkt Pneumologie und Immunologie
Charité – Universitätsmedizin Berlin
Campus Virchow-Klinikum
Augustenburger Platz 1
13353 Berlin

Prof. Dr. med. Uwe Pleyer
Klinik für Augenheilkunde
Charité – Universitätsmedizin Berlin
Campus Virchow-Klinikum
Augustenburger Platz 1
13353 Berlin

Priv.-Doz. Dr. med. Axel Pruß
Institut für Transfusionsmedizin
Charité – Universitätsmedizin Berlin
Campus Charité Mitte
Charitéplatz 1
10117 Berlin

Dr. med. Hartmut Radtke
Institut für Transfusionsmedizin
Charité – Universitätsmedizin Berlin
Campus Charité Mitte
Charitéplatz 1
10117 Berlin

Priv.-Doz. Dr. med. Martin Schäfer
Klinik für Psychiatrie
Kliniken Essen-Mitte
Evangelische Huyssen-Stiftung
Henricistraße 92
45136 Essen

Dr. med. Hans-Georg Schlosser
Klinik und Poliklinik für Neurochirurgie
Charité – Universitätsmedizin Berlin
Campus Virchow-Klinikum
Augustenburger Platz 1
13353 Berlin

Dr. med. Kai Schnabel
Abteilung für Unterricht und Medien (AUM)
Institut für Medizinische Lehre (IML)
Universität Bern
Konsumstr. 13
CH-3010 Bern

Dr. med. Klaus Schnake
Zentrum für Wirbelsäulenchirurgie und Neurotraumatologie
Berufsgenossenschaftliche Unfallklinik Frankfurt am Main
Friedberger Landstraße 430
60389 Frankfurt am Main

Prof. Dr. med. Ralf-Joachim Schulz
Klinik für Geriatrie
St. Marien Hospital
Kunibertskloster 13
50668 Köln

Univ.-Prof. Dr. med. Ulrich Schwantes
Institut für Allgemeinmedizin
Charité – Universitätsmedizin Berlin
Campus Charité Mitte
Charitéplatz 1
10117 Berlin

Priv.-Doz. Dr. med. Ebba Schwarz
Klinik für Augenheilkunde
Charité – Universitätsmedizin Berlin
Campus Virchow-Klinikum
Augustenburger Platz 1
13353 Berlin

Dr. med. Max von Seebach
Praxis für Chirurgie, Orthopädie und Unfallchirurgie
Am Tegeler Hafen 2
13507 Berlin

Kai Sostmann, Arzt
Otto-Heubner-Centrum – Klinik für Allgemeine Pädiatrie
Charité – Universitätsmedizin Berlin
Campus Virchow-Klinikum
Augustenburger Platz 1
13353 Berlin

Univ.-Prof. Dr. med. Wolfram Sterry
Klinik für Dermatologie, Allergologie und Venerologie
Charité – Universitätsmedizin Berlin
Campus Charité Mitte
Charitéplatz 1
10117 Berlin

Anne Trapp, Äztin
Finckensteinallee 9
12205 Berlin

Dr. med. Justus Welke
Referent im Gemeinsamen Bundesausschuss
Abteilung Qualitätssicherung und sektorenübergreifende Versorgungskonzepte
Auf dem Seidenberg 3a
53721 Siegburg

Univ.-Prof. Dr. med. Margitta Worm
Klinik für Dermatologie, Allergologie und Venerologie
Charité – Universitätsmedizin Berlin
Campus Charité Mitte
Charitéplatz 1
10117 Berlin

Abkürzungen

ALS	Advanced Life Support
ACS	akutes Koronarsyndrom
AED	halbautomatischer Defibrillator
AKS	Antikörpersuchtest
AL	Axillarlinie
AMG	Arzneimittelgesetz
ARO	Außenrotation
ASR	Achillessehnenreflex
ASS	Acetylsalicylsäure
BLS	Basic Life Support
BPH	benigne Prostatahyperplasie
BSG	Blutkörperchensenkungsgeschwindigkeit
BSR	Bizepssehnenreflex
BWK	Brustwirbelkörper
BWS	Brustwirbelsäule
CCOG	Cambridge-Calgary-Observation-Guide
COPD	chronisch-obstruktive Atemwegserkrankung
CPP	zerebraler Perfusionsdruck
CPR	kardiopulmonale Reanimation
CT	Computertomographie
DDAVP	Desmopressin
DIC	disseminierte intravasale Gerinnung
DIP	distales Interphalangealgelenk
EKG	Elektrokardiogramm
Ext	Extension
FBA	Finger-Boden-Abstand
Flex	Flexion
FSME	Frühsommer-Meningoenzephalitis
GCS	Glasgow-Coma-Scale
GERD	gastroösophageale Refluxkrankheit
GFP	gefrorenes Frischplasma
HAL	hintere Axillarlinie

Hb	Hämoglobin
HF	Herzfrequenz
Hk	Hämatokrit
HWS	Halswirbelsäule
HZV	Herzzeitvolumen
ICP	intrazerebraler Druck
ICR	Interkostalraum
IFT	Immunfluoreszenztest
IRO	Innenrotation
ISG	Iliosakralgelenk
KF	Kammerflimmern
KM	Kontrastmittel
LK	Lymphknoten(gruppe)
LOL	linker Oberlappen (Lunge)
LOQ	linker oberer Quadrant (Abdomen)
LUL	linker Unterlappen (Lunge)
LUQ	linker unterer Quadrant (Abdomen)
LWS	Lendenwirbelsäule
MAL	mittlere Axillarlinie
MAP	mittlerer arterieller Druck
MCL	Medioklavikularlinie
MER	Muskeleigenreflex
ML	vordere Medianlinie
MRC	Medical Research Council (Scale)
MRT	Magnetresonanztomographie
NAP	Nervenaustrittspunkt
NSTEMI	akuter Myokardinfarkt ohne ST-Steckenhebung
OSG	oberes Sprunggelenk
PEA	pulslose elektrische Aktivität
PEEP	positiver endexspiratorischer Druck
PIP	proximales Interphalangealgelenk
PNDS	postnasales Drip-Syndrom
PRIND	primär reversibles ischämisches neurologisches Defizit
PSR	Patellarsehnenreflex
rA	rheumatoide Arthritis
RAPD	relativer afferenter Pupillardefekt

RML	rechter Mittellappen (Lunge)
ROL	rechter Oberlappen (Lunge)
ROM	Range of Motion (Bewegungsumfang)
ROQ	rechter oberer Quadrant (Abdomen)
RPR	Radiusperiostreflex
RUL	rechter Unterlappen (Lunge)
RUQ	rechter unterer Quadrant (Abdomen)
SHT	Schädel-Hirn-Trauma
SL	Skapularlinie
SLAP	Superior-Labrum-Anterior-Posterior (Ansatz der langen Bizepssehne am Labrum der Schulter)
SLE	systemischer Lupus erythematodes
STEMI	akuter Myokardinfarkt mit ST-Streckenhebung
SVT	supraventrikuläre Tachykardie
TFG	Transfusionsgesetz
TIA	transitorische ischämische Attacke
TOS	Thoracic-Outlet-Syndrome
TPR	Tibialis-posterior-Reflex
TSR	Trizepssehnenreflex
TTP	thrombotisch-thrombozytopenische Purpura
TVUS	transvaginale Ultraschalluntersuchung
USG	unteres Sprunggelenk
VAL	vordere Axillarlinie
VHF	Vorhofflimmern
VOR	vestibulookulärer Reflex
VT	ventrikuläre Tachykardie
WS	Wirbelsäule

Teil 1 Systematische Ganzkörperuntersuchung

1 Der Gesamteindruck

U. Schwantes

Schon der erste Eindruck vermittelt die Grundlagen für das Verständnis einer Situation: Kommt der Patient allein oder in Begleitung? Wie ist sein Gang oder seine Körperhaltung? Kann der Patient sein Anliegen noch adäquat vortragen oder ist er durch ein Leiden stark gezeichnet? Wirkt er schwer krank? Ist er in sich gekehrt, bedrückt, sorgenvoll, ängstlich oder fordernd und selbstbewusst? Vieles drängt sich schon im ersten Moment der Begegnung auf und verdichtet sich zu einem Gesamtbild, noch bevor man die erste Frage gestellt hat, geschweige denn die erste Untersuchung durchführen konnte. Und dieser erste Eindruck beeinflusst meist die Gestaltung der anschließenden Beziehung.

Ganz zu Anfang eines Kontaktes wird ein aufmerksamer Arzt Gefühle verspüren, die Rückschlüsse auf die Gefühlslage des Patienten zulassen (Gegenübertragung). Hier geht es wirklich darum, die allerersten aufkommenden Gefühle zu beachten. Sie werden meist sehr schnell von Abwehrimpulsen überlagert. Die sich übertragenden Gefühle wahrnehmen zu können ist für das Verständnis des Patienten insgesamt von großer Bedeutung. Empathie bedeutet nichts anderes, als die Gefühle des anderen verstehen zu können. Und wer das kann, begegnet dem anderen angemessen. Ein Patient, der in solch elementarer Weise verstanden wird, fühlt sich in seinem primären Vertrauen dem Arzt gegenüber bestätigt.

Der Patient erwartet von seinem Arzt, dass dieser ihn unvoreingenommen akzeptiert, dass er ihn wertschätzt und ihm hilft, ggf. verlorenes Selbstvertrauen wiederzufinden oder wieder aufzubauen. Der Vorschuss an Vertrauen, mit dem Patienten ihren Ärzten gegenübertreten, muss in der Beziehung (im Gespräch und bei den Untersuchungen) immer wieder gerechtfertigt werden. Sollten Vorurteile oder Aversionen aus welchen Gründen auch immer unüberwindbar sein, ist es für beide Seiten besser, wenn sich eine andere Kollegin, ein anderer Kollege um den Patienten kümmert.

Unüberwindbare Vorurteile gegenüber dem Patienten (Idiosynkrasien) oder Aversionen sollten ein Grund sein, den Patienten in andere ärztliche Obhut zu geben.

Die Offenheit für den Patienten beinhaltet auch, dass missbilligendes, verurteilendes Verhalten ihm gegenüber zu vermeiden ist. Ein Arzt, der dem anderen Schuldgefühle bereitet, der sich ungeduldig oder gelangweilt gibt, wird viele Bereiche des Patienten verschließen und sich des umfassenden Verständnisses berauben.

Zu diesem Verständnis gehört auch, sich rasch darüber klar zu werden, welchen Auftrag der Patient implizit erteilt: Kommt er, weil ein anderer – Ehegatte, Arbeitgeber, amtliche Stelle – ihn geschickt hat? Will er für sich eine Besserung erreichen, indem er dazu die Leistungen anderer – auch die des Gesundheitssystems – in Anspruch nimmt? Wünscht er beraten zu werden, wie er sich selbst einbringen kann? Will er vielleicht seine eigenen Ressourcen einsetzen? Ein Arzt, der „auftragsgemäß" mit dem Patienten umgehen kann, entlastet sich selbst und hilft ihm, sich zu entwickeln.

Zum Professionalismus des Arztes gehört es auch, immer wieder inne zu halten und die sich ergebende Situation kritisch zu reflektieren, sich gewissermaßen selbst ein Feed-back zu geben (s. Abb. 1.1). Dazu gehört nicht nur, sich seiner eigene Rolle bewusst zu werden,

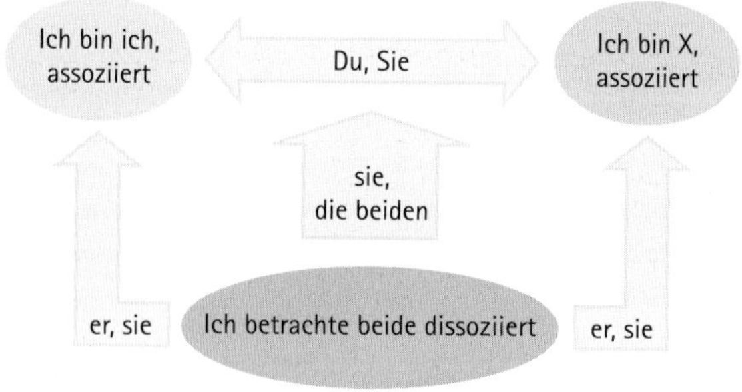

Abb. 1.1 Zum Professionalismus des Arztes gehört es, sich immer wieder selbst ein Feed-back zu geben (Quelle: n. Anke Handrock).

sondern auch und gerade sich in die Rolle des anderen – des Patienten – zu versetzen, und aus einer Metaposition betrachten zu lernen, wie Patient und Arzt gerade miteinander gehandelt haben.

In den meisten Beziehungen zwischen Patient und Arzt geht es darum, erst einmal zu verstehen, um was es überhaupt geht. Das gilt für die Erstbegegnung ohnehin, aber oft auch in den Folgebegegnungen immer wieder aufs Neue. Ein Teil des Gesprächs hat konkreten medizinischen Inhalt. In manchen Situationen überwiegt die rationale Verständigung über rein Medizinisches. Es ist kaum denkbar, dass ausschließlich Somatisches eine Rolle spielt. Meist haben Psyche und soziale Bedingungen einen wesentlichen Anteil.

2 Die Anamnese

U. Schwantes

> **!** Die Anamneseerhebung dient dazu, sich im Gespräch mit dem Patienten ein genaues Bild von seiner Situation zu machen. Dazu gehört auch, die Sichtweise des Patienten über seine Beschwerden, die Umstände ihres Auftretens, die Sorgen sowie Vermutungen und Erwartungen, die er in Zusammenhang mit der Erkrankung und darüber hinaus bereits angestellt hat, zu verstehen.
>
> Eine Gesamtanamnese besteht aus folgenden Teilen:
> - Anamnese zur akuten Symptomatik.
> - Persönliche Anamnese.
> - Medikamentenanamnese.
> - Sozialanamnese.
> - Vegetative Anamnese.
> - Familienanamnese.
> - Fremdanamnese.
>
> Es empfiehlt sich, sich an ein festes Schema zu gewöhnen, um keinen Aspekt auszulassen.

> **!** In dringlichen Situationen sind in jedem Fall die Fragen nach dem akuten Symptom, der persönlichen Anamnese und den eingenommenen Medikamenten einschließlich möglicher Allergien zu stellen.

Während des Gesprächs werden bereits die ersten Hypothesen zur möglichen Erkrankung und zu eventuellen Zusammenhängen aufgestellt und fließen in die folgenden Fragen ein. Die Hypothesen werden verworfen oder vielleicht erhärtet. Die so gewonnenen Eindrücke bewahre man. Möglicherweise helfen sie bei einem unklaren weiteren Verlauf. Man hüte sich jedoch vor einer allzu frühen Festlegung, um sich wichtigen weiteren Informationen nicht zu verschließen. Nicht selten präsentieren Patienten anfänglich Symptome, die vor einem Problem liegen, das von den Patienten als peinlich eingestuft wird oder mit Schuld- oder Schamgefühlen behaftet ist. Dies hängt nicht nur von den jeweiligen gesellschaftlichen Normwerten, sondern auch von den subjektiven Moral- und Wertvorstellungen des Patienten selbst ab.

Der Cambridge-Calgary-Observation-Guide (CCOG) von Kurtz und Silverman beschreibt die einzelnen Abschnitte und die darin enthaltenen Aufgaben eines Anamnesegesprächs:

1 Beginn der Sitzung:

Den Einleitungsrapport herstellen.

- Die Gründe für die Konsultation herausfinden.

2 Informationen gewinnen:

- Probleme erforschen.
- Die Sichtweise des Patienten verstehen.
- Der Konsultation Struktur verschaffen.

3 Beziehung herstellen:

- Rapport entwickeln.
- Den Patienten einbeziehen.

4 Erklären und planen:

- Die richtige Menge und die richtige Art an Informationen geben.
- Richtiges Erinnern und Verstehen ermöglichen.
- Ein gemeinsames Verständnis erzielen: die Perspektive des Patienten aufnehmen.
- Planung: gemeinsame Entscheidungen treffen.
- Optionen für Erklärungen und Planungen:
  - wenn Ansichten zu oder Bedeutungen von Problemen besprochen werden sollen
  - wenn ein gemeinsamer Handlungsplan erstellt wird
  - wenn Untersuchungen und Vorgehensweisen besprochen werden.

5 Ende der Sitzung.

Die aufgeführten Punkte werden im Einzelnen noch detaillierter operationalisiert, sodass sich für jeden der Gesprächsabschnitte Tätigkeiten und Verhaltensweisen festlegen lassen. So hilfreich eine solche Auflistung ist, muss man sich bei der Anwendung darüber im Klaren sein, dass es vorrangig um das menschliche, ärztliche Interesse am anderen, um das komplette Verständnis seiner Situation und seines Anliegens geht und nicht um das Abarbeiten eines Tätigkeitskatalogs, das detektivische Zusammentragen von Daten oder gar um den Versuch, den anderen bei einer „Falschaussage" zu ertappen oder zu überführen.

→ Sprechen Sie die Sprache, die Ihr Patient verstehen kann. Versichern Sie sich, dass Sie verstanden worden sind. Vergewissern Sie sich, dass Sie Ihrerseits den Patienten richtig verstanden haben.

Die ärztliche Authentizität und die Empathie sichern das vollständige Verständnis für den Patienten. Es ist wichtig, sich wenn immer erforderlich rückzuversichern, ob man den Patienten richtig verstanden hat. Dazu ist es hilfreich, von Zeit zu Zeit zusammenzufassen, was der Patient nach eigener Wahrnehmung geäußert hat, bzw. ihn aufzufordern, mit seinen Worten zu wiederholen, was gesagt wurde.

Die Anamnese im Einzelnen

Akutes Symptom:

- Art des Symptoms.
- Qualität.
- Genaue Lokalisation.
- Umstände des Auftretens.
- Begleitzeichen.
- Verändernde Faktoren.
- Zeitlicher Verlauf.
- Intensität.

Wichtig:

Auch in akuten Situationen sind unverzichtbar die:

- Anamnese der akuten Symptomatik.
- Persönliche Anamnese (orientierend).
- Medikamentenanamnese einschließlich Allergien.

Persönliche Anamnese:

- Krankheitsvorgeschichte.
- Allgemeine Anamnese.
- Subjektive Belastungsfaktoren.
- Subjektive Ressourcen.

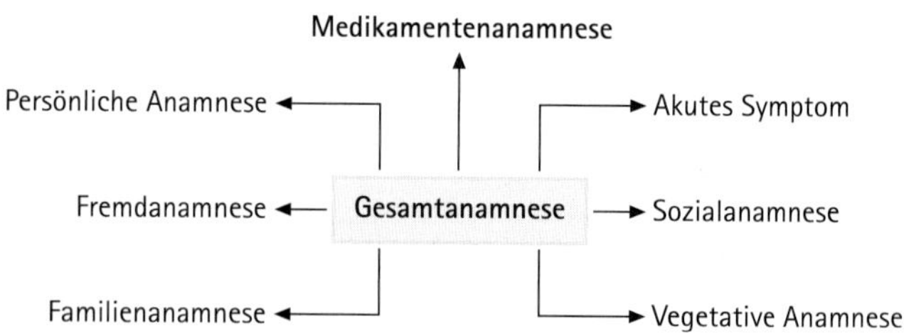

Abb. 2.1 Die Schritte der Anamnese.

Medikamentenanamnese, Unverträglichkeiten, Allergien:
- Verordnete Medikamente, Dosierung, Einnahmegenauigkeit.
- Eigenmedikation (Schmerzmittel, Vitamine, „pflanzliche" Präparate).
- Unverträglichkeiten oder Nebenwirkungen.
- Medikamentenallergien.
- Sonstige Allergien.

→ Die Information über eine laufende medikamentöse Behandlung sowie über Unverträglichkeiten und Allergien ist für weitere diagnostische und therapeutische Maßnahmen oft von vitaler Bedeutung.

Sozialanamnese:
- Berufliche Situation.
- Wohnverhältnisse.
- Finanzielle Situation.
- Belastungsfaktoren aus der Umgebung.
- Zugehörigkeit.

Beachte:

Es bietet sich an,
- Teile der Anamnese während der Untersuchung durchzuführen.
- Oder die Anamnese während der Untersuchung zu ergänzen.

Vegetative Anamnese:
- Nahrungsaufnahme.
- Ausscheidungen.
- Sexualität.
- Genussmittel (Nikotin, Alkohol, Kaffee etc.).

Familienanamnese:
- Erkrankungen
  - in der aktuellen Familie
  - in der Herkunftsfamilie.
- Ggf. systemische Beziehungen klären.

Fremdanamnese:

- Bei nichtselbstständigen Personen (Kleinkindern), Verwirrten, Bewusstlosen.
- Schweigepflicht beachten.

Wichtig:

Drei Schlüsselfragen zur Sichtweise des Patienten:

- Was denken Sie selbst, woher die Beschwerden kommen?
- Welche Erwartungen haben Sie an mich?
- Was haben Sie selbst schon unternommen, das Ihnen gut tut?

Hinweise zu speziellen organbezogenen Anamnesefragen finden Sie jeweils in den speziellen Kapiteln dieses Buches.

3 Die Untersuchung

U. Schwantes, Y. Dörffel (Thorax) und R.-J. Schulz (Abdomen)

! Die Untersuchung des Patienten beinhaltet die Wahrnehmung körperlicher Erscheinungen mit den Sinnesorganen und die Erfassung von Befunden, die mit einfachen Messinstrumenten erhoben werden können.

Die Untersuchung eines Patienten wird meist nicht umfassend sein. Besonders in akuten Situationen wird man sich oft auf die Beschwerden und damit auf Organsysteme konzentrieren, die den Patienten in die Sprechstunde bzw. Ambulanz geführt haben. Eine Gesamtuntersuchung wird sich später anschließen, wenn sie noch erforderlich ist. Das wird im stationären Setting in der Regel der Fall sein, bei ambulanten Kontakten meistens nicht.

In Kapitel 3.1 werden – beginnend mit dem Feststellen des Pulses – Messmethoden und die dazu erforderlichen Instrumente beschrieben, die für ihren Einsatz geeicht sein müssen. Gemessen werden Blutdruck, Gewicht, Körpergröße und Körpertemperatur.

Die Kapitel 3.2 bis 3.5 beschäftigen sich mit der Untersuchung verschiedener Körperregionen des Patienten. In der der Regel folgt sie dem Schema: Inspektion, Auskultation und Palpation, soweit dies in den unterschiedlichen Regionen möglich ist.

Die Gesamtuntersuchung beinhaltet die Sinneswahrnehmung körperlicher Zeichen. Sie wird ergänzt durch die Erhebung einfacher Messdaten wie Größe und Gewicht, Puls, Blutdruck, Körpertemperatur und eventuell Blutzucker.

➔ Die Untersuchung gliedert sich in:

- Inspektion.
- Auskultation.
- Perkussion.

In manchen Fällen liefert auch der Geruch wichtige Informationen.

Oft wird sich die Untersuchung auf das Körpergebiet beschränken, in dem die Beschwerden lokalisiert sind, welche den Patienten zur Konsultation geführt haben.

Beachte:

Gewöhnen Sie sich bei der Ganzkörperuntersuchung an Ihr persönliches festes Untersuchungsritual, damit Sie sicher sein können, nichts ausgelassen zu haben. Diese Regel zu beachten ist noch wichtiger als das Einhalten von Untersuchungsschemata, die in „Ihrer Klinik" üblich sind.

3.1 Messdaten

3.1.1 Puls

➔ Die Pulsmessung dient zur Beurteilung:

- der Herzfrequenz
- des Blutflusses in die Peripherie.

Die Herzfrequenz wird durch Tasten der A. radialis bestimmt:

Drücken Sie mit Zeige- und Mittelfinger auf die A. radialis, bis Sie den Puls maximal spüren.

Zählen Sie 15 Sekunden lang die Anzahl der Schläge, und multiplizieren Sie dann mit 4.

Bei sehr langsamem und sehr schnellem Puls zählen Sie 60 Sekunden lang.

Achten Sie auf Unregelmäßigkeiten.

Vergleichen Sie ggf. Frequenzen der Herztöne und des Pulses.

Alternative Arterien für die Pulsmessung:
- brachialis
- femoralis
- carotis.

Cave:
- Der Druck auf den Karotissinus kann reflektorisch zum Abfall der Pulsfrequenz und des Blutdrucks führen.
- Gleichzeitiger Druck auf beide Aa. carotides kann die Blutversorgung des Gehirns beeinflussen und zu einer Synkope führen.

3.1.2 Blutdruck

Vorbereitung
- Messung im Sitzen nach 5 min Ruhe, Arm entblößt und auf Unterlage ruhend.
- Palpation der A. brachialis.
- Arm so lagern, dass die A. brachialis etwa in Herzhöhe liegt.
- Anlegen der Manschette mit dem unteren Rand etwa 2,5 cm über der A. brachialis.
- Auswahl der Manschettenbreite:
  - 12–14 cm: reguläre Breite für Erwachsene
  - 15 cm: adipöser Arm
  - 18 cm: Armumfang über 40 cm (Oberschenkelmanschette)
- Aufsetzen des Stethoskops auf die A. brachialis.

- Aufpumpen der Manschette: Abschätzen des Blutdrucks durch Palpieren des Radialispulses.
- Schnelles Aufpumpen der Manschette bis zum Schwinden des Pulses.
- Manometer ablesen und Wert merken.
- Zu diesem Wert 30 mmHg addieren und als Zielwert einsetzen.
- Rasches und vollständiges Ablassen der Luft, ca. 15–30 s warten.

Messung

- Zur Auskultation den Trichter wählen; vollständiger Hautkontakt.
- Rasch auf Zielwert aufpumpen.
- Langsam mit 2–3 mm/s ablassen.
- Systolischer Wert: erstes Auftreten der Korotkoff-Töne.
- Diastolischer Wert: Schwinden der Töne.

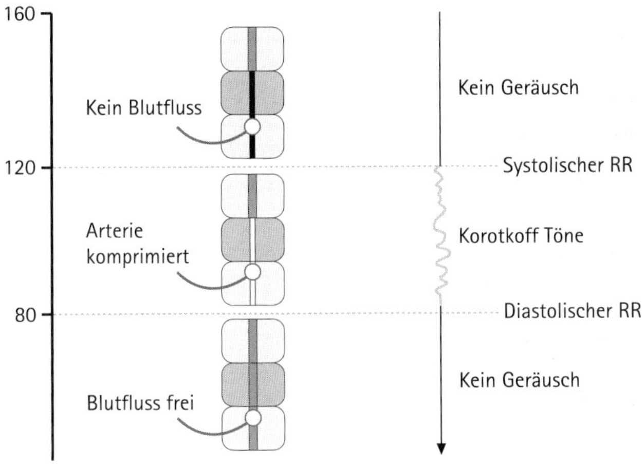

Abb. 3.1 Blutdurchfluss und Korotkow-Töne.

Riva-Rocci entwickelte ab 1890 in Turin ein „Sphygmomanometer" mit Quecksilber, einen Vorläufer heutiger Blutdruckmessgeräte. Geblieben ist die Abkürzung RR.

Beachte:

Der Blutdruck wird fälschlich zu hoch gemessen, wenn die Manschette:
- zu kurz oder zu schmal ist
- zu lose ist
- der aufblasbare Teil der Manschette zu lose anliegt.

Cave:

Ein zu hoher Blutdruck wird erst angenommen, wenn drei zu unterschiedlichen Zeitpunkten durchgeführte Messungen zu hoch sind.

Blutdruck-Klassifikation

	systolisch	**diastolisch**
normal:	< 140	< 85
Grauzone:	140–160	85–95
hoch:	> 160	> 95

3.1.3 Körpertemperatur

Viele Erkrankungen gehen mit einer Veränderung der Körpertemperatur einher.

Zur Messung der Temperatur stehen Quecksilber-(Glas-)Thermometer oder digitale (Sonden-)Thermometer (für die rektale oder orale Messung) oder digitale Ohrthermometer zur Verfügung.

Vorgehen

Quecksilber-(Glas-)Thermometer werden in der Regel in einer Desinfektionslösung aufbewahrt. Vor dem Messen wird das Thermometer „runtergeschlagen“, so dass die angezeigte Temperatur unter 35 °C liegt. Das Thermometer wird in den Mund unter die Zunge gelegt oder rektal eingeführt. Es muss mindestens 2–3 min in dieser Lage verbleiben, da die Temperaturanzeige (Quecksilbersäule) sich nur langsam ändert. Nach Ablesen der Temperatur reinigen und in der Desinfektionslösung aufbewahren.

Digitale (Sonden-)Thermometer haben eine batteriegespeiste digitale Anzeige. Vor der Anwendung wird eine dünne Einmalhülle über die Sonde gestülpt. Das Thermometer wird eingeschaltet und oral oder rektal platziert. Bei den meisten Thermometern wird nach kurzer Zeit durch einen Signalton das Ende der Messung angezeigt. Entfernen und Entsorgen der Einmalhülle und Ablesen der Temperatur. Das Abschalten erfolgt in der Regel automatisch.

Digitale Ohrthermometer gleichen im Aufbau einem Otoskop. Durch den Gehörgang wird ein Messstrahl auf das Trommelfell gesandt, die dort herrschende Temperatur reflektiert, im Gerät gemessen und über eine digitale Anzeige angezeigt. Vor dem Messen eine Einmal-Spitze auf die Messsonde aufsetzen. Bei manchen Geräten schaltet sich dabei das Thermometer bereits ein, andernfalls einschalten und wie bei einer Ohrspiegelung in den Gehörgang einführen, Messung in Gang setzen. Nach wenigen Sekunden wird durch einen Signalton das Ende der Messung angezeigt. Entfernen und Entsorgen der Einmal-Spitze und Ablesen der Temperatur. Das Abschalten erfolgt in der Regel von allein.

Auswertung

Tab. 3.1 Interpretation der Körpertemperaturen bei axillärer Messung.

Interpretation		[°C]
Hypothermie	Untertemperatur	36,0
afebril	Normtemperatur	36,4–37,0
subfebril	erhöhte Temperatur	37,1–37,8
febril	leichtes, mäßiges Fieber	37,9–38,4
	hohes Fieber	38,5–40,0
hyperpyretisches Fieber	sehr hohes Fieber	> 40,1

Messfehler

sind möglich durch:

- falsch platzierte Thermometer
- obturierte Gehörgänge.

Die axilläre Messung erfordert ein exaktes Positionieren des Thermometers in der Achselhöhle.

Cave:

Bei der oralen Messung sicher stellen, dass das Gerät nicht zerbissen wird.

Zur Diagnostik einer Appendizitis wird der Unterschied zwischen rektaler und axillärer Temperatur herangezogen, der ca. 1 °C beträgt.

3.1.4 Blutzucker

Blutzuckermessung mittels Stix: Eine einfache Messung, die es erlaubt, mit einem kleinen elektronischen Gerät und einem Reagenzträger aus einem Tropfen Blut in jeder Situation die Blutzuckerkonzentration eines Patienten zu bestimmen.

Es ist eine Vielzahl von Geräten unterschiedlicher Hersteller in Gebrauch. Die Anwendung ist allerdings bei allen Geräten sehr ähnlich. Eine „Führung" durch den Ablauf der Messung wird über das Display des Geräts vermittelt.

Meist schalten sich die Geräte bei Einsetzen des Teststreifens automatisch ein.

Durchführung

- Desinfektion einer Blutentnahmestelle: Fingerbeere (seitlich) oder Ohrläppchen.
- Einstechen der Haut mit einer Blutlanzette, eventuell sanft pressen, ersten Tropfen mit Tupfer entfernen, zweiten Tropfen zur Messung nehmen.
- Teststreifen in das Gerät einschieben, Codierung wird angezeigt.

- Aufforderung im Display, einen Blutstropfen einzusetzen. Der Messvorgang startet automatisch, wenn die Kapillare des Streifens ausreichend Blut aufgenommen hat.
- Nach 5–30 s (je nach Gerätetyp) wird das Resultat (s. Tab. 3.2) entsprechend der Voreinstellung in mmol/l oder mg/dl angegeben.
- Nach Entsorgen des Teststreifens schaltet sich das Gerät meist automatisch wieder ab.

Wichtig:

Teststreifen und Gerät müssen kompatibel sein. Das Gerät muss in der Regel auf den Code des Teststreifens eingestellt sein.

Tab. 3.2 Blutzucker (BZ) – Normalwerte.

Altersgruppe	[mg/dl]	[mmol/l]
Erwachsene	90–110	5,0–5,5
Jugendliche	90–110	5,0–5,5
Schulkind	80–110	4,4–6,1
Kleinkind	80–110	4,4–6,1
Säugling	60–90	3,3–5,0
Neugeborenes	60–90	3,3–5,0

3.1.5 Gewicht und Körpergröße

Körpergewicht und BMI

Das Körpergewicht wird ohne Bekleidung (nur Unterwäsche) auf einer geeichten Personenwaage bestimmt. Achten Sie auf das Aussehen des Patienten: kachektisch, schlank, adipös?

Bei Fettleibigen: Wie ist das Fettgewebe verteilt? Gleichmäßig oder am Rumpf?

Um zu bestimmen, ob das Körpergewicht normal ist, wird es auf die Körpergröße bezogen. Der daraus resultierende Body-Mass-Index (BMI, Körpermassenzahl) wird folgendermaßen berechnet (s. Tab. 3.3):

BMI = Körpergewicht [kg]: Körpergröße^2 [m].

Tab. 3.3 Interpretation des BMI.

Kategorie	BMI [kg/m^2]	
Untergewicht	< 18,5	
Normalgewicht	18,5–25	
Präadipositas	25–30	≥ 25,0 Übergewicht
Adipositas Grad I	30–35	
Adipositas Grad II	35–40	
Adipositas Grad III	> 40	

Körpergröße

Die Messung der Körpergröße erfolgt an einer Messlatte, ohne Schuhe und bei aufgerichtetem Körper (s. Tab. 3.4). Beobachten Sie auch die Körperform sowie die Proportionen und eventuell vorhandene Deformitäten.

Tab. 3.4 Durchschnittliche Körpergröße im deutschen Sprachraum.

Land	Männer [cm]	Frauen [cm]
Deutschland	180,2	168,3
Österreich	178,2	165,5
Schweiz	180,5	167,2

3.2 Kopf-Hals-Region

Spezielle Untersuchungen der Augen, Ohren und der Haut werden in Teil 2 (Fachspezifische Untersuchungen) beschrieben.

3.2.1 Inspektion

Betrachten Sie zunächst Kopf und Hals insgesamt. Achten Sie auf:

- Symmetrie.
- Hautfarbe (Rötung, Ikterus, Blässe).

- Schwellungen (einseitig, beidseitig, globale Schwellung des Gesichts).
- Veränderungen der Mimik.

Inspektion der Ohren

Achten Sie auf:

- Veränderungen der Ohrmuschel (Rötung, Schwellung, Schuppungen).
- Veränderungen des Gehörgangs (soweit einsehbar):
  - Hautzysten (Atherome)
  - Plattenepithelkarzinom
  - Basaliom
  - Gichttophi
  - Rheumaknötchen.

Präaurikulär befinden sich die Ohrspeicheldrüsen (Glandulae parotides), deren Schwellung ein- oder beidseitig sofort ins Auge fällt.

Inspektion der Nase

Achten Sie auf:

- Deviationen.
- Schwellungen.
- Ggf. Ausfluss aus den Nasenlöchern.

Inspektion der Augen

Achten Sie auf:

- Veränderungen der Augenlider
  - Ektropium, Entropium (nach außen bzw. innen gekehrter Rand eines Augenlids)
  - Retraktion der Augenlider (Bild von ständig weit aufgerissenen Augen)
  - Exophtalmus
  - periorbitales Ödem.
- Knoten und Schwellungen
  - Gerstenkorn (Hordeolum, schmerzhaft)
  - Hagelkorn (Chalazion = chron. Entzündung der Meibom-Drüse, nicht schmerzhaft)

  - Entzündung des Tränensacks (schmerzhafte Schwellung zwischen Unterlid und Nase)
  - Xanthelasmen (gelbliche, deutlich abgegrenzte Hautflecken – Cholesterinablagerungen).
- Rötung des Auges
  - konjunktivale Injektionen bei Bindehautentzündung
  - ziliare Injektionen bei akuter Iritis (schmerzhafte Lichtreaktion der Pupille), Verletzungen oder Infektion der Kornea, akutem Glaukom (ggf. erweiterte lichtstarre Pupille)
  - subkonjunktivale Blutung (bei Trauma, Gerinnungsstörung oder plötzlichem Anstieg des venösen Drucks – Husten).
- Pupillenreaktionen
  - Lichtreaktion: Sobald Sie eine Lichtquelle auf die Pupille richten, verengt sich diese. Die kontralaterale Pupille reagiert im Normalfall konsensuell.
  - Nahreaktion: Der Patient wird aufgefordert, z. B. das Ende eines Stiftes zu fixieren. Beim langsamen Vorbewegen in Richtung Nasenwurzel kommt es zu konvergentem Schielen mit Verengung beider Pupillen.
  - Anisokorie bei Okulomotoriuslähmung (erweiterte Pupille ist licht- und akkommodationsstarr) und Horner-Syndrom (kleine Pupille reagiert auf Licht und Akkommodation, Ptosis des Augenlids).

Untersuchung der Augenbewegungen und Koordination:
Bitten Sie den Patienten, bei fixiertem Kopf mit den Augen den Bewegungen Ihrer Finger in alle Richtungen zu folgen. Typischerweise zeichnen Sie ein großes „H“ in die Luft und führen den Blick des Patienten nach rechts, nach rechts oben und dann rechts unten. Anschließend führen Sie den Blick in gleicher Weise auf die linke Seite. Pausen beim Aufwärts- und Seitwärtsblick lassen ggf. einen Nystagmus erkennen.

- Abducensparese (s. Abb. 3.2): Beim Blick zur Gegenseite bleibt der Blick konjugiert, beim Blick zur betroffenen Seite bleibt das gelähmte Auge in Mittellage.

- Trochlearislähmung (s. Abb. 3.2): Das gelähmte Auge kann nicht nach *innen* unten schauen.
- Okulomotoriuslähmung (s. Abb. 3.2): Das betroffene Auge wird durch die Wirkung des N. abducens nach außen gezogen.

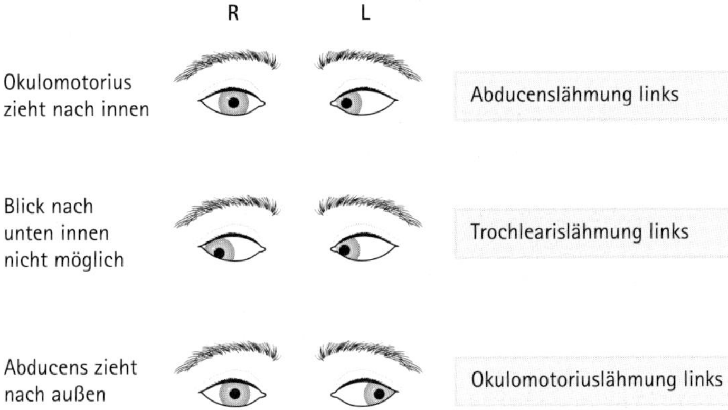

Abb. 3.2 Augenstand bei Abducens-, Trochlearis- und Okulomotoriusparese links.

Inspektion des Mundes

Bei der Inspektion des Mundes betrachtet man zunächst die Lippen, leuchtet dann mit einer Lampe in den geöffneten Mund, betrachtet die Zunge und bittet den Patienten, diese auch anzuheben. Zur Beurteilung des Rachens wird mit einem Spatel ggf. der Zungengrund hinabgedrückt. Beim „Ah"-Sagen hebt sich der weiche Gaumen, die Uvula bleibt mittelständig. Es werden Rachenhinterwand und Tonsillen (Größe, Rötung, Beläge) angeschaut, und die gesamte Schleimhaut einschließlich der Wangentaschen mit Speichelgangsöffnungen wird beurteilt. Abschließend werden Status und Zustand des Gebisses mit dem Zahnfleisch beurteilt.

Lippen:
- Rhagaden der Mundwinkel.
- Bläschen (Herpes simplex).
- Malignome.
- Quincke-Ödem.
- Pigmentflecken (Peutz-Jeghers-Syndrom – vergesellschaftet mit multiplen Darmpolypen).

Zunge:
- Oberseite
  - Atrophie (Mangel, z.B. an Vit. B_{12}, Folsäure, Eisen)
  - Faltenzunge
  - Lingua geografica (gutartige Veränderung)
  - Haarzunge (harmlos, oft schwarz gefärbt)
  - Candidiasis
  - Haarleukoplakie (bei AIDS).
- Unterseite (bei der Inspektion die Zunge anheben lassen)
  - Varizen der Unterseite
  - Aphthen (kleine, runde oder ovale Geschwüre)
  - Leukoplakie (weißer Fleck auf der Schleimhaut – immer zunächst karzinomverdächtig)
  - Karzinome des Mundbodens.

Mundschleimhaut:
- Beläge.
- Petechien.
- Aphthen.
- Leukoplakien.
- Karzinome.
- Vorwölbungen knöchernen Ursprungs am Gaumen und am Unterkiefer (Torus palatini und Torus mandibularis) sind bei Erwachsenen nicht selten und harmlos.

Tonsillen:
- Größe.
- Beläge.
- Zerklüftungen.

Zähne und Zahnfleisch:
- Karies.
- Änderungen der Zahnform.
- Zahnfleischentzündungen unterschiedlicher Ausprägung.

Mimik
Fordern Sie den Patienten auf, die Stirn zu runzeln, zu lächeln, den Mund zu spitzen. Sie erhalten einen raschen Eindruck von der motorischen Innervation der Gesichtsmuskeln. Ausführlichere Angaben dazu in Teil 2, Kapitel 4 (Neurologische Untersuchungen).

Inspektion des Halses
Betrachten Sie den Hals im Hinblick auf Veränderungen an der Haut und auf Schwellungen (Struma, sichtbare Lymphknotenvergrößerungen, Tumoren).

Lassen Sie den Patienten (in der Regel nach der Palpation) bei leicht nach hinten geneigtem Kopf schlucken, und beobachten Sie die mit Schild- und Ringknorpel nach oben wandernde Schilddrüse auf Symmetrie und Angrenzungen. Achten Sie darauf, ob die Jugularvenen gestaut sind.

3.2.2 Palpation

Wenn Sie dem Patienten gegenüber beide Daumen sanft vor seinen Ohren aufsetzen, können Sie mit den Handflächen und Fingerspitzen von der Stirn nach hinten über den behaarten Schädel fahren und dabei Unebenheiten der Kopfhaut ertasten. Im Nacken können Ihnen dann vergrößerte okzipitale oder nuchale Lymphknoten auffallen.

Weitere Lymphknotenstationen sind tastbar, wenn Sie beiderseits die Fingerspitzen zum Ohr bewegen und dort nach retro- und präaurikulären Lymphknoten suchen. Mit einer Fortsetzung dieser beidseitigen Bewegung gelangen Sie unterhalb der Unterkiefer über die tonsilläre und submandibuläre zur submentalen Lymphknotenstation unter der Kinnspitze. Auf dem Weg dorthin können Ihnen auch Schwellungen der submandibulären Speicheldrüsen auffallen.

Die andere Bewegung geht vom Ohr abwärts entlang des M. sternocleidomastoideus zur Beurteilung der oberflächlichen und tiefen Halslymphknoten bis zur supraklavikulären Lymphknotenstation.

Wenn Sie den Kopf des Patienten sachte zwischen Ihren Händen halten, können Sie durch vorsichtiges Nicken und Anheben sowie durch leichte Drehbewegungen die Beweglichkeit seines Halses untersuchen (Meningismus, muskulärer Hartspann, HWS-Beschwerden).

In einem nächsten Untersuchungsgang beginnen Sie mit Bewegungen der Ohrmuscheln, die bei einer Otitis externa wie der Druck auf den Tragus schmerzhaft sind. Vor dem Ohr ist ggf. eine Schwellung der Glandula parotis zu tasten.

In der weiteren Bewegung wandern Sie schläfenwärts und ertasten die A. temporalis, die bei einer Entzündung schmerzhaft und verdickt ist. Sie gelangen von hier zu den Nervenaustrittspunkten in den Augenbrauen, palpieren (bei geschlossenen Augen) die beiden Bulbi auf Konsistenz (verhärtet und schmerzhaft bei Glaukom, weich und eingesunken bei Exsikkose) und fahren abwärts zu den Nervenaustrittspunkten in den Jochbeinen und Mandibeln.

Anschließend beklopfen Sie beiderseits die Nasennebenhöhlen über Stirn und Jochbeinen.

Wenden Sie sich danach dem Hals zu, wo Sie sanft von der Seite Luftröhre und Kehlkopf auf symmetrische Anordnung untersuchen. Achten Sie auf Schwellungen (z. B. laterale Halszysten).

Palpieren Sie vorsichtig die Schilddrüse, indem Sie von hinten die Fingerspitzen beider Hände seitlich auf den Hals auflegen. Die Zeigefinger liegen direkt unterhalb des Schildknorpels. Bitten Sie den Patienten zu schlucken (z. B. einen Schluck Wasser), und achten Sie darauf, ob sich Drüsengewebe unter den Fingern nach oben bewegt. Achten Sie auf Knoten, eventuell Druckschmerzhaftigkeit und/oder Schwirren über der Schilddrüse.

Bedenken Sie, dass Größe, Form und Konsistenz nichts über die Funktion der Schilddrüse aussagen. Diese wird anhand anderer Körperzeichen oder durch Laboruntersuchungen beurteilt.

Tasten Sie noch vorsichtig (ohne den Karotissinusreflex auszulösen) zunächst auf einer Seite, dann auf der anderen den Puls der A. carotis.

Die Untersuchungen der Lymphknoten werden in Teil 2, Kapitel 3 (HNO-Untersuchungen) dargestellt.

3.2.3 Auskultation

Nehmen Sie Ihr Stethoskop, und bitten Sie den Patienten, kurz den Atem anzuhalten. Auskultieren Sie die Carotiden und die Schilddrüse auf Strömungsgeräusche.

Lassen Sie den Patienten zwischendurch wieder zu Atem kommen.

3.3 Thorax

Die Untersuchung der weiblichen Brust (Mammae) wird in Teil 2, Kapitel 6 (Gynäkologische Untersuchungen) beschrieben.

3.3.1 Topographische Orientierung

Horizontal:

- Claviculae (Schlüsselbeine).
- Costae (Rippen) – Achtung: Am Angulus sterni setzt die 2. Rippe an. Die 1. Rippe ist nicht palpabel.

Vertikal:

- ML (vordere Medianlinie) – Sternummitte.
- Sternallinie – entlang den Sternalrändern.
- MCL (Medioklavikularlinie) – parallel zur Medianlinie durch die Mitte der Clavicula.
- VAL (vordere Axillarlinie) – durch die vordere Achselfalte.
- MAL (mittlere Axillarlinie) – Achselmitte.
- HAL (hintere Axillarlinie) – hintere Achselfalte.
- SL (Skapularlinie) – durch den unteren Schulterblattwinkel.
- WS (hintere Medianlinie) – durch die Dornfortsätze der Wirbelkörper.

3.3.2 Inspektion

Achten Sie auf:
- Hautfarbe (Rötung, Blässe, Ikterus, Zyanose).
- Hautturgor.
- Narben.
- Spider naevi (insbesondere obere Thoraxapertur bei Leberzirrhose).

Eine verstärkte Venenzeichnung kann auf Stauung in den Gefäßen (kardial), Gefäßmissbildungen oder ein Vena-cava-Syndrom hinweisen.

Bei der Thoraxform können auffallen:
- Fassthorax (bei Emphysem).
- Trichterbrust und „Hühner“brust.
- kongenitale Deformitäten.

Gewöhnen Sie sich daran, Frequenz, Rhythmus und Anstrengung des Atmens zu beobachten. Sie gewinnen dadurch ggf. wichtige Aufschlüsse über die Leistungsfähigkeit des Atemapparates.

Die Atembewegungen verändern den Brustumfang. Gemessen wird in Höhe der Brustwarzen. Pathologisch ist eine Differenz von < 3 cm zwischen Exspiration und Inspiration. Einseitige Einschränkungen der Atembewegungen finden sich bei Pleuritis, Pneumothorax oder Verletzung des N. phrenicus, beidseitige bei Emphysem.

Ein hebender Herzspitzenstoß (s. Kap. 3.3.4, Herz) ist bei Belastung meist des linken Ventrikels zu erkennen.

Epigastrische oder linksparasternale Pulsationen des Herzens findet man bei Belastung des rechten Ventrikels, manchmal auch bei Aufregung. Ein linksseitiger Herzbuckel (Voussure = Thoraxvorwölbung) ist bei kongenitalem Herzfehler möglich.

3.3.3 Lunge

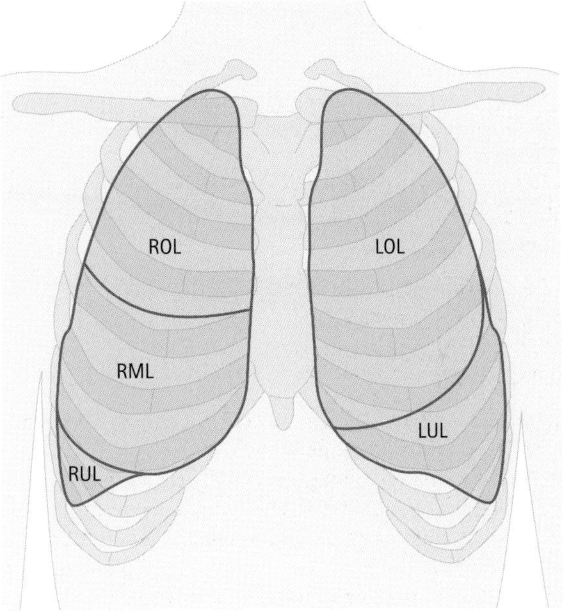

Abb. 3.3 Lunge mit Unterteilung in Lungenlappen (Ansicht von vorn).

Palpation

Zur Prüfung des Stimmfremitus die Hand flach auf den Thorax legen und den Patienten auffordern, mit tiefer Stimme „99" zu sagen:

- Verstärkte Stimmschwingungen weisen auf eine Pneumonie hin.
- Abgeschwächte Stimmschwingungen weisen auf Pleuraerguss, Pleuraschwarte, Pneumothorax, Verschlussatelektasen hin.

Perkussion

Vorgehen:

- Beim Perkutieren das Endglied des linken Mittelfingers fest aufdrücken und dessen Endgelenk mit dem rechten Mittelfinger federnd beklopfen.
- Der Patient sitzt ruhig und entspannt.
- Immer abwärts perkutieren, am Rücken nicht die Schulterblätter perkutieren.

Die normalen Lungengrenzen bei der Perkussion zeigt Tabelle 3.5.

Tab. 3.5 Normale Lungengrenzen.

Position	rechts	links
parasternal	6. Rippe	4. Rippe
MCL	6. Rippe	6. ICR
VAL	7. ICR	7. ICR
MAL	8. ICR	8. ICR
HAL	9. ICR	9. ICR
SL	9.–10. ICR	9.–10. ICR
WS	10.–11. BWK	11.–12. BWK

Beurteilung:

- Kranialverlagerung der Lungengrenzen bei Zwerchfellhochstand (Aszites, Schädigung des N. phrenicus, Hepatomegalie).
- Tiefstand bei Emphysem.
- Atemverschieblichkeit (Differenz der Lungengrenzen in Inspiration und Exspiration): 4–6 cm, in der AL bis zu 10 cm; eingeschränkt z.B. bei Emphysem, bei Thoraxstarre im Alter oder bei Schmerzen.

Vergleichende Perkussion – Klangqualitäten des Klopfschalls:

- Sonor (Normalbefund).
- Hypersonor („Schachtel"ton bei Emphysem, Kaverne, Pneumothorax).
- Hyposonor (gedämpft, leise, kurz bei Lebervergrößerung, Infiltration, Pleuraschwarte, Pleuraerguss (charakteristische Dämpfungs-

figur [Ellis-Damoiseau'sche-Linie] – obere Linie bogenförmig verlaufend und zur HAL ansteigend).
- Tympanisch (Magenblase).

Auskultation

Der Patient soll mit offenem Mund tief ein und aus atmen. Durch kurzen Hustenstoß lassen sich Nebengeräusche (z.B. Knisterrasseln durch Entfaltung schlecht belüfteter Lungenabschnitte bei tiefer Inspiration) beseitigen.

Bronchophonie:
Beim Auskultieren der gesprochenen Stimme flüstert der Patient die Zahl „66". Normalerweise verschluckt das Gewebe die Zahl. Positiv ist der Test nur bei Infiltrationen, über denen die Zahl lauter und deutlicher gehört wird.

Cave:

Bei jungen Menschen ist paravertebral verschärftes Atmen ähnlich dem Bronchialatmen normal!

Atemgeräusche:
- Vesikuläratmen (normal, ähnlich Nadelwaldrauschen, Inspirium länger als Exspirium).

abgeschwächtes oder aufgehobenes Atemgeräusch bei Erguss, Pleuraschwarte, Pneumothorax
- Bronchialatmen (Pneumonie, Geräusch wie bei Auskultation über der Trachea).
- Trockene Rasselgeräusche (Pfeifen und Giemen bei Befall kleiner Bronchien, Brummen bei Verengung größerer Bronchien durch zähes Sekret oder Spasmus – Asthma bronchiale).
- Feuchte fein-, mittel- oder grobblasige Rasselgeräusche (Luft strömt durch wässriges Sekret, vorwiegend im Exspirium; nichtklingend-ohrfern bei Bronchitis, Lungenstauung; klingend-ohrnah bei Pneumonie).
- Pleurareiben („Lederknarren" im Inspirium und Exspirium, nur bei Pleuritis sicca vor Ergussbildung).

- Stridor (pfeifendes Atemgeräusch bei Einengung der oberen Atemwege).

3.3.4 Herz

Palpation

Herzspitzenstoß: 5. ICR, etwas medial der Medioklavikularlinie (MCL).

Perkussion

Das Perkutieren wird im Zeitalter der Echokardiografie kaum noch geübt. Die Perkussion wird jeweils von links bzw. rechts nach medial durchgeführt. Die absolute und relative Herzdämpfung finden sich je nach Lungenüberlagerung des Herzens (s. Abb. 3.4).

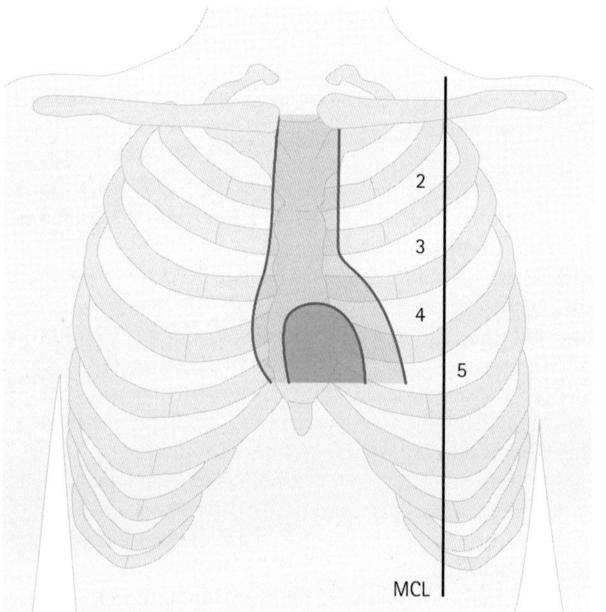

Abb. 3.4 Herzspitzenstoß und Perkussionsgrenzen des Herzens.

Auskultation

Der Patient liegt entspannt in Ruhe. Für bestimmte Geräusche kann eine kontrollierte Belastung vorgenommen werden.

Auskultiert werden:

- Herztöne.
- Herzgeräusche.
- Herzfrequenz (s. Puls, Gefäßstatus).
- Kardioviszerale Geräusche (Perikardreiben, Lokomotivgeräusch).

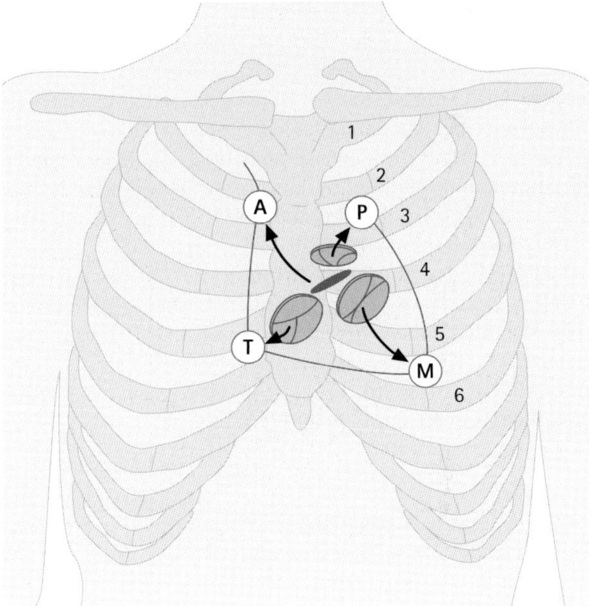

Abb. 3.5 Auskultation des Herzens. A = Aortenklappe. P = Pulmonalklappe. T = Trikuspidalklappe. M = Mitralklappe.

Auskultationspunkte (s. Abb. 3.5):

- Pulmonalklappe: 2. ICR links parasternal.
- Aortenklappe: 2. ICR rechts parasternal und 3. ICR links parasternal (Erb'scher Punkt).
- Mitralklappe: 5. ICR links einwärts MCL.
- Trikuspidalklappe: 5. ICR rechts parasternal bzw. 4. ICR links parasternal.

Die Trikuspidalklappe während der Inspiration und ggf. in rechter Halbseitenlage auskultieren.

Die Mitralklappe während exspiratorischer Apnoe und in linker Halbseitenlage auskultieren.

Herztöne:

- Klappenschlusstöne: I. und II. Herzton, physiologisch. I. Herzton (Mitral- und Trikuspidalklappe) gut hörbar über der Herzspitze, gespaltener I. Herzton teilweise physiologisch. II. Herzton (aortale und pulmonale Komponente) gut hörbar über der Basis, hier physiologische Spaltung bei Jugendlichen, u.a. pathologische Spaltung bei Rechtsschenkelblock.
- Klappenöffnungstöne: durch Öffnung der Mitral- oder Trikuspidalklappe bei Stenosierung derselben hörbar – pathologisch. Je kürzer der Abstand zwischen II. Herzton und Öffnungston, desto schwerer ist die Stenosierung.
- Kammerfüllungstöne: III. Herzton physiologisch bei Kindern und Jugendlichen, > 40 Jahre meist pathologisch.
- IV. Herzton.

Herzgeräusche:

Herzgeräusche sind unregelmäßige, nieder- bis hochfrequente Schwingungen, die durch Beschleunigungen des Blutstroms, Verengungen der Strombahn oder Rückfluss von Blut entstehen. Die Einteilung erfolgt bezogen auf den Herzzyklus (Diastole oder Systole). Geräusche, die in Systole und Diastole wahrnehmbar sind, können kontinuierlich (z.B. Ductus arteriosus Botalli persistens) oder diskontinuierlich (z.B. kombiniertes Aortenvitium) sein.

- Systolische Geräusche: z.B. Aorten-, Pulmonalstenose; Trikuspidal-, Mitralinsuffizienz.
- Diastolische Geräusche: z.B. Aorten-, Pulmonalinsuffizienz, Trikuspidal-, Mitralstenose.

Beurteilung von Geräuschen:

- Punctum maximum, Ort der größten Intensität des Geräusches.
- Fortleitung des Geräusches, z.B. Aortenstenose in die A. carotis, Mitralinsuffizienz in die Axilla.
- Charakter des Geräusches, Austreibungsgeräusche (vorwärts) meist sägend, Regurgitationsgeräusche (rückwärts) meist hauchend.
- Geräuschart (Decrescendo-, Spindel-, Band-, Crescendoform).
- Grad der Geräuschintensität: Die linke Hand des Untersuchers liegt mit dem Handteller dem Punctum maximum an. Dabei spürt man die Intensität entsprechend der Fortleitung durch die Hand entlang des Radius. Man unterscheidet sechs Grade:
  - 1/6 – Schwellengeräusch, nicht sofort wahrnehmbar
  - 2/6 – durchdringt nicht die Hand
  - 3/6 – in der Mitte des Handrückens hörbar
  - 4/6 – bis oberhalb des Handrückens hörbar
  - 5/6 – bis zum proximalen Drittel des Radius hörbar
  - 6/6 – Distanzgeräusch, im Abstand vom Thorax (mm oder cm) hörbar.

3.4 Abdomen

Der Patient nimmt eine entspannte Körperhaltung in flacher Rückenlage ein, die Knie sind nicht angezogen. Zur Orientierung wird das Abdomen in Etagen eingeteilt (s. Abb. 3.6).

3.4.1 Inspektion

- Narben (reizlos oder gerötet).
- Striae gravidarum (hell), Striae bei Morbus Cushing (rot).
- Hautfarbe: Ikterus, Fehlpigmentierungen.

- Spider naevi.
- Vermehrte Venenzeichnung (evtl. Caput medusae).
- Bauchglatze bzw. fehlende Sekundärbehaarung.
- Bauchdeckenhernien (Vorwölbungen oberhalb des Bauchdecken-niveaus).
- Tumoren.
- Epigastrische Hernien.
- Rektusdiastase.
- Sichtbare peristaltische Kontraktionen bei Ileus.

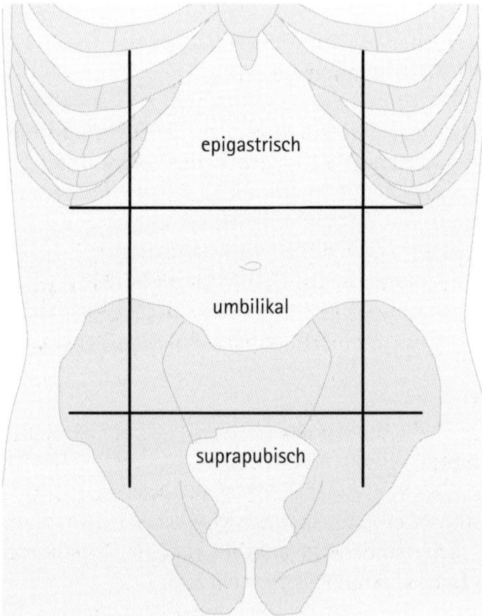

Abb. 3.6 Etageneinteilung des Abdomens.

3.4.2 Auskultation, Perkussion

Darmgeräusche werden in allen vier Quadranten des Abdomens auskultiert und beurteilt auf:

- Lautstärke.
- Abfolge (schnell, träge, wellenförmig).
- Klangcharakter (hohe, spritzende und metallisch klingende).
- Verbindung mit Schmerzen.

Mechanischer Ileus:
Stenose mit hohen, spritzenden und metallisch klingenden Geräuschen in Verbindung mit kolikartigen Schmerzen.

Paralytischer Ileus:
Völliges Sistieren der Geräusche, die auch nicht durch Perkussion anregbar sind.
Reibegeräusche über der Mittellinie des Abdomens sind überwiegend systolische Geräusche von der Aorta bei Aorten- oder Pulmonalstenose.

Beachte:

Fehlende Peristaltikgeräusche können auch bei einem gesunden Darm vorkommen. Deswegen sollte die Auskultation nach Umlagerung oder am Ende einer körperlichen Untersuchung wiederholt werden.

Perkussion

Bestimmen der Lebergröße: Feststellen der physiologischen Tympanie in allen vier Quadranten.

Aszites: In Rückenlage die Grenze der lateralen Flüssigkeitsdämpfung gegen den tympanischen Schall des aufschwimmenden Darms perkutieren, anzeichnen und anschließend die Verschieblichkeit der Dämpfung durch Seitenlagerung feststellen.

Methode der Flüssigkeitswellenpalpation: Bei flach aufgelegter Hand an einer lateralen Bauchwand den Anprall der Fluktuationswelle nach kurzem Stoß der Fingerspitzen von der Gegenseite her fühlen. Diese Untersuchung reicht in Verbindung mit der Inspektion oft als Diagnostik aus.

3.4.3 Palpation

Bauchdecke

Für eine korrekte Untersuchung sind folgende Punkte unbedingt zu berücksichtigen:

- Flache Lagerung des Patienten.
- Am Körper ausgestreckt anliegende Arme des Patienten.
- Ein warmer Raum.
- Warme Hände des Untersuchers.
- Vorsichtige Untersuchungsbewegungen.

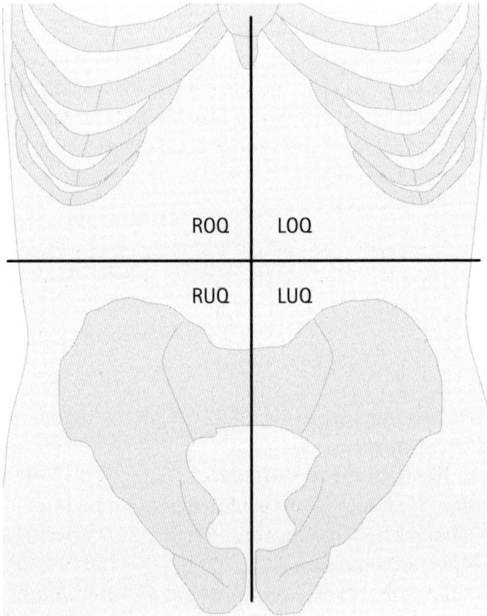

Abb. 3.7 Quadranteneinteilung des Abdomens.

Bei ausgeprägter Abwehrspannung ist es sinnvoll, den Patienten die Knie anziehen zu lassen. Die Palpation erfolgt mit flach aufgelegter Hand und tastenden Fingerbeeren über jedem Quadranten (s. Abb. 3.7). Dabei werden Lage, Verschieblichkeit, Zahl, Größe, Festigkeit und Druckschmerz als pathologischer Befund gewertet und dokumentiert. Palpation des Bauches immer dort beginnen, wo keine Schmerzen angegeben werden. Bei Untersuchung der Abwehrspannung vorsichtiges Palpieren mit der gesamten Hand. Zwischen einer Resistenz und Abwehrspannung differenzieren.

Besondere Untersuchungstechniken:

- Ballotierende Untersuchung: Der starre Zeigefinger wird schnell in die Bauchdecke gedrückt und dort gehalten. Bewegliche oder freie Tumoren führen wie die Stoßpalpation der Leber bei Aszites durch den Rückschlag zu einem Doppelschlag gegen die Fingerspitze.
- Loslassschmerz: rasche Dekompression des Abdomens (auch auf der Gegenseite des Schmerzpunktes, Hinweis auf Beteiligung des parietalen Peritoneums.

Leber

Die Palpation in mittlerer Atemlage lässt nur grobe Rückschlüsse auf die Größe der Leber zu. Eine exakte Größenbestimmung ist bei pathologischem Zwerchfelltiefstand durch Emphysem oder bei kyphotischen Wirbelsäulenveränderungen kaum möglich. Als normal gilt: Unterrand 1–2 cm in der MCL unter dem rechtem Rippenbogen tastbar.

Vorgehen:

- Die flache Hand ca. 5 cm unterhalb des rechten Rippenbogens im rechten oberen Quadranten aufgelegen.
- Vorsichtig durch nach kranial gerichteten Druck der Fingerbeeren den Abstand zum rechten Rippenbogen verkürzen: Ein erster Widerstand deutet den möglichen unteren Leberrand an.
- Anschließend den Patienten bei mäßig eingedrückter Bauchdecke zur tiefen Inspiration auffordern.

Bei dieser so genannten Gleitpalpation werden die Leberoberfläche (glatt oder höckrig), der exakte Leberrand und die Konsistenz (hart oder weich) der Leber mit Beurteilung der Leberkante (scharf, abgerundet oder fließend) beurteilt.

Gallenblasenregion

Die Gallenblase selbst ist normalerweise nicht palpierbar. Druckschmerz im Bereich der Gallenblasenregion deutet auf eine Entzündung hin.

Cave:

Bei Verdacht auf Gallenblasenentzündung sehr vorsichtig palpieren. Die Gallenblasenwand ist extrem weich und verletzlich.

Eine aufgetriebene, palpable Gallenblase weist auf einen peripheren Gallengangsverschluss hin (Courvoisier-Zeichen), nicht schmerzhaft, meist tumorbedingte Stenosierung.

Die Gallenblase ist unterhalb des Leberrandes als prall elastisches, relativ festes Gebilde atemverschieblich etwas medial von der Clavicularlinie palpabel.

Milz

Die Milz palpiert man sowohl in Rücken- als auch in rechter Seitenlage des Patienten.

Vorgehen:

- Mit der linken Hand stützend die linke Nierenlogenregion halten.
- Mit der rechten Hand unter dem linken Rippenbogen langsam mit vorsichtig zunehmender Drucksteigerung zum Milzrand hin palpieren.
- Durch eine tiefe Inspiration des Patienten unter Beibehaltung der linken Handposition die Untersuchung abschließen.

Cave:

Schon ein positiver Palpationsbefund weist auf eine pathologische Milzvergrößerung hin und ist dringend abklärungsbedürftig.

Ein atemabhängiger, stechender Schmerz deutet differenzialdiagnostisch auf ein Flexura-coli-sinistra-Syndrom durch lokale Gasansammlung hin.

Mittlere Bauchregion/periumbilikal

Ein tastbarer Tumor in dieser Region bedeutet:

- einen graviden Uterus.
- eine überfüllte Harnblase, durch palpationsbedingten Harndrang differenzierbar.

Darm

In allen vier Quadranten findet man Dünndarmschlingen, Hernien, Narben und Gefäßbesonderheiten.

Orientierungshilfen:

- Nabel.
- MacBurney-Punkt (in der Mitte der Linie von der Spina iliaca anterior superior des rechten Darmbeins zum Nabel).
- Lanz'scher Punkt (rechter Drittelpunkt einer Linie, die beide Spinae iliacae anteriores superiores verbindet).
- Bei einer Appendizitis ist am McBurney- oder Lanz'schen Punkt (s. Abb. 3.8) Druckschmerz auslösbar.

Untersuchung auf Inguinal- und Schenkelhernien

Bei Verdacht auf eine Hernie palpiert man, hinter dem Patienten stehend, zunächst mit dem flach auf den Inguinalkanal aufgelegten Zeige-, Mittel- und Ringfinger den Anprall des Darms, wenn der Patient hustet. Schenkelhernien treten unterhalb des Inguinalkanals durch den Anulus femoralis aus.

Cave:

Bei Rötung oder Ödembildung der Haut über dem Bruchsack ist jeder Repositionsversuch kontraindiziert.

Harntrakt

Diese Untersuchung ergibt in der Regel wenig verwertbare Befunde:

- Nieren: nur bei sehr schlanken Personen oder bei Nierentumoren mit begleitender Vergrößerung palpabel. Von ventral mit von dorsal gegengehaltener Hand palpieren.
- Harnleiter: perimedial von ventral auf den gedachten Harnleiterverlauf bis supravesikal auf Druckschmerz untersuchen.

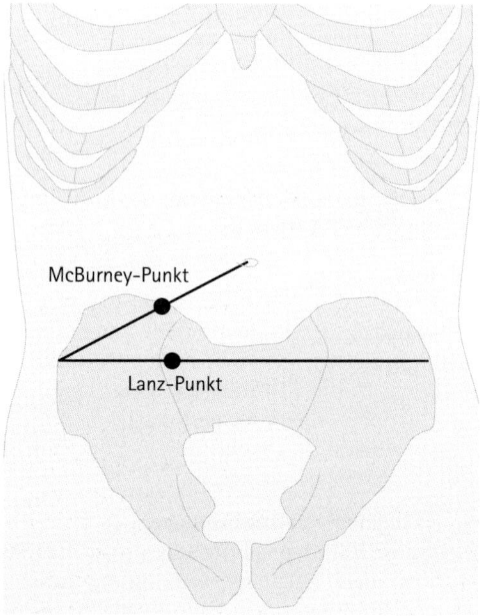

Abb. 3.8 Der McBurney- und der Lanz-Punkt.

3.5 Rektale Untersuchung

Die rektale Untersuchung sollte unabhängig vom Alter des Patienten bei jeder körperlichen Erstuntersuchung durchgeführt werden, wenn der Allgemeinzustand es erlaubt. Bei Patienten über 40 Jahren sollte unmittelbar danach eine Stuhluntersuchung auf okkultes Blut erfolgen.

Inspektion

Die Untersuchung sollte bei Rechtshändern am besten in Linksseitenlage des Patienten erfolgen. Befunde werden entsprechend einer Uhr angegeben, wobei 6 Uhr als zum Os sacrum gerichtete Region definiert wird.

Achten Sie bei der primären rektalen Inspektion auf:
- diffuse Rötung
- Nässen
- Rhagaden
- trockene, hyperkeratotische Haut- oder Perianalthromben, die als dauernder Reiz zu einem akuten oder chronischen Analekzem führen.

Zusätzlich sollte auf Darmprolaps, Analabszesse, Perianalthrombosen oder externe Hämorrhoiden geachtet werden.

Palpation

Vorgehen:
- Auslösen des Analreflexes durch Berührung der perianalen Haut beim Einführen des Fingers Zusammenziehen des M. sphincter ani.
- Beurteilen des Sphinktertonus (Abschwächung weist ggf. auf Rektumkarzinom, geschädigte Innervation, Schleimhautvorfall oder Proktitis).
- Beurteilen des Darmlumens bis zu einer Tiefe von maximal 12 cm.

Pathologische Befunde:
- Derbe Platten mit wallartigen Ulkusrändern und hoher Blutungsneigung bei Rektumkarzinom.
- Schleimhautfibrome oder polypöse Adenome als weiche, elastische, gut verschiebliche Tumoren.
- Hämorrhoiden als weiche, kaum schmerzhafte Knoten.
- Massive Tumoren, die die Darmwand von dorsal vorwölben.
- Ventrale Tumoren bei Hämatokolpos, Scheidentampons oder Ringpessaren.
- Dorsale oder ventrale Ausbuchtungen der Darmwand als Folge eines Descensus uteri mit Zysten oder Rektozelen.

Speziell bei der Frau:
Bei der rektalen Untersuchung der Frau werden bimanuell mit der rechten Hand vom Rektum aus und mit der linken Hand durch die Bauchdecke hindurch Lage, Größe, Formveränderungen und Mobilität des Uterus beurteilt. Zusätzlich kann versucht werden, Adnexveränderungen im Douglas-Raum zu palpieren (überwiegend dem Gynäkologen vorbehalten).

Speziell beim Mann:
Bei der rektalen Untersuchung des Mannes wird zusätzlich der Befund der Prostata erhoben, mit Beurteilung der Größe und Konsistenz sowie der Abgrenzung gegen das Nachbargewebe der Prostata. Ein wichtiges Kriterium bei pathologisch vergrößerter Prostata ist die Verschieblichkeit der Darmschleimhaut über dem Organ.

Untersuchung und Beurteilung der Samenblase sowie weiterer anatomischer Strukturen bleiben dem Spezialisten überlassen und sollten bei einer Routineuntersuchung unterlassen werden.

3.6 Extremitäten und Gefäße

Ausführliche Beschreibungen der dermatologischen, neurologischen und orthopädischen Untersuchung finden sich in Teil 2, Kapitel 1, 4 bzw. 5.

3.6.1 Inspektion der Extremitäten

- Abnorme Stellung (Frakturen, Luxationen).
- Beweglichkeit der Gelenke (Arthrosen).
- Hautfarbe (Rötung: Entzündung; Blässe: Durchblutungsmangel).
- Ödeme (unterschiedlicher Genese, ein- oder beidseitig).
- Unterschiede im Umfang (Thrombose, Lymphstau, Ödem, Muskelatrophie, lokale Entzündung).
- Lokale Schwellungen (Gelenke bei Arthritis, Entzündungen, Gicht, Tumoren).
- Narben.

- Andere Veränderungen an der Haut (z.B. in den Gelenkbeugen bei Neurodermitis).
- Vermehrte Gefäßzeichnungen (Shunts).
- Verstärkte Venenzeichnung und Varizen.
- Ulzerationen (Ulcus cruris, Malum perforans).
- Dekubitus (über dem Os sacrum, dem Gesäß, den Trochanteren, den Knien und Fersen).

3.6.2 Peripheres arterielles Gefäßsystem

Palpation der Gefäße

Arterien werden peripher palpiert, in der Regel mit zwei Fingerkuppen (Zeige- und Mittelfinger), die nebeneinander auf das Gefäß gelegt werden. Die Pulswelle wandert unter den Fingerkuppen entlang.

Besonderheiten:

- A. carotis: Nicht auf den Karotissinus in Höhe des oberen Schildknorpelteils drücken. Es führt zu reflektorischem Abfall von Pulsfrequenz und Blutdruck.
- Aorta: paraumbilikal durch sanftes Eindrücken der Bauchdecke; bei Adipösen manchmal schwierig.
- A. poplitea: Beim liegenden Patienten mit beiden Händen in die Kniekehle fassen, das Knie leicht anheben, allzu starken Druck vermeiden.

Palpationsstellen:

- A. carotis – medial des M. sternocleidomastoideus (Cave: Karotissinus).
- A. axillaris – in der Axilla.
- A. brachialis – in der Ellenbeuge, ulnar.
- A. radialis – Handgelenk beugeseitig, radial.
- A. ulnaris – Handgelenk beugeseitig, ulnar.
- Aorta – paraumbilikal.
- A. femoralis communis – Leistenbeuge unterhalb des Leistenbandes.
- A. poplitea – in der Kniekehle.
- A. tibialis posterior – hinter dem Innenknöchel.

- A. dorsalis pedis – auf dem Fußrücken lateral der Großzehenextensorsehne.

Auskultationspunkte bei Stenose der Gefäße
Das Stethoskop nur sanft aufsetzen, da durch starke Komprimierung eine Stenose des Gefäßes vorgegaukelt und ein falsch positiver Befund erhoben werden kann:
- A. carotis – medial des M. sternocleidomastoideus.
- A. subclavia – unterhalb der Clavicula im lateralen Drittel.
- Aorta – periumbilikal, epigastrisch.
- A. renalis – obere Quadranten beidseits (eher selten zu hören).
- A. femoralis communis – Leistenbeuge unterhalb des Leistenbandes.
- A. femoralis superficialis – über dem Adduktorenkanal auf der Innenseite des Oberschenkels.

Ratschow-Lagerungsprobe
Die Ratschow-Lagerungsprobe dient der Überprüfung der Leistungsfähigkeit des arteriellen Systems. Bei Verdacht auf eine periphere arterielle Durchblutungsstörung beide Beine des liegenden Patienten um etwa 60° bis zu deren Abblassen anheben. Danach den Patienten bitten, sich aufzusetzen und die Beine herunterhängen zu lassen. Dann die Zeit messen:
- bis zum Wiedererlangen der normalen Hautfarbe (ca. 10 s).
- bis zur Füllung der Fuß- und Sprunggelenkvenen (ca. 15 s).

Beachte:

Normale Reaktionen bei der Ratschow'schen Lagerungsprobe bei verminderten Arterienpulsen zeigen eine ausreichende Kollateralisation an.

3.6.3 Venensystem

Die oberflächlichen Venen sind der Inspektion und Untersuchung gut zugänglich. Sie können auf Dicke, Schlängelung, Knotenbildung und Rötung untersucht werden.

Zur Beurteilung des Venensystems gehört die Betrachtung der Haut: Trophische Störungen in Form einer bräunlichen Verfärbung bis hin zu Ulzerationen sind Zeichen chronisch-venöser Insuffizienz.

Venen der oberen Extremitäten werden in die V. cava superior, Venen der unteren Extremität in die V. cava inferior geleitet.

Oberflächliche Venen der Beine

- Vena saphena magna: vom Fußrücken an der Innenseite von Ober- und Unterschenkel. bis zur Vena femoralis. Diese ist unterhalb des Leistenbandes medial der A. femoralis zugänglich.
- Vena saphena parva: von der Außenseite des Fußes dorsal über den Unterschenkel aufwärts bis unterhalb der Kniekehle.
- Vv. communicantes oder perforantes: Verbindungen zwischen oberflächlichem und tiefem System. Es gibt zwei typische Stellen am Unterschenkel und eine am Oberschenkel.

Tiefe Beinvenenthrombose

Die Lokalisation der Thrombose ist am Ausmaß der Schwellung abschätzbar:

- Wade – Schwellung des Fußes und Unterschenkels.
  Gesamtes Bein – iliofemorales Venensystem.
- Prüfung der Venen auf Druckschmerzhaftigkeit in der Wade bei aufgestelltem Bein im Liegen.
- Plantarer Klopfschmerz (Fortleitung der Druckwelle zur thrombosierten Stelle).
- Druckschmerz der V. femoralis.

Trendelenburg-Test

Der Trendelenburg-Test dient der Beurteilung der Funktionsfähigkeit der Klappen im V.-Perforans- und V.-saphena-System.

Beim liegenden Patienten das Bein auf etwa 90° anheben und venöses Blut abfließen lassen. Die V. saphena magna am oberen Oberschenkel komprimieren, ohne den Durchfluss der tiefen Gefäße zu behindern:

- Patient steht auf. Normalerweise füllt sich das Venensystem von unten in etwa 35 s.

- Nach 20 s die Stauung lösen und auf zusätzliche Füllung von oben achten.

Normales Verhalten wird als negativ bezeichnet. Die Ergebnisse werden als negativ-negativ, positiv-negativ, negativ-positiv oder zweifach positiv dokumentiert.

3.6.4 Lymphgefäßsystem und Lymphknoten

Das Lymphgefäßsystem besteht aus einem großem Netz von Lymphkapillaren in der Peripherie, die sich zu immer größeren Bahnen zusammenschließen und dann im Bereich der Halsvenen in das Venensystem münden.

Auf ihrem Weg wird die Lymphe in den Lymphknoten gefiltert. Die oberflächlichen Lymphknoten sind der Untersuchung zugänglich.

Bei einer Entzündung sind oberflächliche Lymphbahnen ggf. als roter Strich unter der Haut erkennbar (Lymphangitis). Entzündete Lymphknoten (Lympadenitis) imponieren als tastbare Schwellung.

Zugängliche Lymphknotenstationen

Achten Sie auf:

- Größe.
- Konsistenz.
- Druckschmerzhaftigkeit.
- Abgrenzung gegenüber dem umgebenden Gewebe.

Beachte:

Lymphknoten sind vergrößert bei einer infizierten Läsion im zugehörigen Abflussgebiet (im Bereich der Axilla z.B auch Impfung oder Allergietest), bei einer allgemeinen Lymphadenopathie bzw. bei metastatischem Befall, ausgehend von einem Primärtumor (Axilla: Mammakarzinom; supraklavikuär links: Magenkarzinom – Virchow'sche Drüse).

Lymphknoten an Kopf und Hals

Die Palpation der Lympknoten an Kopf und Hals wird in Teil 1, Kapitel 3.2.2 (Kopf- und Halsregion) beschrieben.

Lymphknoten des Arms und der Axilla

Die Untersuchung erfolgt bei herabhängendem Arm mit der Hand der Gegenseite (= li. Axilla mit re. Hand). Das tiefe Hineingreifen kann für den Patienten unangenehm sein (s. Abb. 3.9).

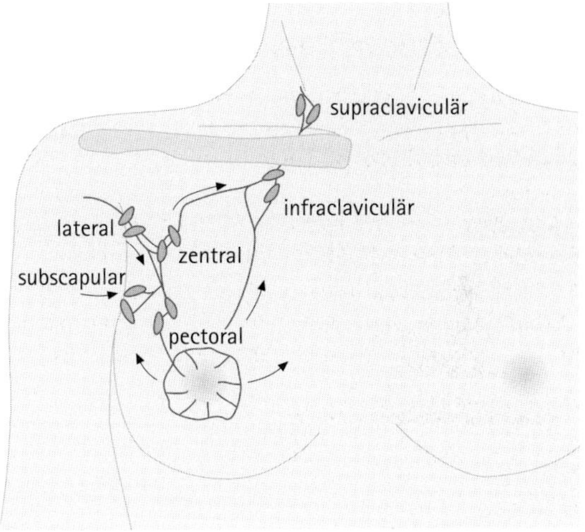

Abb. 3.9 Lage der Lymphknoten des Arms der Axilla.

Man unterscheidet folgende Gruppen von Lymphknoten (LK):

- Zentrale LK – in der mittleren Axillarlinie.
- Anteriore LK – auf der Innenseite der vorderen Axillarfalte.
- Posteriore LK – auf der Innenseite der Muskeln der hinteren Axillarfalte.
- Laterale LK – am Oberarm innen gegen den Humerus gelegen.

Lymphknoten der Ellenbeuge

Die Lymphknoten der Ellenbeuge sind bei Gesunden selten zu tasten.

Supratrochleare Lymphknoten finden sich oberhalb des Ellenbogengelenks medial im Sulcus zwischen M. triceps und M. biceps.

Lymphknoten der Leiste

- Inguinale oberflächliche Lymphknoten: Entlang dem Leistenband (etwa horizontaler Verlauf).
- Inguinale tiefe Lymphknoten: entlang der V. saphena magna (vertikaler Verlauf).

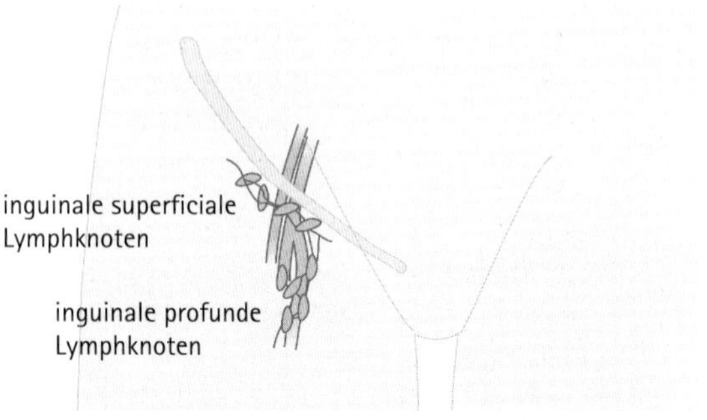

Abb. 3.10 Tastbare Leistenlymphknoten.

4 Untersuchung in einer Notfallsituation

Olaf Ahlers

Das diagnostische Vorgehen in einer Notfallsituation unterscheidet sich grundsätzlich von der bereits skizzierten Routineuntersuchung und soll daher in diesem Kapitel gesondert beschrieben werden. Im Kontext der Bewusstlosigkeit werden auf Grund der engen Verzahnung mit der Diagnostik auch die therapeutischen Schritte des Basic-Life-Support besprochen, während der Advanced-Life-Support (ALS) bei Kreislaufstillstand in Teil 4, Kapitel 1 (Pulslosigkeit) erläutert wird.

Grundsätzlich gibt es zwei verschiedene Notfallsituationen, deren initiales Management sich fundamental unterscheidet:

1. Der Patient ist bewusstlos (s. Schema für das initiale Management „Basic-Life-Support").
2. Der Patient ist ansprechbar (s. Schema für das initiale Management: „Be Pro Life").

Beide Schemata werden getrennt dargestellt. Am Ende des Kapitels werden zusätzlich einige Besonderheiten bei der Untersuchung verletzter Personen besprochen.

4.1 Einführung

Bei einem medizinischen Notfall kommt es darauf an, sich innerhalb kürzester Zeit die wahrscheinlichste Diagnose zu erarbeiten und so zu beurteilen, ob der Patient vital gefährdet ist. Hieraus resultiert dann die Entscheidung, ob der Patient einer sofortigen lebensrettenden Behandlung durch den/die zuerst eintreffenden Arzt/Ärztin noch am Notfallort (z.B. durch die Augenärztin im Patientenzimmer einer ophthalmologischen Normalstation) bedarf, oder ob eine Überwachung des Patienten bis zum Eintreffen eines Notfallmediziners (z.B. eines „Rea-Teams") ausreichend ist.

Wichtig:

Bei *jedem* Notfall daran denken, frühzeitig professionelle Hilfe zu alarmieren: In Deutschland außerhalb des Krankenhauses: Tel. 112, innerhalb des Krankenhauses: „Rea-Team" oder Personal der Intensivstation.

Meist bleibt im Notfall keine Zeit, um nach zu lesen, sondern die weitere Entwicklung hängt entscheidend von der *vorhandenen* Kompetenz des medizinischen Fachpersonals ab. Neben inhaltlicher notfallmedizinischer Basiskompetenz sollten sich *jeder* Arzt und *jede* Ärztin, gleich welcher Fachrichtung, auch um organisatorische Kompetenz bemühen (Führungsqualität), da die effektive Versorgung eines Notfallpatienten meist nur unter Anleitung der anderen anwesenden Helfer (Schwester, Pfleger, Zivildienst Leistender) möglich ist.

Wichtig:

Vor Beginn irgendeiner Maßnahme muss sich der Helfer davon überzeugen, dass keine Gefahr für ihn selbst vorliegt. Eventuell muss erst der Notfallort abgesichert oder eine Gefährdung beseitigt werden!

4.2 Basic-Life-Support bei Erwachsenen

Der Basic-Life-Support (BLS) umfasst Diagnose und Therapie des Ausfalls der Vitalfunktionen Bewusstsein, Atmung und/oder Kreislauf ohne professionelle technische Hilfsmittel. Bei den meisten Erwachsenen wird ein Kreislaufstillstand primär durch Kammerflimmern verursacht, das durch den BLS nicht gestoppt wird. Daher ist das Ziel des BLS in der Regel „nur" die Überbrückung der Zeit bis zum Eintreffen eines Notfallmediziners (z. B. des Notarztes oder des „Rea-Teams") bzw. technischer Hilfsmittel (z. B. des Notfallkoffers und Defibrillators auf der Station oder eines halbautomatischen Defibrillators – AED – an öffentlichen Orten).

Sehr selten (v. a. bei primärem Atemstillstand) stellt der BLS eine kausale Therapie dar. Da im Rahmen des BLS Diagnostik und Therapie eng verzahnt sind, wird in diesem Kapitel auch auf die therapeutischen Maßnahmen im Rahmen des BLS eingegangen.

Cave:

Wenn im Falle einer plötzlichen Bewusstlosigkeit der Basic-Life-Support nicht *sofort* von den Umstehenden durchgeführt wird, erleidet der Patient wahrscheinlich eine schwere Hypoxie. Hierdurch werden die Chancen auf eine anschließende erfolgreiche Therapie im Rahmen der professionellen Reanimation massiv reduziert. Umgekehrt sind die Chancen auf ein Überleben ohne neurologisches Defizit durch sofortigen BLS gut!

4.2.1 Bewusstseinsprüfung

Wird ein Patient mutmaßlich bewusstlos aufgefunden, muss sofort geklärt werden, ob wirklich eine Bewusstlosigkeit vorliegt. Zur schnellen Prüfung der Bewusstseinslage sei hier nicht zuletzt aus Gründen des Selbstschutzes ein schnelles, aber abgestuftes Vorgehen empfohlen:

- Ansprechen in normaler Lautstärke ohne Berührung
- lautes Ansprechen ohne Berührung
- lautes Ansprechen mit vorsichtiger Berührung
- Schütteln des Patienten
- Schmerzreiz setzen.

Beispiele für einen ausgeprägten Schmerzreiz sind:

- Reiben auf dem – entkleideten – Sternum (gerade in öffentlichen Räumen eher unpraktisch)
- Kneifen in das Nasenseptum
- starker Druck auf den Fingernagel mit Hilfe eines harten Gegenstandes.

Cave:

Zeigt der Patient *keine* Reaktion auf den Schmerzreiz, so ist er tief bewusstlos. Daher muss sofort laut um Hilfe gerufen und dann unmittelbar die Atmung überprüft (s. Kap. 4.2.2) werden, da in diesem Fall oft ein Kreislaufstillstand vorliegt.

Hat der Patient auf den Schmerzreiz reagiert, dann liegt kein Kreislaufstillstand vor. In diesem Fall sollte die Bewusstseinsstörung mit Hilfe der Glasgow-Coma-Scale (GCS) quantifiziert werden (s. Tab. 4.1). Dies ist wichtig, um die vitale Gefährdung des Patienten – z.B. durch Aspiration – abzuschätzen. Anschließend wird mit dem „BE PRO LIFE“-Schema (s. Kap. 4.3) fortgefahren.

Tab. 4.1 Quantifizieren einer Bewusstseinsstörung mittels der Glasgow-Coma-Scale (GCS).

Augen öffnen		Beste verbale Antwort		Beste motorische Antwort	
4	spontan	5	orientiert	6	gezielt auf Aufforderung
3	auf Ansprache	4	verwirrt	5	gezielte Schmerzabwehr
2	auf Schmerzreiz	3	unzusammenhängend	4	ungezielte Schmerzabwehr
1	gar nicht	2	unverständliche Laute	3	Beugesynergismen
		1	keine Antwort	2	Strecksynergysmen
				1	keine motorische Reaktion

Bei einem GCS-Wert ≤ 8 (Summe aller 3 Rubriken) wird der Patient auf Grund der Aspirationsgefahr zuvor in stabiler Seitenlage gelagert (s. Abb. 4.1).

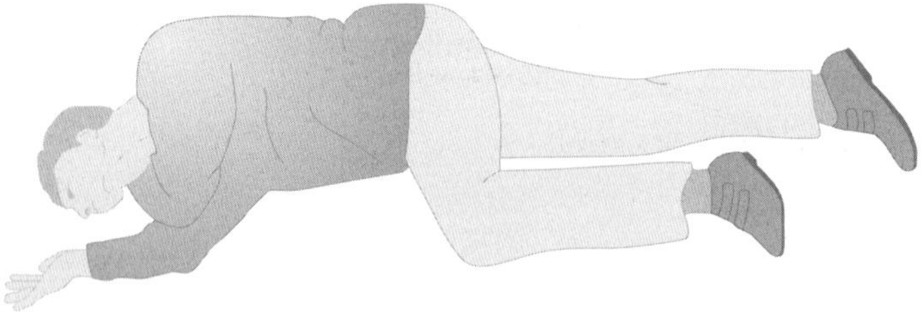

Abb. 4.1 Stabile Seitenlage.

Differenzialdiagnosen der Bewusstseinsstörungen und die resultierende, über den Basic-Life-Support hinaus gehende Therapie werden in Teil 4, Kapitel 4.2 besprochen.

4.2.2 Überprüfen der Atmung

Das Überprüfen der Atmung bei tiefer Bewusstlosigkeit (ohne Reaktion auf Schmerzreiz) ist auf Grund häufiger Fehldiagnosen und Verzögerung der weiteren Maßnahmen (vor allem Verzögerung der Herzdruckmassage) sehr in den Hintergrund gerückt, und es sollten max. 10 s darauf verwandt werden. Wenn die Atmung überprüft wird, müssen die Atemwege durch Überstrecken des Kopfes frei gemacht werden (s. Abb. 4.2). Dann sieht man, ob sich der Brustkorb hebt, hört mit dem Ohr über dem Mund und fühlt mit der Hand auf dem Epigastrium, ob eine regelmäßige und effektive Atmung vorliegt. Vorher wird kurz geschaut, ob offensichtliche mechanische Atemwegshindernisse – z.B. eine verrutschte Prothese – vorliegen.

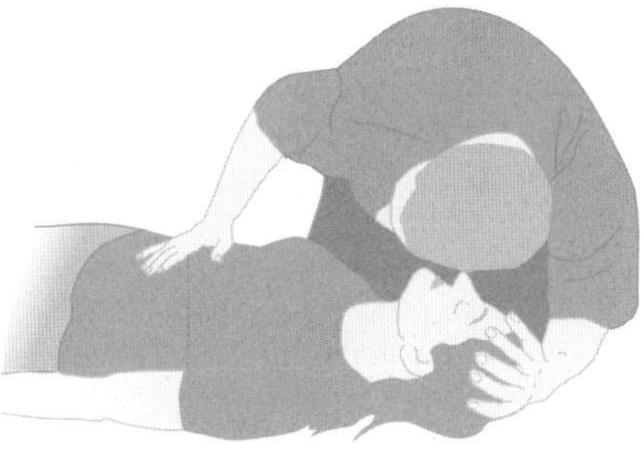

Abb. 4.2 Überprüfen der Atmung.

Wichtig:

Kann nicht sicher eine Atmung festgestellt werden, so wird sofort der Notruf abgesetzt (außerhalb des Krankenhauses: Notarzt; innerhalb des Krankenhauses: Notfall- oder „Rea"-Team) und unmittelbar mit der kardiopulmonalen Reanimation begonnen (s. Kap. 4.2.3 und 4.2.4).

Wichtig:

Patienten mit Kreislaufstillstand entwickeln in ca. 40% der Fälle eine Schnappatmung als Zeichen der zerebralen Ischämie. Diese kann leicht mit einer effektiven Atmung verwechselt werden – mit fatalen Folgen für den Patienten. Im Zweifel muss der Patient so behandelt werden, als läge ein Atemstillstand vor!

Wurde sicher eine suffiziente Atmung festgestellt, wird der Patient in die so genannte stabile Seitenlage gelegt (s. Abb. 4.1). Ziel dieser Lagerung ist das Überstrecken des Kopfes, der gleichzeitig der tiefste Punkt des Oberkörpers ist. So wird eine Verlegung der Atemwege durch die Zunge verhindert, und Erbrochenes kann ggf. abfließen. In dieser Position muss die Atmung weiter überwacht werden. Die Notfalluntersuchung wird in diesem Fall mit dem „Be Pro Life"-Schema fortgesetzt (s. Kap. 4.3).

4.2.3 Notruf

Der frühzeitige Notruf ist bei Erwachsenen deshalb so wichtig, weil die überwiegende Zahl der Kreislaufstillstände bei Erwachsenen auf ein Kammerflimmern zurückzuführen ist. Dies bedeutet, dass initial meist noch eine gute Gewebeoxygenierung vorliegt, während die Prognose des Patienten entscheidend vom Zeitpunkt der ersten Defibrillation und damit der Alarmierung eines Notfallmediziners bzw. der Beschaffung und Anwendung technischer Hilfsmittel abhängt („Call first!").

Bei Kindern ist die Ursache eines Kreislaufstillstandes meist in einer Atemstörung mit nachfolgender Hypoxie zu suchen, darum wird hier nach Feststellen der Bewusstlosigkeit und ggf. einer Überprüfung der Atmung – wenn nötig – eine kurze (1–2 min) kardiopulmonale Reanimation vor Absetzen des Notrufs empfohlen. Ähnlich verhält es sich bei Kreislaufstillständen im Erwachsenenalter, in denen offensichtlich eine Hypoxie vorliegt, wie z. B. bei Ertrunkenen („Call fast!").

4.2.4 Kardiopulmonale Reanimation

Primäres Ziel der ERC-Richtlinien von 2005 ist die Aufwertung der Herzdruckmassage, die so früh wie möglich begonnen und so kurz wie möglich unterbrochen werden soll. Dies gilt sowohl für den BLS als auch für den Advanced-Life-Support.

Die Überprüfung des Pulses ist auf Grund häufiger Fehldiagnosen weitgehend obsolet, das heißt, im Rahmen des Laien-BLS wird mit der Reanimation begonnen, wenn der Patient keine Reaktion auf Schmerzreize zeigt und nicht sicher atmet. Professionelle Helfer (also Sie) sollten zusätzlich zur Atmung auch den Karotispuls kurz überprüfen, sich aber nicht länger als 10 s damit aufhalten und im Zweifel so handeln, als läge ein Kreislaufstillstand vor.

Da, wie bereits betont, die meisten Kreislaufstillstände bei Erwachsenen nicht auf ein Oxygenierungsproblem zurückgehen, sondern eine kardiale Ursache (meist Kammerflimmern) haben, wird die kardiopulmonale Reanimation (CPR) mit der Herzdruckmassage begonnen.

Beachte:

Bei der Herzdruckmassage wird der Thorax mit durchgestreckten Armen in der Mitte des Sternums ca. 4–5 cm tief eingedrückt (s. Abb. 4.3). Die Frequenz sollte bei 100/min (= ca. 2/s) liegen. Bei effektiver Kompression ist während der Thoraxkompressionen sowohl ein Karotis- als auch ein Femoralispuls zu tasten.

Nach 30 Thoraxkompressionen schließen sich unmittelbar zwei Beatmungshübe an. Hierzu müssen die Atemwege frei sein, das heißt, der Kopf muss so überstreckt werden, dass die Beatmung ohne Widerstand möglich ist und sich der Thorax unter der Beatmung sichtbar hebt und senkt (s. Abb. 4.4). Ist diese Thoraxhebung klar erkennbar, dann ist auch das Atemzugvolumen ausreichend. Auf die beiden Beatmungshübe folgen sofort wieder 30 Thoraxkompressionen, gefolgt von zwei Beatmungshüben etc.

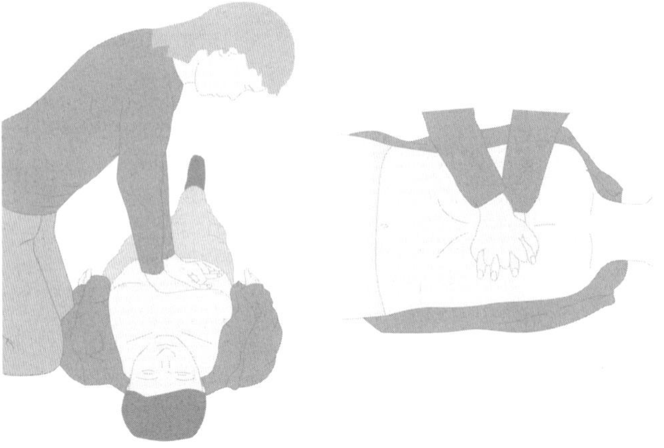

Abb. 4.3 Herzdruckmassage.

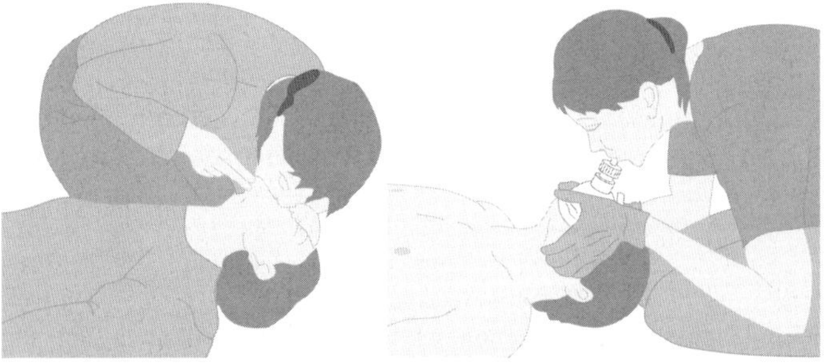

Abb. 4.4 Mund-zu-Mund- bzw. Mund-zu-Maske-Beatmung.

Zeigt der Patient keine Reaktion, dann wird dieses Schema so lange ohne Unterbrechung durchgehalten, bis professionelle Hilfe bzw. ein Defibrillator und/oder Notfallkoffer eintrifft (für das anschließende professionelle Management siehe Teil 4, Kapitel 4).

Hat der Helfer eine unüberwindbare Aversion gegen die Mund-zu-Mund-Beatmung, beherrscht er sie nicht gut oder besteht mutmaßlich ein erhöhtes Risiko für ihn (z.B. Infektionsgefahr durch blutverschmiertes Gesicht des Patienten), so kann auch eine alleinige, ununterbrochene Herzdruckmassage dem Patienten das Leben retten – wenn in den wenigen Minuten, in denen das noch oxygenierte Blut zirkuliert, professionelle Hilfe eintrifft. Eine nicht durchgeführte Herzdruckmassage erfüllt hingegen – soweit sie ohne Gefährdung des Helfers durchgeführt werden könnte – sowohl innerhalb als auch außerhalb des Krankenhauses den Straftatbestand der unterlassenen Hilfeleistung!

Das beschriebene Vorgehen gilt sowohl bei einem Helfer, der beatmet und die Herzdruckmassage durchführt, als auch bei zwei Helfern, von denen jeder eine der beiden Aufgaben übernimmt. Einfache Hilfsmittel, z.B. eine Taschenmaske, schützen die Helfer effektiv vor Infektionen (s. Abb. 4.4).

Wichtig:

Zu große Zugvolumina oder Beatmung gegen Widerstand (bei nicht ausreichend überstrecktem Kopf) führen zu erhöhtem Druck am unteren Ösophagussphinkter und damit zu einer Überblähung des Magens. Dies führt ebenso wie ein Druckpunkt in der Nähe des Epigastriums zu erhöhter Aspirationsgefahr.

Eine akute Verlegung der unteren Atemwege durch einen Fremdkörper (Bolus) ist zumindest bei Erwachsenen sehr selten die Ursache für einen erhöhten Widerstand oder gar eine Atemwegsverlegung. Meist ist ein falsch positionierter Kopf oder manchmal auch ein gut sichtbarer Fremdkörper in den oberen Atemwegen (z.B. eine verrutschte Prothese oder ein Fleischbrocken im Rachenbereich) die Ursache. Daher wird in diesem Buch bewusst nicht auf das so genannte „Heimlich-Manöver" eingegangen, das auf Grund der hohen Verletzungsgefahr abdominaler Organe von Ungeübten bei Bewusstlosen sowieso nicht durchgeführt werden sollte.

4.2.5 Einsatz des halbautomatischen Defibrillators

Wichtig:

Steht ein halbautomatischer Defibrillator (AED) zur Verfügung, muss er so schnell wie möglich zum Notfallort gebracht werden.

Sobald der AED eingetroffen ist, werden die Klebe-Elektroden über Sternum und linkem Rippenbogen des Patienten befestigt. Dabei darf die CPR noch nicht unterbrochen werden.

Nach Einschalten des Gerätes wird automatisch eine Rhythmusanalyse durchgeführt. Hierzu muss bei den derzeit verfügbaren Geräten eine kurze Pause bei der Herzdruckmassage gemacht werden, um Artefakte zu vermeiden. Bei Kammerflimmern wird der AED automatisch einen Schock empfehlen und sich selbst ohne weitere Einflussmöglichkeit laden.

Die anschließende Applikation des Stromstoßes wird dann manuell durch den/die Helfer/In über eine deutlich sichtbare Taste vorgenommen („halbautomatische Defibrillation"). Diese manuelle Auslösung ermöglicht professionellen HelferInnen bei Geräten, die über ein Display zur Darstellung des Herzrhythmus verfügen, die Diagnose des Geräts vor der Defibrillation zu überprüfen.

4.2.6 Flow-Chart: Basic-Life-Support bei Erwachsenen

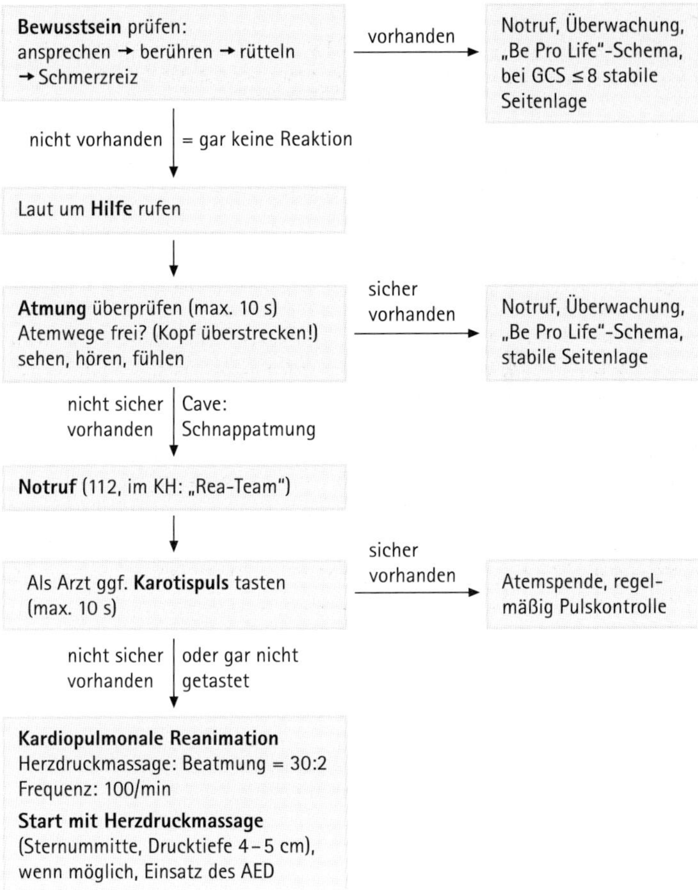

Abb. 4.5 Flow-Chart: Basic-Life-Support.

4.3 Das „Be Pro Life"-Schema

4.3.1 Einführung

Liegt kein Atem- und/oder Kreislaufstillstand vor, gilt es abzuschätzen, ob der Patient vital gefährdet ist.

Folgende Leitsymptome gehen häufig mit einer vitalen Gefährdung des Patienten einher:

- Akute Atemnot.
- Akuter Thoraxschmerz.
- Hypotonie (Schocksymptomatik) oder ausgeprägte Hypertonie
- Bewusstseinstrübung.

Um sich ein schnelles Bild über den klinischen Zustand *jedes* Notfallpatienten, der nicht reanimationspflichtig ist, zu machen, hat sich in unserer notfallmedizinischen Ausbildung das „BE PRO LIFE“-Schema bewährt. Es wurde vom Autor vor einigen Jahren als eine Art Eselsbrücke während des Simulator-Unterrichts „eingeführt“, damit die Studierenden keinen der initialen diagnostischen und therapeutischen Schritte vergessen:

- ***B***lutzucker messen.
- ***E***rhebung der Akutanamnese.

- ***P***uls beurteilen.
- ***R***R (Butdruck) messen.
- ***O***xygenierung prüfen.

- ***L***unge auskultieren.
- ***I***.v.-Zugang etablieren (Venenverweilkanüle).
- F_iO_2 erhöhen (Sauerstoffanteil in der Einatemluft).
- ***E***KG ableiten.

Dieses Schema stabilisiert den Patienten durch Sauerstoffgabe, erlaubt eine schnelle Abschätzung seiner Gefährdung, schafft die Voraussetzung für eine evtl. erforderliche medikamentöse i.v.-Therapie und führt schnell zu einer Notfalldiagnose (Details s. Tab. 4.2).

Tab. 4.2 Erläuterung des „Be Pro Life"-Schemas.

Blutzucker	Viele, v.a. neurologische Symptome bis hin zur Bewusstlosigkeit werden durch Blutzuckerentgleisung (meist Hypoglykämie) hervorgerufen!
Erhebung der Akutanamnese	Max. 2 min: Akute Beschwerden? Seit wann? Explizit nach Angina Pectoris (Druck *oder* Schmerz) fragen! Wichtige Vorerkrankungen, Vormedikationen, Allergien?
Puls	Tachykard/bradykard? Rhythmisch/arrhythmisch? Cave: Beim wachen Patienten möglichst periphere (z.B. A. radialis) Pulse tasten.
RR (Blutdruck)	Hyperton/hypoton?
Oxygenierung	Reduzierte Sauerstoffsättigung (gemessen mit dem Pulsoxymeter) bzw. Zyanosezeichen (Lippen, Akren) als Zeichen einer pulmonalen Dysfunktion?
Lunge	Tachypnoe? Einseitiges/abgeschwächtes Atemgeräusch? Trockene/feuchte Rasselgeräusche? Cave: Auch die basalen Lungenabschnitte auskultieren.
I.v. Zugang	Rosa/blau bei kardialem oder pulmonalem Problem, sonst grün/grau.
F_iO_2 erhöhen	Jeder Notfallpatient profitiert von Sauerstoffinhalation (Teil 3, Kapitel 2).
EKG	Essenziell für eine Notfalldiagnose, siehe „Das 30-Sekunden-Notfall-EKG" (Kap. 4.3.2).

Wichtig: Begonnen wird immer mit der Sauerstoffgabe! Die Reihenfolge aller anderen Schritte ist beliebig. Vor Beginn einer spezifischen Therapie ist allerdings die vollständige „Abarbeitung" des Schemas notwendig, um die wirkliche Ursache des Problems zu ermitteln und sich nicht versehentlich auf ein Folgesymptom zu konzentrieren, das auf den ersten Blick im Vordergrund steht.

4.3.2 Das 30-Sekunden-Notfall-EKG

Da die Rhythmusanalyse mit Hilfe des Notfall-EKGs insbesondere in Notfallsituationen, die mit einer Tachykardie einhergehen, eine Schlüsselrolle hat, soll an dieser Stelle gesondert darauf eingegangen werden.

Wichtig:

Bei der ersten, schnellen EKG-Interpretation über eine 3-Punkt-Ableitung, die meist am Monitorbild eines Defibrillators erfolgt, geht es einzig und allein darum, sich über den *Grundrhythmus* klar zu werden.

Weitere Details (z. B. Lagetypen) sind zu diesem Zeitpunkt nachrangig. Zudem dürfen viele morphologische Veränderungen (z. B. ST-Strecken-Veränderungen) am 3-Punkt-EKG gar nicht beurteilt werden, sondern erfordern die Ableitung eines 12-Kanal-EKGs, die in Teil 3, Kapitel 4 beschrieben wird.

Ein Beispiel für die Positionierung der Klebeelektroden bei der 3-Punkt-Ableitung ist in Abbildung 4.6 dargestellt. Letztlich sind aber sowohl die farbliche Anordnung der Elektroden als auch deren genaue Position am Körper und die gewählte Ableitung (I, II oder III) irrelevant. Wichtig ist nur, dass:

- das Herz zwischen den Elektroden liegt
- eine Ableitung gewählt wird, in der die Kammerkomplexe eine möglichst große Amplitude haben, da dies die Beurteilung des EKGs erleichtert.

Folgende Fragen zum Grundrhythmus müssen beantwortet werden:

- Wie ist die Frequenz der Kammerkomplexe?
- Sind die Kammerkomplexe verbreitert (> 0,12 s) oder deformiert?
- Ist der Abstand zwischen den Kammerkomplexen regelmäßig oder unregelmäßig?

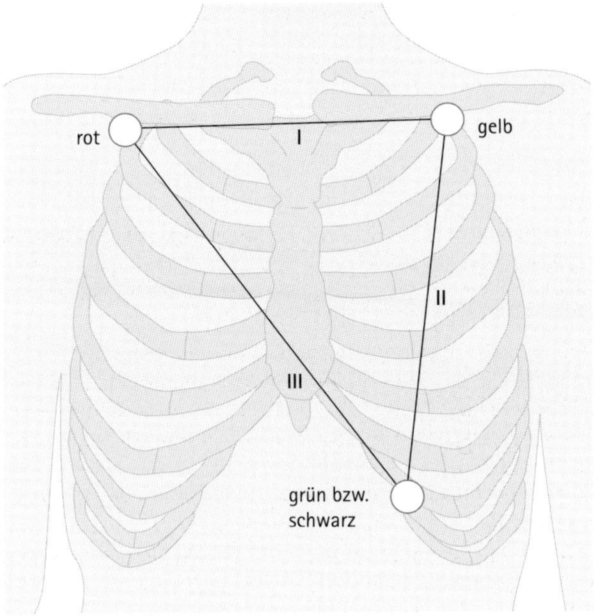

Abb. 4.6 Beispiel für die Platzierung der Elektroden bei der 3-Punkt-Ableitung.

Cave:

Extrasystolen können einen regelmäßigen Grundrhythmus unterbrechen und auf den ersten Blick unregelmäßig erscheinen lassen! Mit „unregelmäßig" ist hier aber gemeint, dass der Abstand zwischen den Kammerkomplexen keinerlei Regelmäßigkeit aufweist.

Bei Tachykardie (> 100/min) führt das in Abbildung 4.7 dargestellte Schema rasch zu einer ersten Rhythmusdiagnose, die für die Einschätzung der Situation essenziell ist. Während die Sinustachykardie eine physiologische Reaktion des Körpers auf eine Katecholaminausschüttung (d.h. meist auf Stressreize) ist, stellen die anderen aufgeführten EKG-Diagnosen tachykarde *Störungen* des Herzrhythmus dar, deren

Ursache meist in „re-entry"-Phänomenen, d.h. in kreisenden Erregungen liegt, die an verschiedenen Stellen des Herzens auftreten können (s. Tab. 4.3).

Tab. 4.3 Lokalisation der „re-entries" bei verschiedenen Herzrhythmusstörungen.

Bezeichnung	Lokalisation
Ventrikuläre Tachykardie	ein „re-entry" auf Ventrikelebene
Tachyarrhythmia absoluta	Vorhofflimmern, d.h. viele „re-entries" auf Vorhofebene
Paroxysmale supraventrikuläre Tachykardie	ein „re-entry" unter Einbeziehung des AV-Knotens

Die Lokalisation der „re-entries" lässt sich im Notfall aus der Breite der Kammerkomplexe ableiten. Schmale und normal konfigurierte Kammerkomplexe haben ihren Ursprung *supraventrikulär,* d.h. vor Aufzweigung des Erregungsleitungssystems in die Tawara-Schenkel. Breite und deformierte Kammerkomplexe haben ihren Ursprung in der Regel *ventrikulär.*

Auf die Rhythmusanalyse bei einer Bradykardie (< 60/min) wird an dieser Stelle nicht detailliert eingegangen, da sie für die Akut-Therapie nachrangig ist. Die Differenzialdiagnose und Therapie bradykarder Herzrythmusstörungen wird zusammen mit der Therapie tachykarder Herzrhythmusstörungen in Teil 4, Kapitel 3 (Herzrhythmusstörungen) besprochen.

4.3.3 Klinische Konsequenzen tachykarder Herzrhythmusstörungen

Die Auswirkungen der oben genannten tachykarden Herzrhythmusstörungen auf die kardiale Funktion sind sehr unterschiedlich:

- Bei *supraventrikulärer Tachykardie* erfolgt die Erregungsausbreitung in der Kammer über das physiologische Reizleitungssystem (His-Bündel, Tawara-Schenkel), d.h. schnell. Es resultiert meist eine *effektive Ventrikelfüllung und -kontraktion.*
- Hingegen ist die Auswurfleistung der Ventrikel bei *ventrikulärer Tachykardie* oft beeinträchtigt, da die Erregungsausbreitung langsam und unphysiologisch über das Kammermyokard erfolgt, was

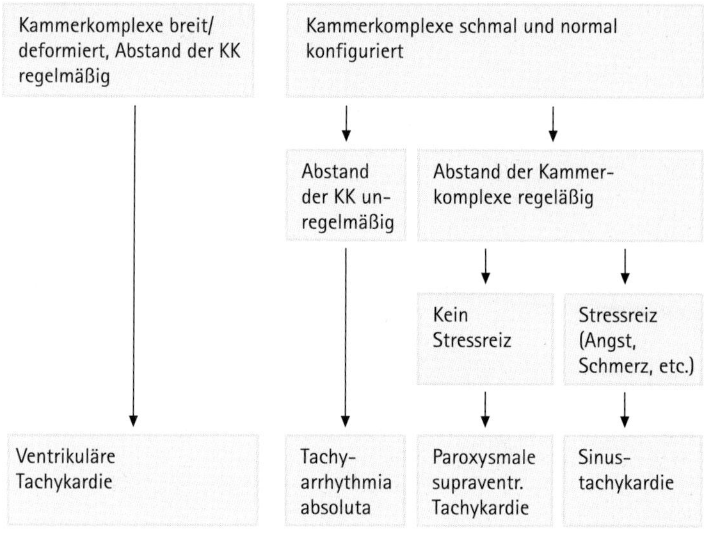

Abb. 4.7 Ermittlung des Grundrhythmus bei Tachykardie KK = Klammerkomplex.

in der Regel mit einer *uneffektiven Ventrikelfüllung und -kontraktion* einhergeht.

Werden *supraventrikuläre Tachykardien* symptomatisch, imponieren sie oft mit Angina-Pectoris-Anfall (Brustschmerz), weil die hohe Herzfrequenz zu Lasten der Zeit für die Diastole geht und somit die Zeit für die Koronardurchblutung verkürzt wird. Gleichzeitig wird auf Grund der hohen Herzfrequenz mehr Sauerstoff verbraucht. Dieses Missverhältnis von Sauerstoffangebot und -verbrauch („Sauerstoffschuld") kann beim vorgeschädigten Herzen pektanginöse Beschwerden auslösen.

Ventrikuläre Tachykardien gehen aus den genannten Gründen zwar ebenfalls oft mit Brustschmerz einher, die zusätzlich reduzierte Pumpfunktion führt aber darüber hinaus oft zu einem Vorwärts- und/oder Rückwärtsversagen des linken Ventrikels. Vorwärtsversagen lässt

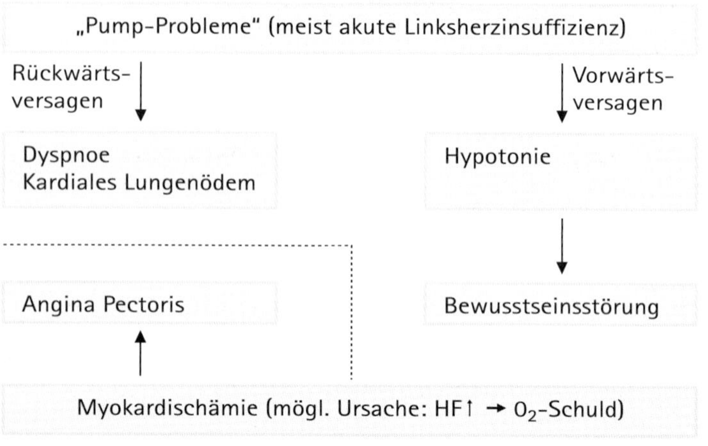

Abb. 4.8 Wichtige Pathomechanismen, die u. a. bei tachykarden Herzrhythmusstörungen Gültikeit haben (HF: Herzfrequenz, O_2-Schuld: Sauerstoffunterversorgung).

sich an einem niedrigen arteriellen Blutdruck festmachen (kardiogener Schock), dessen Folgen bis zu Bewusstseinsstörungen gehen können. Zeichen eines Rückwärtsversagens ist oft ein kardiales Lungenödem.

Abbildung 4.8 stellt die beschriebenen Zusammenhänge, die prinzipiell auch bei Patienten ohne Herzrhythmustörungen Gültigkeit haben, grafisch dar.

Cave:

Die Auswurfleistung bei einer ventrikulären Tachykardie kann so gering werden, dass faktisch ein Kreislaufstillstand („pulslose ventrikuläre Tachykardie") vorliegt, ohne dass eine gravierende EKG-Änderung zu erkennen ist. Daher ist bei Patienten mit ventrikulärer Tachykardie höchste Vorsicht geboten, um nicht einen eintretenden Kreislaufstillstand zu übersehen.

4.3.4 Über das Leitsymptom zur Notfalldiagnose

Obwohl etwas flapsig formuliert, stellt folgende Schlüsselfrage die Weichen auf dem Weg zur Identifizierung des Leitsymptoms: „Ist das EKG die Henne oder das Ei?" Das heißt: Liegt eine Herzrhythmusstörung vor, die auf Grund der oben beschriebenen Mechanismen mutmaßlich die klinische Symptomatik verursacht, oder zeigt das EKG eine reflektorische Sinustachykardie als Reaktion auf ein klinisches Problem, das mit einem Stressreiz einhergeht?

Nachdem die Frage nach der Rolle des EKG-Rhythmus beantwortet wurde, ergibt sich unter Berücksichtigung der restlichen Items des „Be Pro Life"-Schemas das Leitsymptom (oft sogar schon die Diagnose) und damit der therapeutische Ansatz, der in Teil 4, angerissen wird, nahezu von selbst.

Wichtig

ist, zuerst einmal das „kausalste" Leitsymptom zu identifizieren, damit dann auch die Therapie so kausal wie möglich ansetzen kann. So wird ein Patient mit akutem Asthma-Anfall und Todesangst, der reflektorisch eine Sinustachykardie entwickelt hat, nicht davon profitieren, dass die Herzfrequenz mit einem Betablocker gesenkt wird. Hier steht die Therapie des Asthma-Anfalls im Vordergrund, die bei Erfolg auch zur Normalisierung der Herzfrequenz führen wird. Umgekehrt muss bei einem Patienten, der auf Grund einer Herzrhythmusstörung eine schlechte Pumpfunktion des linken Ventrikels und daraus resultierend ein Lungenödem entwickelt hat, erst die Herzrhythmusstörung beseitigt werden, bevor das Lungenödem effektiv therapiert werden kann – sonst ist es wie bei einem sinkenden Schiff, aus dem das Wasser am Heck heraus gepumpt wird, während es am Bug doppelt so schnell hineinläuft ...

In Teil 4 dieses Buches werden beispielhaft Differenzialdiagnosen und über die Basistherapie hinaus gehende Therapieansätze folgender wichtiger Leitsymptome erörtert:

- Pulslosigkeit (s. Kap. 1).
- Bewusstlosigkeit (s. Kap. 2).

- Herzrhythmusstörungen (s. Kap. 3).
- Schocksymptomatik (s. Kap. 4).
- Atemnot (s. Kap. 5).
- Thoraxschmerz (s. Kap. 6).

4.4 Untersuchung bei Unfällen und Verletzungen

Auf Grund einiger Besonderheiten sei abschließend kurz auf die Untersuchung Verletzter bzw. schwer verletzter eingegangen.

4.4.1 Basic-Life-Support oder „Be Pro Life"-Schema

Prinzipiell gilt das in Kapitel 4.2 und 4.3 beschriebene Vorgehen auch für „Trauma-Patienten". Bei Bewusstlosigkeit muss allerdings nach Möglichkeit sowohl das Überstrecken des Kopfes als auch die Positionierung in stabiler Seitenlage sehr vorsichtig (mit mehreren Helfern) erfolgen, um etwaige Wirbelsäulenverletzungen nicht zu verschlimmern. Soweit vor Ort vorhanden, sollte vor Manipulationen im Kopf- oder Halsbereich ein „Stiff-Neck", eine Art stabile Halskravatte angelegt werden, um die Halswirbelsäule zu schützen.

Beachte:

Die Sicherung der Vitalfunktionen hat in jedem Fall Vorrang vor allem Anderen. Dies gilt im Falle der *Bewusstlosigkeit* nicht nur für das oben angesprochene vorsichtige Überstrecken des Kopfes, die ggf. erforderliche kardiopulmonale Reanimation und die stabile Seitenlage, sondern auch für das qualifizierte Abnehmen des Helms bei Motorradfahrern, um einer unbemerkten Aspiration vorzubeugen!

Besonderheiten beim Erheben der „Trauma"-Anamnese

Zur Anamneseerhebung bei Verletzten wird abweichend von der in Tabelle 4.2 skizzierten Notfallanamnese international das „AMPLE"-Schema eingesetzt, das mehr auf die Trauma-Situation zugeschnitten ist:

- *A*llergy (besonders gegen Medikamente).
- *M*edication (Hausmedikation).
- *P*ast medical history (*wichtige* Vorerkrankungen).
- *L*ast meal (wichtig für die Nüchternheit vor einer ggf. notwendigen Narkose).
- *E*vent leading to trauma (essenziell für die Rekonstruktion des Unfallmechanismus).

4.4.2 Behandlung vital bedrohlicher Symptome

Beachte:

Wird bei der initialen Erhebung der Vitalfunktionen eine Instabilität festgestellt, muss vor weiteren Untersuchungen, insbesondere vor Durchführung des Body-Checks, erst versucht werden, den Patienten zu stabilisieren (s. 4.4.3).

Diese Stabilisierung umfasst neben den allgemein gültigen Notfallmaßnahmen (ggf. BLS, Sauerstoffgabe und – bei Trauma-Patienten – mehrere großlumige Venenverweilkanülen) auch die spezifische Therapie, z. B.:

- Blutstillung durch Kompression bei erkennbaren Blutungen.
- Schocklagerung bei arterieller Hypotonie.
- großzügige Infusion von kristallinen und kolloidalen Lösungen bei arterieller Hypotonie.
- Entlastung eines Spannungspneumothorax bei einseitig abgeschwächtem Atemgeräusch.

Spezielle Informationen zu den Leitsymptomen Pulslosigkeit, Bewusstlosigkeit und Schocksymptomatik finden Sie in Teil 4.

4.4.3 Body-Check

Sobald der Zustand des Patienten – sei es initial oder nach erfolgreicher Behandlung vital bedrohlicher Symptome – im Rahmen des „Be Pro Life"-Schemas als stabil eingeschätzt wird, gilt es, sich mittels Body-Check einen Überblick über das Verletzungsmuster zu verschaffen. Dies ist wichtig, um, in Ergänzung der Informationen zum Unfallhergang, drohende Gefahren (z.B. Entwicklung eines Spannungspneumothorax bei Thoraxtrauma, Bewusstseinstrübung bei Schädel-Hirn-Trauma, Volumenmangelschock bei größeren Frakturen/Abdominaltrauma etc.) zu erkennen.

Beim Body-Check wird der Patient in Ergänzung zum „Be Pro Life"-Schema unter Überwachung der Vitalfunktionen von Kopf bis Fuß untersucht. Hierzu muss er, *soweit dies die Situation ermöglicht*, möglichst komplett entkleidet werden:

- Kopf: Erkennbare äußere Verletzungen? Tastbare Stufen in der Kalotte? Pupillengröße und ggf. -differenz?
- Hals: Erkennbare äußere Verletzungen, insbesondere Trauma im Kehlkopfbereich?
- Thorax: Erkennbare äußere Verletzungen? Stabilität? Rippen(serien)frakturen?
- Abdomen: Erkennbare äußere Verletzungen? Abwehrspannung? Druckschmerz?
- Becken: Stabilität?
- Extremitäten: Erkennbare äußere Verletzungen? Frakturzeichen (offensichtliche Fehlstellung, Krepitation, abnorme Beweglichkeit, Sensibilitätsstörungen)?
- Rücken: Erkennbare äußere Verletzungen, Klopfschmerz über der Wirbelsäule?

Wird der Rücken beim Umlagern auf eine Vakuummatratze bzw. Krankentrage gleich mit untersucht, erspart dies dem Patienten u.U. doppelte Schmerzen und Strapazen.

Die erhobenen Befunde werden nicht nur zur Gefahrenabschätzung und damit zur Einleitung der gezielten professionellen Erstversorgung durch den Notarzt benötigt, sondern sie sind auch essenziell für die Auswahl des Zielkrankenhauses und manchmal auch des Transportmittels (z. B. Hubschrauber).

Jeder Arzt und jede Ärztin – gleich welcher Fachrichtung – sollte in der Lage sein, 30 Minuten nach Auftreten eines medizinischen Notfalls bis zum Eintreffen eines Spezialisten *qualifiziert* zu überbrücken.

Dieses Kapitel sollte Ihnen die Instrumente an die Hand geben, die Sie benötigen, um in einer Notfallsituation schnell das Leitsymptom zu ermitteln. Dies führt naturgemäß zu Vereinfachungen und Verallgemeinerungen, die niemals allen denkbaren Situationen gerecht werden können. Daher zum Abschluss noch einmal der Hinweis: Selbstverständlich ersetzen die hier skizzierten Schritte weder eine fundierte fachärztliche Diagnostik, noch die Konsultation eines Notfallmediziners bzw. die eventuell nötige Verlegung des Patienten auf die Intensivstation. Sie sollen Ihnen lediglich helfen, Notfallpatienten klinisch einzuschätzen und mit Hilfe der Kapitel in Teil 4 bis zum Eintreffen eines Notfallmediziners zu versorgen – nicht mehr, aber auch nicht weniger.

Teil 2 Fachspezifische Untersuchungen

1 Dermatologische Untersuchungen

L. Landeck, W. Sterry, M. Worm

Die dermatologische Befunderhebung erfolgt morphologisch deskriptiv, wobei zahlreiche Dermatosen auf Grund ihres charakteristischen Befundes rasch diagnostiziert werden können. Auf Grund der Vielfalt von Hautkrankheiten ist es sinnvoll, systematisch vorzugehen.

Die systematische Befunderhebung umfasst zunächst die Beschreibung der Lokalisation, Größe und Farbe der Hautveränderung sowie die Bestimmung der zu Grunde liegenden „kleinsten Einzelhautveränderung" (Primär- und Sekundäreffloreszenz).

Nebenbefundlich wird eine allgemeine Erfassung des Haut- und Gefäßstatus sowie die Beziehung der Effloreszenz zu den Anhangsgebilden dargelegt.

Wenn diagnostische Hilfsverfahren und Tests eingesetzt werden, ist auch deren Ergebnis zu dokumentieren und in die differenzialdiagnostischen Überlegungen einzubeziehen.

1.1 Grundsätze

Leitlinien zur Erhebung eines Hautbefundes:

1. Systematische Vorgehensweise unter Berücksichtigung von Lokalisation, Effloreszenz, Größe, Farbe und Begrenzung.
2. Befunderhebung bei Tageslicht, ggf. unter Anwendung von Hilfsmitteln und einfachen klinischen Tests.
3. Bei Erstkonsultation immer die gesamte Haut von „Kopf bis Fuß" untersuchen. Dabei Hautanhangsgebilde (Haare, Nägel) nicht vergessen. Je nach Fragestellung ist auch eine Palpation der Lymphknoten und der Fußpulse notwendig.
4. Definition von Leitsymptomen zur Erleichterung der Diagnosefindung.

Achten Sie auf:

- Einüben einer logischen und systematischen Vorgehensweise.
- Routinemäßiges Einhalten des unten beschriebenen Vorgehens der dermatologischen Befunderhebung bei jedem Patienten ermöglicht einen sicheren Weg zur korrekten Diagnose.
- Befunderhebung bei Tageslicht.
- Bei der Erstkonsultation grundsätzlich die gesamte Haut untersuchen.
- Hand- und Fußsohlen sowie die Submammär-, Interdigital-, Inguinal-, Genital-, Axillär- und Perianalregion sowie die Ohren nicht vergessen.
- Angrenzende Schleimhäute (Lippen, Mundhöhle, Anus, Konjunktiven, Nase) in die Untersuchung einbeziehen.
- Hautanhangsgebilde (Haare, Nägel) und Kopfhaut stets einschließen.
- Erstkonsultationen zum „Screening" von verdächtigen Pigmentveränderungen und Präkanzerosen nutzen.
- „Mit den Fingern sehen". Der Palpationsbefund kann wesentliche Zusatzinformationen, z.B. über die Erhabenheit, den Charakter des Krankheitsprozesses und die Verschieblichkeit, liefern.
- Anatomische Lokalisation des pathologischen Hautgeschehens (epidermal, dermal, subkutan) einordnen.
- Von Hautanhangsgebilden, Hautgefäßen oder Hautnerven ausgehende Befunde erkennen.
- Leitsymptome zur Erleichterung der Differenzialdiagnose definieren.
- Einfache Hilfsmittel bei der Befunderhebung konsequent nutzen, z.B. einfache, sofort anwendbare klinische Tests am Patienten.

1.2 Systematische Befunderhebung

Nacheinander werden analysiert und dokumentiert:
- Hauptbefund.
- Detaillierter Befund.
- Nebenbefund.
- Ergebnisse klinischer Tests.

1.2.1 Hauptbefund

Die Erhebung des Hauptbefundes beginnt mit dem Aufsuchen der Lokalisation der Hautveränderung und der Beschreibung ihrer Ausdehnung und Verteilung. Anschließend wird das kleinste Einzelelement der Hautveränderungen („Hautblüte" = Effloreszenz) identifiziert. Grundsätzlich können unterschieden werden:
- Primäreffloreszenzen (Makula, Papel, Nodus, Bulla, Pustel, Urtika).
- Sekundäreffloreszenzen (Squama, Crusta, Erosio, Exkoriatio, Ulcus, Plaque, Cicatrix).

Lokalisation
Angabe der konkreten anatomischen Position bzw. topographischen Lage, an der sich die Hautveränderung befindet.

Verteilung unter Bezugnahme auf das gesamte Integument
- Verteilungsmuster: z.B. symmetrisch, asymmetrisch, lichtexponierte Haut, intertriginöse oder „seborrhoische“ Areale, Druckstellen, klassische „Prädilektionsstellen“, Streck- oder Beugeseiten.
- Ausdehnung: umschrieben, regional, generalisiert, halbseitig, universell, in Dermatomen.

Primäreffloreszenzen

Definition:

Effloreszenzen, die am Anfang der beobachteten pathologischen Hautveränderung stehen und oft wichtige Rückschlüsse auf die Natur des Primärprozesses erlauben (s. Tab. 1.1).

Tab. 1.1 Primäreffloreszenzen.

Effloreszenz	Beschreibung	Bild
Makula (Fleck)	Umschriebene Farbänderung der Haut, im Hautniveau.	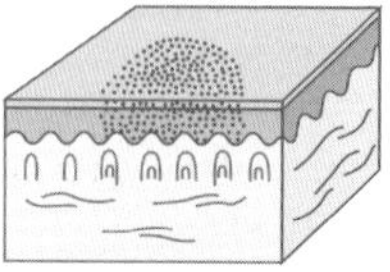
Papel (Knötchen)	< 5 mm messende Substanzvermehrung in der Epidermis oder Dermis, über dem Hautniveau.	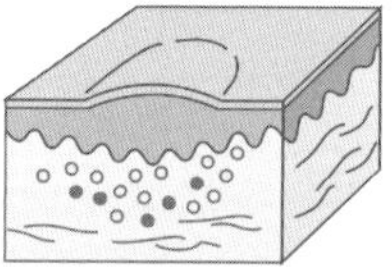
Vesikel (Bläschen) **Bulla** (Blase)	< 5 mm messender Hohlraum mit seröser Flüssigkeit gefüllt, über dem Hautniveau. > 5 mm messender Hohlraum mit seröser Flüssigkeit gefüllt, über dem Hautniveau.	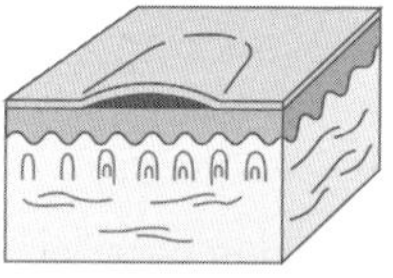
Pustel (Pustula)	Mit eitriger Flüssigkeit gefüllter Hohlraum, über dem Hautniveau.	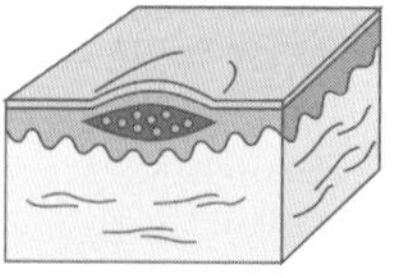
Urtika (Quaddel)	Flüchtige über dem Hautniveau erhabene Effloreszenz, bedingt durch ein dermales Ödem.	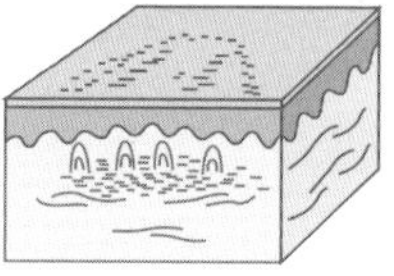

Sekundäreffloreszenzen

Definition:
Sekundäreffloreszenzen entwickeln sich im Laufe der Dermatose aus bereits bestehenden Primäreffloreszenzen (s. Tab. 1.2).

Tab. 1.2 Sekundäreffloreszenzen.

Effloreszenz	Beschreibung	Bild
Squama (Schuppe)	Größere Aggregationen von Hornzellen, die makroskopisch sichtbar sind. Je nach Größe werden fein-, mittel- und groblamellöse Schuppen unterschieden.	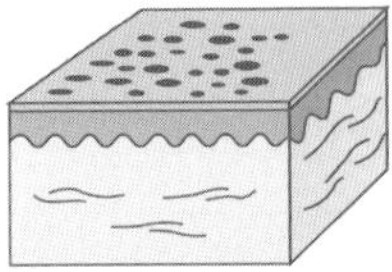
Crusta (Kruste)	Eingetrocknetes Serum oder Exsudat.	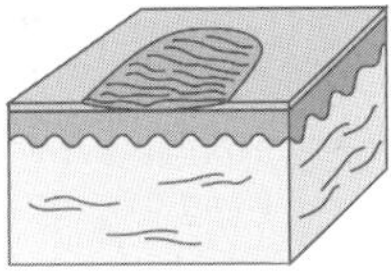
Erosion	Oberflächlicher Epitheldefekt, maximal bis an das Stratum germinativum reichend, Abheilung ohne Narbenbildung.	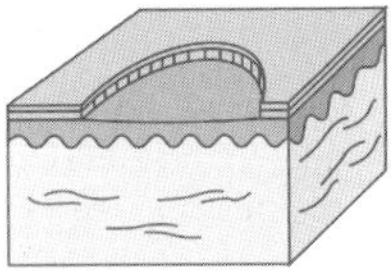
Exkoriation (Abschürfung)	Exogen verursachter, bis ins Korium reichender Defekt der Hautintegrität.	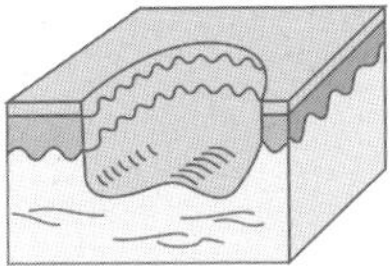
Ulkus (Geschwür)	Chronischer, mindestens bis ins Korium reichender Defekt, der durch Gewebsnekrosen entstanden ist und eine schlechte Heilungstendenz zeigt.	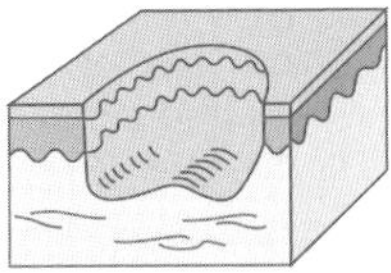

Effloreszenz	Beschreibung	Bild
Plaque	Flächig erhabene Hautveränderung, die meist aus konfluierenden Papeln entsteht.	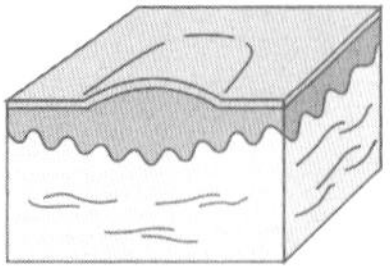
Cicatrix (Narbe)	Ersatz hochwertigen Gewebes durch minderwertiges Stützgewebe.	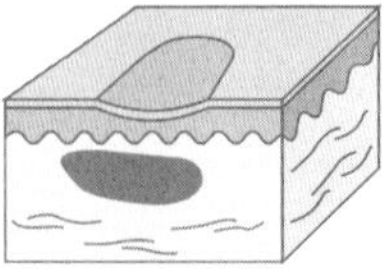

1.2.2 Detaillierter Befund

Zum detaillierten Befund gehört die Beschreibung von Form, Begrenzung, Oberfläche, Konsistenz, Struktur, Mobilität und Anordnung der vorgefundenen Effloreszenzen.

Zur detaillierten Befundbeschreibung gehören nachfolgende Kriterien:

- Form (Konfiguration, Begrenzung) und Oberfläche der Einzeleffloreszenzen:
  - zirzinär: bogenförmige Begrenzung
  - anulär, polyzyklisch: kreisförmige Begrenzung
  - diskoid, nummulär: scheiben- oder münzförmig
  - serpiginös: gewunden (schlangenförmig)
  - ovalär, fingerförmig, blütenblattartig, wirbelartig, sternförmig
  - kokarden- bzw. irisförmig.
- Begrenzung zur gesunden Haut: scharf, unscharf, regelmäßig, unregelmäßig begrenzt.
- Oberflächenprofil: glatt, hyperkeratotisch, papillomatös, vegetierend, glänzend, matt.
- Farbe der Effloreszenzen: Farbqualität, Farbintensität, Art der Farbe, Homogenität (gleichmäßig, fleckig).

- Konsistenz, Struktur, Mobilität der Effloreszenzen: weich, hart, teigig, derb, fluktuierend, gelappt, knotig, (nicht) verschieblich, an anderen Strukturen haftend.
- Anordnung multipler Effloreszenzen zueinander:
  - lineär: entlang einer gedachten Linie
  - „blaschko-lineär, d.h. entlang der Blaschko-Linien (1901 von Blaschko beschriebene Wachstumslinien der Haut, vermutlich embryonalen Ursprungs, die nicht gleichzusetzen sind mit neuralen oder vaskulären Versorgungsgebieten)
  - retikulär: netzförmig
  - gruppiert: in unregelmäßigen, dicht zusammenstehenden Haufen
  - herpetiform: traubenförmig
  - zosteriform: auf Dermatome begrenzt
  - konfluierend: ineinander übergehend
  - schachbrettartig: in rechteckigen Arealen
  - disseminiert: regellos verteilt.

Bei der Befunderhebung häufig eingesetzte Begriffe

- Erythem: Rötung der Haut.
- Exanthem: rasches, generalisiertes Auftreten gleichartiger Hautveränderungen.
- Enanthem: rasches Auftreten gleichartiger Schleimhautveränderungen.
- Lichenifikation: Vergröberung der Hautfelderung; entsteht durch reaktive Vermehrung des Kollagens im oberen Korium bei chronischen, juckenden Dermatosen.
- Teleangiektasien: kleine, sichtbare, dauerhaft dilatierte Blutgefäße.
- Fissur, Rhagade: schlitzförmiger, schmerzhafter Substanzdefekt, der mindestens bis ins Korium reicht.
- Zyste: mit Epithel ausgekleideter, flüssigkeitsgefüllter Hohlraum.
- Sinus: mit Epithel ausgekleideter Gang, aus dem sich Sekret entleeren kann.

- Sklerosierung: Verhärtung und verminderte Verschieblichkeit der Haut, meist verbunden mit einer Absenkung unter das Niveau der umgebenden gesunden Haut.
- Erythrodermie: Rötung des gesamten Integuments.
- Purpura: kleinfleckige Erythrozytenextravasate in größeren Hautarealen.
- Petechien: stecknadelkopfgroße Erythrozytenextravasate.
- Ekchymose: großflächige Einblutung.
- Atrophie: Substanzverlust der Haut.
- Poikilodermie: buntes Mischbild mit Pigmentverschiebungen, Atrophie und Teleangiektasien.

1.2.3 Nebenbefund

Der Nebenbefund erfasst die wesentlichen Merkmale des Integuments, die nicht direkt mit der Hauterkrankung zusammenhängen müssen. Er berücksichtigt auch die allgemeine Hautbeschaffenheit und den Gefäßstatus. Auch auffällige systemische Befunde, wie Fieber oder Lymphadenopathie, werden im Nebenbefund vermerkt.

Zu berücksichtigen sind:

- Allgemeiner Hautstatus und Veränderungen der Hautbeschaffenheit: z.B. Turgor, Xerosis, Seborrhoe, Ichthyose, aktinische Schädigung, Atrophie, Verdickung, abnorme Textur, Hyper- Hypo- oder Anhidrosis.
- Gefäßstatus und Perfusionsverhältnisse, z.B. Zyanose, Blässe, Kälte, Überwärmung, Varikosis, Stauungsödem, Hautnekrosen.
- Charakteristika der Abheilung bereits ausgebildeter Hautveränderungen:
  - zentrale oder periphere, narbige, atrophische Abheilung
  - zurückbleibende Pigmentveränderung, Defekte der Hautintegrität (Erosion, Ulkus) oder Schuppenbildung.
- Dynamik der Effloreszenzentwicklung:
  - Effloreszenzen alle im gleichen Entwicklungsstadium
  - verschiedene Phasen von Effloreszenzen nebeneinander.

- Beziehung der Hautveränderung zu Hautanhangsgebilden:
  - follikulär gebunden (d.h. in der direkten Umgebung des Haarkanals bzw. von sichtbaren Haarschäften kreisförmig angeordnet)
  - nur in interfollikulärer und/oder palmoplantarer Haut (Palmoplantarhaut ist frei von Haarfollikeln)
  - bevorzugt in Hautregionen mit hoher Schweiß- oder Talgdrüsendichte.
- Assoziierte körperliche Befunde (z.B. regionale Lymphadenopathie, Fieber).
- Ergebnisse der eingesetzten klinischen Hilfsmittel (s. Kap. 1.2.4) und diagnostischen Hilfsverfahren.

1.2.4 Einfache klinische Hilfsmittel und klinische Phänomene

Nach Abschluss der optisch-palpatorischen Befunderhebung kann mit einfachen Hilfsmitteln eine weitere differenzialdiagnostische Einengung erreicht werden.

Einfache nichtinvasiven Hilfsmittel

- Lupe: zur 1,5fach vergrößerten Begutachtung von Oberflächenstrukturen.
- Dermatoskop (Auflichtmikroskop): nichtinvasives diagnostisches Gerät zur Beurteilung oberflächlicher Hautschichten mit 10- bis 100facher Vergrößerung unter Ölimmersion.
- Wood Licht: Quecksilber-Hochdrucklampe mit Emission im UV- und sichtbaren Bereich mit Spezialfilter. Durch den Filter gelangen nur UV- und violettes Licht. Zahlreiche Erkrankungen zeigen bei Beleuchtung mit dem Wood-Licht eine typische Farbfluoreszenz.
- Holzspatel: zum Entfernen von Schuppen und Krusten sowie zur Überprüfung des Dermographismus und des Rachenreflexes.
- Glasspatel: zur Durchführung der Diaskopie. Dabei wird durch vorübergehenden Druck mit dem Glasspatel eine Anämisierung erzeugt die das Vorliegen oder die Art dermaler Veränderungen (granulomatöse Prozesse, Erythrozytenextravasate) erkennbar macht.

Einfache, teilweise invasive klinische Tests

- Palpation: Konsistenz, Verschieblichkeit, Adhärenz, Abgrenzung, anatomische Lage, Schmerz, Pulsation, Fluktuation, Haut warm/kalt/trocken/feucht, Fußpulse.
- Kruste entfernen: Blutung, Wundgrund, Ulkus- bzw. Tumorausdehnung.
- Sekretexprimierung: Art, Konsistenz, Farbe, Geruch, Menge.
- Abstreifen von Belägen und Schuppen: abstreifbar, festhaltend.
- Abheben von Hornhaut: Kapillarschleifen sichtbar?
- Ausziehen von Haaren: Brüchige und leicht ausziehbare Haare.
- Sondieren: Tiefe und Verlauf der Hautveränderung, Knopfsondeneinbruch (Durchstoßen einer dünnen [Pseudo-]Membran und Einbruch in eine darunter liegende Aushöhlung).

Phänomene/klinische Zeichen, die durch einfache Manipulation ausgelöst werden

- Dermographismus: Mit einem Holzspatel wird auf der erscheinungsfreien Haut mit mittelstarkem Druck ca. 10–20 cm entlanggestrichen (Normalbefund: Entstehen roter Streifen).
- Auspitz-Phänomen: Nach Entfernen der Schuppen und des „letzten Häutchens“ tritt eine punktförmige Blutung auf. Zeichen bei der Schuppenflechte.
- Pathergie-Phänomen: Intrakutane NaCl-Injektion am volaren Unterarm führt nach 24–48 Stunden zur Ausbildung einer Papel oder Pustel (Zeichen einer Hypergie beim Morbus Behçet).
- Nikolski-Phänomen: Verschieben der Epidermis bei klinisch unauffälliger Haut bei blasenbildenden Dermatosen (auf scheinbar gesunder Haut lassen sich durch Schiebedruck Blasen hervorrufen).
- Darier-Zeichen: urtikarielle Schwellung der Haut nach Reiben (bei Hauterkrankungen mit Mastzellvermehrung).
- Provokationstests: Provokation bzw. Verschwinden der Effloreszenz durch Erwärmen/Abkühlen der Haut, Druck, Anstrengung.

Cave:

Bevor klinische Tests eingesetzt werden, muss die Medikamentenanamnese eruiert werden. Beispielsweise kann die Einnahme von systemischen Glukokortikoiden oder Antihistaminika bei allergologischen Tests zu falsch negativen Ergebnissen führen.

Zusammenfassend kann mittels einfacher klinischer Hilfsmittel und dem Auslösen pathognomonischer Phänomene die mittels detaillierter Befundbeschreibung gestellte klinische Verdachtsdiagnose erhärtet oder ausschlossen werden. Die Hilfsmittel und Tests sind rasch anwendbar bzw. einfach durchzuführen und sollten je nach Verdachtsdiagnose, d. h. differenziell, eingesetzt werden.

2 Augenheilkundliche Untersuchungen und Funktionsprüfungen

U. Pleyer, E. Schwarz

2.1 Untersuchung der Augen

! Bei der Inspektion des Auges können neurologische Notfallsituationen (Stauungspapille), Stoffwechselerkrankungen (Diabetes mellitus) und kardiovaskuläre Erkrankungen (arterielle Hypertonie) unmittelbar erkennbar werden. Bereits makroskopisch und mit einfachen Hilfsmitteln lassen sich wesentliche Veränderungen des Auges wie die Lage des Bulbus in der Orbita, die Lidstellung sowie Erkrankungen der Sklera und Hornhaut erfassen.

Als Sehvermögen wird das Zusammenwirken der einzelnen Funktionen bezeichnet. Vier wesentliche Funktionsprüfungen sind es, die bei der augenheilkundlichen Untersuchung ins Blickfeld rücken:

1. Die *Sehschärfe* bezeichnet das maximale optische Auflösungsvermögen der zapfenhaltigen Makula bei stärkstem Kontrast und optimal korrigierter Refraktion (Brechkraft des Auges).
2. Das *Gesichtsfeld* stellt die Summe aller Punkte dar, die sich bei unbewegtem Auge auf der Netzhaut abbilden. Seine Größe ist abhängig vom äußeren Rand der Orbita bzw. von der sie bedeckenden Haut und ihren Anhangsgebilden, von der Lage des Bulbus in der Orbita, ferner vom Adaptationszustand der Augen sowie von der Helligkeit, Größe und Farbe des dargebotenen Untersuchungsobjektes.
3. Bei Verdacht auf eine Stellungsanomalie (Schielen bzw. Strabismus) der Augen wird mit dem Abdecktest (Cover-Test) eine Untersuchung auf Einstellbewegungen durchgeführt.
4. Die *Pupille* ist die optische Blende unseres Auges, deren Weite – je nach Lichteinfall – unwillkürlich durch 2 autonom innervierte glatte Muskeln reguliert wird. Der M. sphincter pupillae wird parasympathisch, der M. dilatator pupillae sympathisch versorgt. Alter, Allgemeinzustand (lokale und allgemeine Pharmaka, Drogen!) und Augenkrankheiten beeinflussen neben der Umgebungshelligkeit die Pupillenweite.

2.1.1 Anamnese

Oft äußert der Patient nur sehr unspezifische Beschwerden wie „Sehverschlechterung“, „Druck vor dem Auge“ oder „Schmerzen“, daher ist gezieltes Nachfragen hilfreich, um die Differenzialdiagnosen einzugrenzen:

- Bei Sehstörungen:
  - Plötzlich oder allmählich auftretend?
  - Ein- oder beidseitig?
  - Seit wann?
- Bei Schmerzen:
  - Lokalisiert oder ausstrahlend?
  - Stechend oder dumpf?
  - Bei Augenbewegungen?

- Bei gerötetem Auge:
  - Ein- oder beidseitig?
  - Mit Juckreiz verbunden?
  - Begleitende Allgemeinsymptome (Gelenkbeschwerden, neurologische Symptome)?
- Bei Doppelbildern:
  - Ein- oder beidseitig?
  - Abhängig von der Blickrichtung?

Eigenanamnese

Da eine Reihe von Allgemeinerkrankungen mit Augenveränderungen einhergehen kann, müssen Bluthochdruck, Diabetes mellitus, rheumatische Erkrankungen, Hauterkrankungen sowie allgemeine Infektionserkrankungen abgeklärt werden.

Veränderungen infolge von Medikamenten sind häufig, z. B. bei:

- Kortison (Katarakt, Glaukom).
- Chloroquin (Makulopathie, Farbsinnstörung).
- Amiodaron (Retinopathie, Hornhauteinlagerungen).

2.1.2 Untersuchung der äußeren und vorderen Augenabschnitte

Lider

- Schon beim Blickkontakt mit dem Patienten während der Anamnese können Lidstellung, Entzündung der Lidkanten und Lage des Auges in der Orbita beurteilt werden.
- Veränderungen mit unterschiedlicher Lidspaltenweite (Ptosis = Herunterhängen des Oberlides), Lidkantenfehlstellungen nach außen (Ektropium) oder innen (Entropium) können makroskopisch erkannt werden.
- Exophthalmus (Hervortreten des Bulbus) oder Enophthalmus (eingesunkener Bulbus) können am sitzenden Patienten von dorsal oben beurteilt werden.
- Lider- und Lidkanten sind auf Pigmentierungen, Hauteinziehungen und Neovaskularisationen (Basaliomverdacht) sowie chronische Lidkantenentzündungen (Blepharitis) zu beurteilen.

Die Maße einer normalen Lidspalte zeigt Abbildung 2.1.

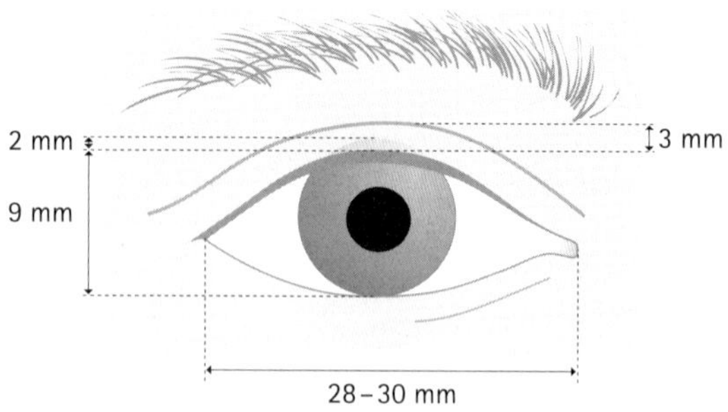

Abb. 2.1 Maße der normalen Lidspalte.

Tränenwege

- Inspektion der Tränendrüsen beidseits, indem der Patient stark nach nasal unten blickt und der Untersucher das Oberlid anhebt. Bei einem Oberlid in Paragraphenform besteht Verdacht auf eine Tränendrüsenentzündung.
- Ein „Tränensee" im nasalen Lidwinkel kann auf eine Tränenwegsstenose mit „Tränenträufeln" (Epiphora) hinweisen.
- Führt Druck auf den Tränensack zur Entleerung von Sekret oder Eiter, liegt eine Dakryozystitis vor.

Cave:

Sondierung und Spülung der Tränenwege sind wegen Verletzungs- und Infektionsgefahr dem Facharzt vorbehalten.

Prüfung der Tränenproduktion (Schirmer-Test):

- Im äußeren Drittel der unteren Lidkante wird ein Teststreifen eingesetzt.
- Nach 5 min wird die Befeuchtung des Streifens in Millimetern gemessen (Seitenvergleich).
- Beim Schirmer-Test 1 gelten für 5 min eine Befeuchtungsstrecke von 10–20 mm als normal, Befeuchtungsstrecken unter 10 mm sind sicher pathologisch.

Kontrollieren des Tränenabflusses:

- Mit Fluorescein markierte Augentropfen werden in den Bindehautsack geträufelt.
- Nach 2 min wird die Nase geschnäuzt und das Taschentuch auf den Durchtritt des Farbstoffs in die Nasenhöhle untersucht.

Bindehaut

Die Bindehaut kann makroskopisch auf Reizung oder Rötung mit vermehrter Gefäßfüllung („Injektion") untersucht werden:

- Verschiebliche injizierte Bindehautgefäße finden sich bei jeder Form der Bindehautentzündung.
- Eine tiefe (ziliare) Injektion mit kranzförmiger, perikornealer Anordnung findet sich bei Entzündung der Hornhaut oder intraokularer Entzündung.

Die tarsale Bindehaut (Innenseite der Lider) kann durch Umschlagen bzw. Ektropionieren dargestellt werden. Unter Umständen finden sich:

- Fremdkörper.
- Allergisch oder infektiös bedingte Entzündungen.

Ektropionieren:

- Unterlid (s. Abb. 2.2):
  - Der Patient schaut nach oben.
  - Der Untersucher zieht das Unterlid dicht an der Lidkante medial nach unten.

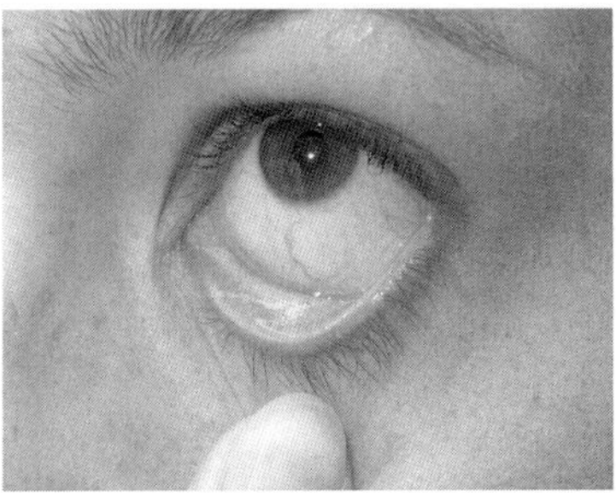

Abb. 2.2 Ektropionieren des Unterlides.

- Oberlid (s. Abb. 2.3):
  - Der Patient blickt maximal nach unten.
  - Der Untersucher fasst das Oberlid mit Daumen und Zeigefinger der linken Hand an der Lidkante.
  - Mit der rechten Hand setzt er einen Spatel oberhalb des Tarsus ein.
  - Anschließend klappt er das Lid über den Spatel hinweg um.

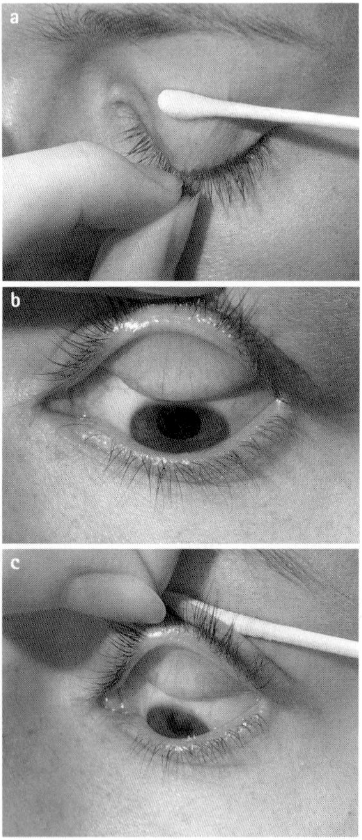

Abb. 2.3 Ektropionieren des Oberlides. Der Patient blickt nach unten. Der Untersucher fasst mit der linken Hand die Wimpern des Patienten und zieht das Oberlid nach unten.
Mit einem Hilfsmittel (Tupfer, Glasstab) wird mit der rechten Hand der Tarsus am Oberrand umgeklappt.
Mit der linken Hand kann das umgeklappte Oberlid an der Wimpernreihe gehalten werden.

Hornhaut

Bei der Routineuntersuchung der Hornhaut werden Durchmesser, Wölbung, Transparenz, Farbe und Sensibilität beurteilt:

- Hornhautdurchmesser wird mit durchsichtigem Millimetermaß gemessen. Bei Neugeborenen ca. 9,5 mm (> 11 mm Verdacht auf kindliches Glaukom!).
- Wölbung und Transparenz werden durch Hornhautreflex mit Untersuchungslämpchen oder Spiegelbild (z.B. Fensterkreuz) beurteilt. Schalten Sie dazu das Ophthalmoskop auf „C.-Cornea".
- Hornhauttrübungen lassen sich bei seitlicher Beleuchtung aus 8–10 cm Abstand bei 3 h als grauer oder grau-weißer Schleier feststellen.
- Hornhautsensibilität (N. trigeminus) (s. Abb. 2.4). Seitenvergleich: Sensibilität vermindert bei rotem Auge – V. a. Herpeskeratitis, bei reizfreiem Auge – Ausschluss: Akustikusneurinom.

Epitheldefekte:

- Können mit Fluorescein durch Färbung der epithelfreien Stellen dargestellt werden.

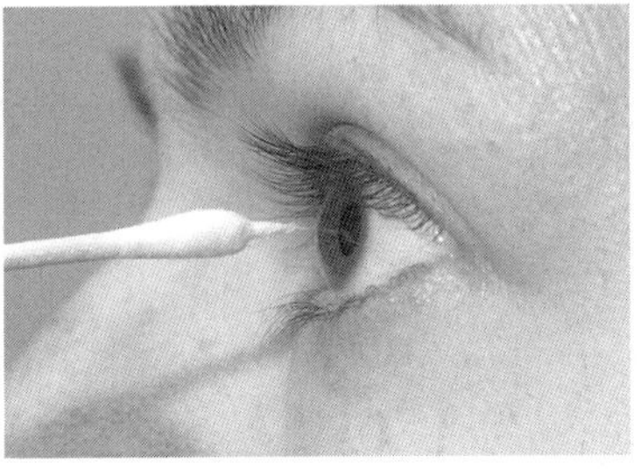

Abb. 2.4 Prüfen der Hornhautsensibilität mit einem spitz ausgezogenen Wattefaden. Der Patient fixiert ein Objekt in der Ferne (z.B. Lesezeichen). Der Untersucher nähert sich mit dem Wattefaden der Hornhaut und berührt sie.

Pupille

- Größe (Seitenvergleich) und Entrundung (hintere Synechie); Seitenunterschied > 1 mm: Anisokorie (z. B. bei Okulomotoriusparese).
- Makroskopische Inspektion und Durchleuchtung (Trübung, Katarakt).

Lederhaut

- Farbveränderungen (Rötung, Pigmenteinlagerung).
- Ggf. Untersuchung auf Schmerzhaftigkeit bei Bewegung des Bulbus in unterschiedliche Blickrichtungen.

Vordere Augenkammer, Iris, Linse

Mit einem Untersuchungslämpchen wird die bulbäre Bindehaut untersucht auf:

- Rötungen.
- Fremdkörperpartikel.
- Sekret.
- Blutungen.

Eventuell kann eine Lupe verwandt werden.

Zur Darstellung der tarsalen (lidinnenseitigen) Bindehaut muss das Lid ektropioniert werden.

Die Tiefe der Vorderkammer wird in fokaler seitlicher Beleuchtung mit einem Untersuchungslämpchen geprüft.

Cave:

> Eine flache Vorderkammer ist eine Kontraindikation für medikamentöse Pupillenerweiterung oder Parasympatikolytika (Atropin).

Schätzung des Augeninnendrucks durch Palpation der Bulbi

Ein intraokularer Druckanstieg (z. B. beim akuten Glaukomanfall) kann durch Palpieren des Patientenauges durch die Oberlider mit beiden Zeigefingern des Untersuchers festgestellt werden. Dazu wird der Patient aufgefordert, nach unten zu blicken. Spannung und Fluktuation in den Bulbi können mit den eigenen Augen verglichen werden.

Redressierbarkeit (Rückdrängbarkeit) der Bulbi
Die Palpation im Seitenvergleich kann auch bei retroorbitalen Veränderungen (z.B. Exophthalmus bei endokriner Orbitopathie, Tumore) herangezogen werden. Dazu wird die Rückdrängbarkeit der Bulbi in die Orbita unter leichtem Druck mit beiden Daumen geprüft.

2.1.3 Untersuchung der hinteren Augenabschnitte

Ophthalmoskopie
Zur Beurteilung des Sehnerven (Stauungspapille) bei Hirnödem und der Retinagefäße (Hypertoniezeichen, Diabetes mellitus) sind Grundkenntnisse der Ophthalmoskopie notwendig. Zunächst muss sich der Untersucher mit dem Gerät vertraut machen. Für die Untersuchung des Sehnerven wird das Objektiv „F“ (Fundus) gewählt. Sie sehen den Fundus ca. 16fach vergrößert.

Das Fundusbild ist scharf, wenn Untersucher und Patient emmetrop (normalsichtig) sind oder beide Refraktionsfehler sich zufällig ausgleichen. Ansonsten müssen die Refraktion von Patient und Untersucher addiert und an der Rekoss-Scheibe eingestellt werden (einfache Addition der Brillenstärke [sphärische Werte]).

Untersuchung der direkten Fundusspiegelung mit dem Handophthalmoskop
Der Nicht-Augenarzt verwendet für die Untersuchung des Augenhintergrundes ein Handophthalmoskop, in der Regel bei unbeeinflusster (nicht weit getropfter) Pupille.

Das Ophthalmoskop (Objektiv „F“) wird möglichst nahe an das Auge des Patienten gehalten. Der Lichtkegel muss auf die Pupille gerichtet werden. Das rechte Auge des Patienten wird mit dem rechten Auge untersucht, das linke Auge mit dem linken. Der Patient wird gebeten, bei der Untersuchung des rechten Auges mit dem linken Auge auf das rechte Ohr des Untersuchers zu blicken. Bei der Untersuchung des linken Auges sollte er auf das rechte Ohr des Untersuchers schauen. Damit kann der Papillenbereich gespiegelt werden. Die Makula lässt sich darstellen, indem der Patient direkt in das Ophthalmoskop blickt. Zur Prüfung der Fixation kann ein Fixierstern in das Ophthalmoskop eingeblendet werden.

Beurteilungskriterien für den Untersucher sind:
- Papillenrandschärfe.
- Papillenfarbe.
- Aushöhlung des Sehnerven (Glaukom).
- Gefäßstatus (Kreuzungszeichen, Kaliberschwankungen, Blutungen).
- Verdacht auf allgemeine Grunderkrankungen (Stauungspapillen, zerebrale Raumforderung, erhöhter Liquordruck, Hypertonie, Arteriosklerose, Diabetes mellitus).

2.2 Funktionsprüfungen der Augen

2.2.1 Sehschärfe (Visus)

Sehschärfenprüfung als subjektive Methode mit Sehzeichen (s. Abb. 2.5) in der Ferne (≈ 5–6 m, zur Ausschaltung von Akkommodation) und in der Nähe (≈ 30–40 cm).

Als Sehproben werden Landolt-Ringe, Snellen-Haken, Zahlen (s. Abb. 2.5) oder Buchstaben und für Kinder z. B. der LH-Test oder das Preferential-Looking (Teller-Acuity-Cards oder Lea-Observationstest) verwendet.

Der Nahvisus kann ebenso wie der Fernvisus mit Einzeloptotypen geprüft werden. Bevorzugt werden aber standardisierte Lesetafeln mit Text zur Feststellung des Minimum legibile.

Die Prüfung erfolgt erst einäugig, das zweite Auge lässt man mit der hohlen Handfläche oder beim Brillenträger mit einer undurchsichtigen Scheibe bzw. einem Verband abdecken. Der Patient sitzt mit dem Rücken zum Licht. Die Sehproben müssen gut beleuchtet sein oder man benutzt einen Sehzeichenprojektor. Geprüft werden:
- Sehleistung (= Sehwert ohne Glas = Visus naturalis = Rohvisus = Visus sine correctione).
- Sehschärfe (= Sehwert mit Brille bzw. Vollkorrektur = Visus cum correctione) für jedes Auge einzeln.

- Gesamtsehschärfe für beide Augen zusammen, jeweils in Ferne und Nähe.
- Sehvermögen.

> **!** Sehschärfe bedeutet Auflösungsvermögen (Minimum separabile), d.h. die Fähigkeit des Auges, zwei eng beieinander liegende Punkte getrennt zu erkennen.
>
> $V^{(isus)}$ = 1,0 = 100 %, wenn ein Normsehzeichen (Landolt-Ring) mit einer Lücke und einer Balkenbreite von 1 Bogenminute (= 1' = 1/60 Winkelgrad) erkannt wird.
>
> Visus ≠ Sehvermögen!
> Als Sehvermögen wird das Zusammenwirken der einzelnen Funktionen bezeichnet.

Die Angabe der Sehschärfe erfolgt in Bruchform: z.B. 5/10 (als Dezimalbruch = 0,5, als Prozentsatz = 50 %). Im Zähler steht die gewählte Prüfentfernung, im Nenner die Sollentfernung, in der die Sehprobe hätte gelesen werden müssen. Diese Angabe steht im Kleindruck neben oder über der entsprechenden Sehprobenreihe.

Wenn auch bei starker Annäherung an die Augen keine Sehzeichen mehr erkannt werden, stellt man fest, ob der Patient die vorgehaltenen Finger sehen und zählen kann oder Handbewegungen bzw. nur noch Lichtschein wahrnimmt.

2.2.2 Gesichtsfeld

Die Gesichtsfelduntersuchung (s.a. Teil 2, Kap. 4 [Neurologische Untersuchung]) ist eine subjektive Methode und überprüft den funktionellen Zustand der Netzhäute, des Sehnerven, der Sehbahnen und Sehzentren.

Das Gesichtsfeld reicht normalerweise beim Geradeausblick nach temporal bis über 90°, nach oben und nasal bis 60°, nach unten bis 70°.

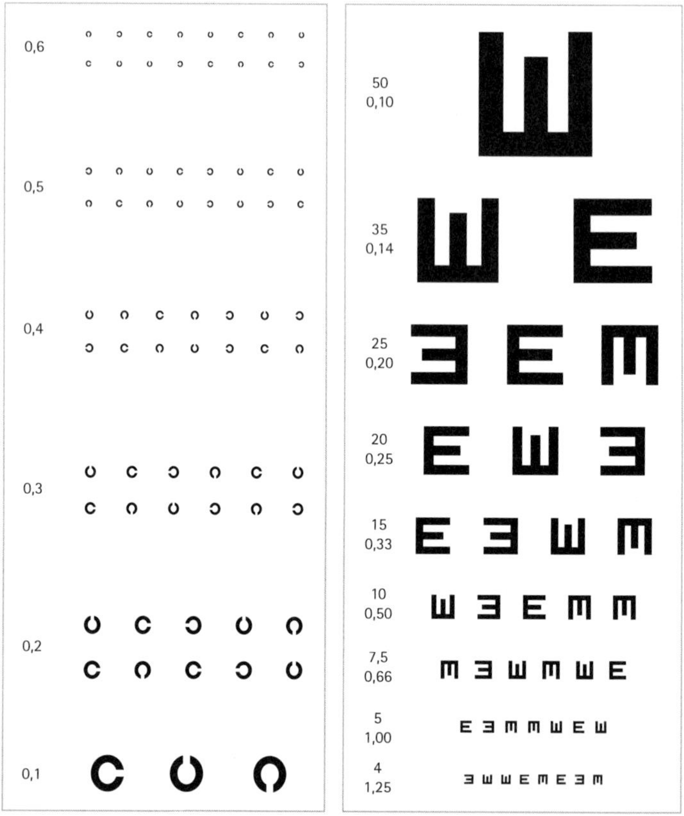

Abb. 2.5 Fernproben mit Landolt-Ringen (a), Snellen-Haken (b) und Zahlen (c). Die übliche Prüfentfernung beträgt 5 m; die unteren Zahlen geben die entsprechende Sehschärfe an.

50 0,10	6 8 5
40 0,15	2 4 9 7
30 0,20	4 2 0 8 3
24 0,25	6 9 7 5 0 2
18 0,33	5 7 3 8 4 2 6
12 0,50	7 3 6 8 5 3 0 9
8 0,75	8 9 6 3 5 7 4 2
6 1,00	5 6 8 3 0 4 9 2 5
4,5 1,33	2 7 9 6 8 3 0 5 1
3 2,00	7 4 1 2 5 6 3 9 0

Abb. 2.5c

Parallelversuch

Der Parallelversuch (syn. Konfrontationstest, Vergleichsperimetrie, Fingerperimetrie) dient der schnellen Orientierung über das Gesichtsfeld, dessen periphere Grenzen bzw. den Ausschluss größerer Gesichtsfelddefekte.

Die Anwendung erfolgt, wenn kein Perimeter vorhanden oder nicht einsetzbar ist, z.B. bei bettlägerigen, debilen Patienten oder bei Kindern:

- Arzt und Patient sitzen einander im Abstand von 0,5–1 m auf gleicher Augenhöhe (!) gegenüber. Ohne Brillen, sonst vorgetäuschter Ausfall! Auch der Augenarzt darf keine Brille aufhaben, da für Arzt und Patient gleiche Bedingungen herrschen müssen, es wird dabei das Gesichtsfeld und nicht der Visus geprüft. Eine Gesichtsfeldprüfung erfordert nur Fixationsfähigkeit.
- Beide verschließen das jeweils gegenüberliegende Auge. Der Patient muss immer die Pupille/das Auge des Arztes fixieren.
- Auf einer gedachten Ebene, die senkrecht zwischen Arzt und Patient liegt, bewegt der Untersucher seinen gestreckten Arm mit Zeigefinger oder weißem Testobjekt langsam von außen, aus dem nicht sichtbaren Bereich, nach innen, bis der Patient ihn bemerkt.
- Bei normalen Gesichtsfeldern beider sehen Arzt und Patient das Objekt zur selben Zeit. So werden nacheinander die Außengrenzen beider Augen temporal, oben, unten und nasal ermittelt.

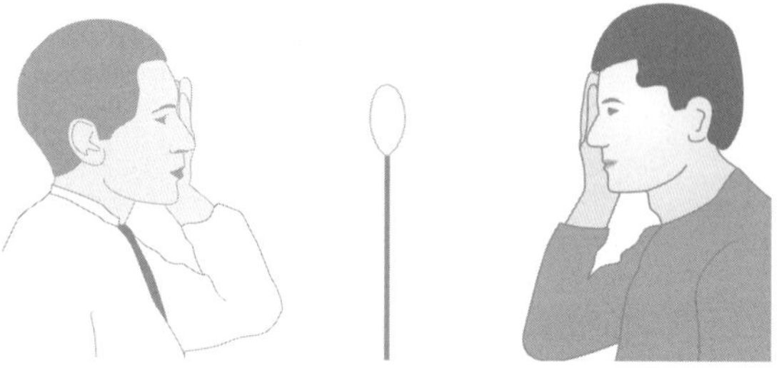

Abb. 2.6 Parallelversuch zur einfachen Prüfung des Gesichtsfeldes (Erläuterung im Text).

Zu unterscheiden sind dabei z. B.:

- Exzentrische oder konzentrische periphere Einengungen oder Ringskotome.
- Sektorenförmige Gesichtsfeldausfälle wie Quadranten- oder Halbseitenskotome (Hemianopsien) (s. Abb. 2.7).

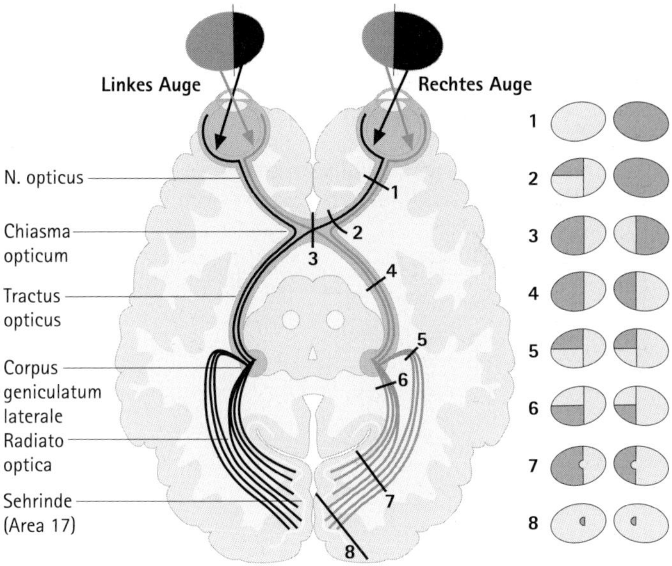

Abb. 2.7 Gesichtsfeldausfälle.

1. Schaden im N. opticus
2. Schaden im vorderen Chiasma
3. Schaden in der Sehnervenkreuzung – bitemporale, heteronyme Hemianopsie
4. Schaden im Tractus opticus – homonyme (gleichseitige) Hemianopsie
5. Schaden im Tractus opticus im Bereich des Temporallappens – obere homonyme Quadrantenanopsie
6. Schaden im Tractus opticus im Bereich des Parietallappens – untere homonyme Quadrantenanopsie
7. Schädigung in der Sehstrahlung homonym-hemianopisch mit Aussparung der Makula
8. Schädigung in der Sehstrahlung homonym-hemianopisch, nur Makula betroffen.

2.2.3 Augenstellung und -beweglichkeit

Abdecktest (Cover-Test)

Der Abdecktest (Cover-Test) eignet sich besonders zur Diagnose eines latenten Schielens, zur Feststellung kleiner manifester Schielwinkel und zur Prüfung des beidäugigen Sehens.

Durch Abdecken des fixierenden Auges wird vom abgewichenen Auge eine Einstellbewegung zur Aufnahme der Fixation gefordert und geprüft, ob diese durchgeführt werden kann.

Voraussetzung:

- Kenntnis der Sehschärfe und des benutzten Fixationsortes der Netzhaut.

Vorgehen (s. Abb. 2.8):

- Der Patient fixiert ein kleines oder/und leuchtendes Objekt in der Ferne, dann in der Nähe:
  - Augenstellung beschreiben.
- Abdecken des fixierenden Auges mit der Hand/einer Klappe:
  - Offenes Auge beobachten, ob Einstellbewegung zur Fixationsaufnahme erfolgt
  - Einstellbewegung = Fehl-/Falschstellung = Schielen.
- Aufdecken des abgedeckten Auges:
  - Beide Augen beobachten, ob Einstellbewegung und Fixationswechsel erfolgen.

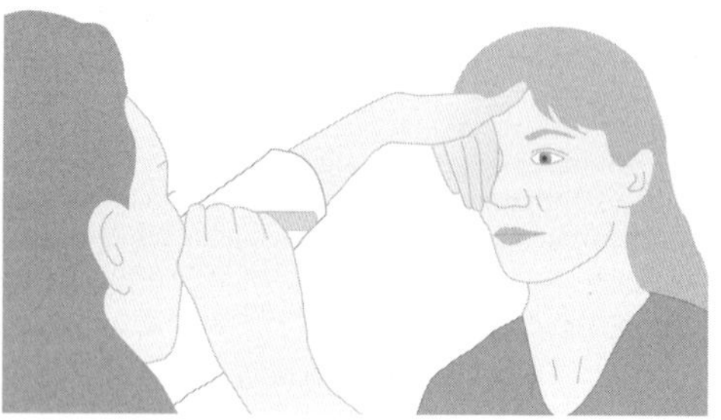

Abb. 2.8 Abdecktest (1).

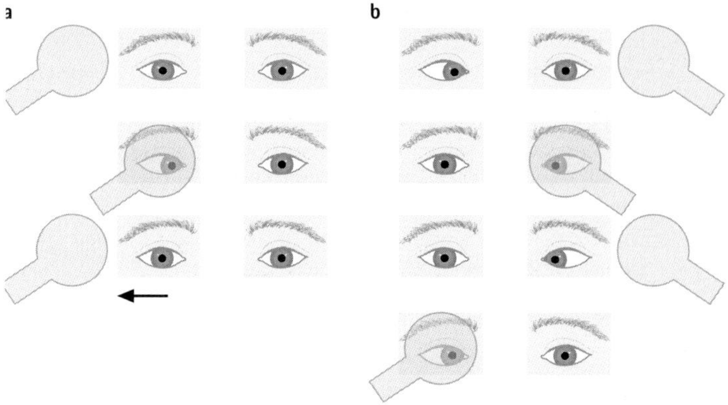

Abb. 2.9 Abdecktest (2). **a)** mit latenten Einstellbewegungen; **b)** mit manifesten

Auswertung:
Aus dem Abdecktest lassen sich Schlüsse auf die Art des Schielens (einseitig oder wechselseitig), die Richtung seiner Abweichung (nach innen, außen, oben, unten) und die Qualität des Binokularsehens ziehen.

Motilitätsprüfung

Die Prüfung der Motilität soll erfassen, ob die Beweglichkeit der Augen in allen Richtungen ausgiebig, mühelos und völlig gleichsinnig ist oder ob Einschränkungen mit oder ohne Doppelbilder auftreten.

Vorgehen:
Die Prüfung der Folgebewegungen (s. Abb. 2.10) erfolgt:
- Zuerst beidäugig mit einem Fixationsobjekt in allen Hauptaktionsrichtungen der Augenmuskeln bei fixierter Kopfhaltung.
- Dann bei starker Annäherung desselben zur Erfassung der Konvergenz.

- Bleibt ein Auge in einer oder mehreren Richtungen zurück, wird die Motilität der Augen getrennt geprüft. Dadurch lässt sich z.B. zwischen Augenmuskellähmung und Störung des Zusammenspiels beim Begleitschielen differenzieren.

Auswertung:

- Bleibt ein Auge in einer oder mehreren der neun Blickrichtungen zurück, kann das folgende Ursachen haben:
  - Unterfunktion des agonistischen Muskels
  - Überfunktion des antagonistischen Muskels
  - mechanisches Bewegungshindernis.

Cave:

Der Abstand auftretender Doppelbilder ist bei Blickwendung in die Hauptaktionsrichtung des gelähmten Muskels am größten, das Trugbild ist dorthin verlagert.

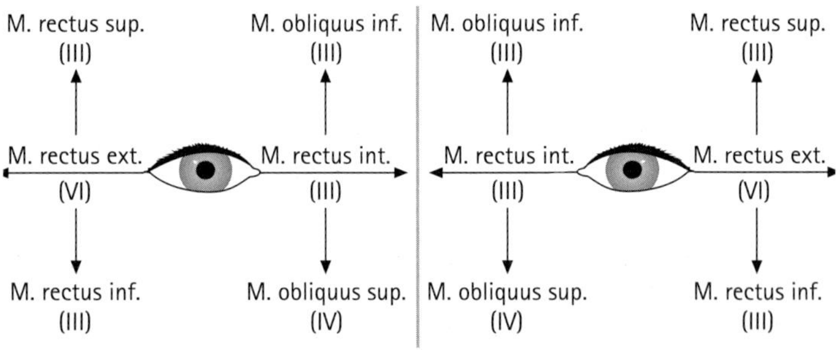

Abb. 2.10 Prüfung der Augenbeweglichkeit in den neun Hauptblickrichtungen und Prüfung der Konvergenz (in Klammern: innervierender Hirnnerv).

2.2.4 Pupillomotorik (s. Tab. 2.1)

Physiologische Reaktionen:

- Direkte Lichtreaktion (Verengung der Pupille des beleuchteten Auges)
  indirekte, konsensuelle Lichtreaktion (Mitverengung des nicht belichteten Auges).
- Naheinstellungsreaktion (beidseitige Pupillenverengung mit Konvergenz und Akkommodation).
- Erweiterungsreaktion (durch Verdunkelung bzw. durch sensible, sensorische oder psychische Reize).

Pupillenweite:

- Normal 2–5 mm.
- Miosis 1–3 mm.
- Mydriasis 5–8 mm.
  unterschiedlich (Anisokorie) ≤ 1 mm physiologisch.

Inspektion bei diffusem Tageslicht (Blendung vermeiden!):

- Pupillen nach Form (rund?), Lage (zentrisch?) und Weite (gleich weit?) beurteilen.
- Abdecken/Abdunkeln beider Augen und Wiederfreigabe – prompte und ausgiebige Verengungsreaktion beidseits?

Direkte Lichtreaktion (s. Abb. 2.11):

- Nach Abdecken beider Augen ein Auge freigeben und Pupillenverengung beobachten.
- Wiederholung am anderen Auge.

Indirekte (konsensuelle) Lichtreaktion (s. Abb. 2.11):

- Belichtung nur eines Auges und Beobachtung des anderen, weiter abgedunkelten Auges auf Pupillenverengung.
- Wiederholung am anderen Auge.

Naheinstellungsreaktion (s. Abb. 2.12):

- Patient blickt nacheinander in die Ferne und dann auf einen bis 10 cm nahen Gegenstand: Nahmiosis tritt ein.
- Seitenvergleich!

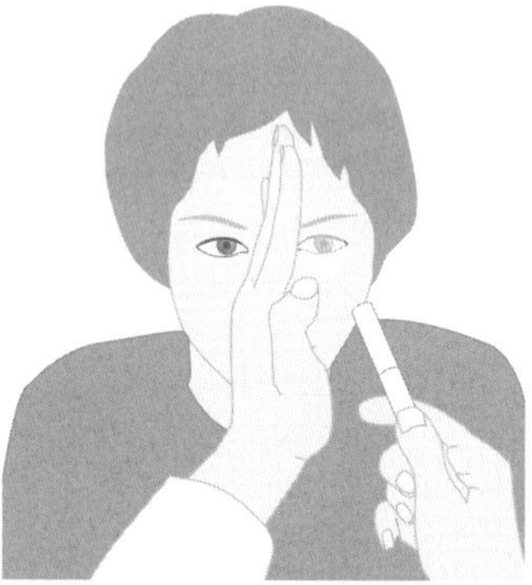

Abb. 2.11 Prüfung der direkten und der indirekten (konsensuellen) Lichtreaktion

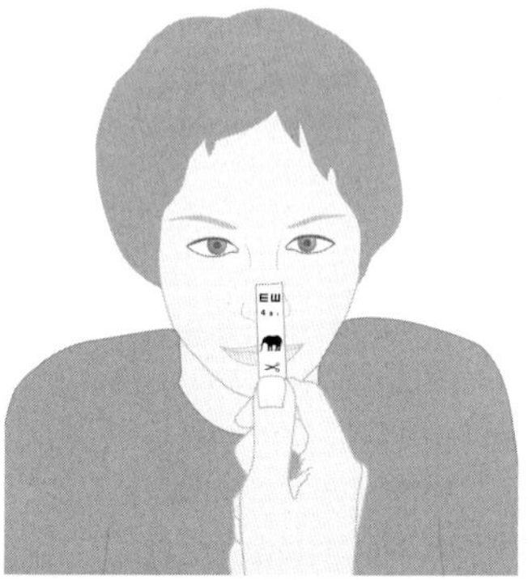

Abb. 2.12 Prüfung der Naheinstellungsreaktion

Die Naheinstellungsreaktion ist unabhängig von Akkommodation und Konvergenz!

Cave:

Unterscheidung von afferenten (Leitsymptom: Isokorie) und efferenten (Leitsymptom: Anisokorie) Pupillenstörungen!

Weiterführende Prüfung auf relativen afferenten Pupillardefekt (RAPD):

- Swinging-flashlight-Test (Wechselbelichtungstest) (s. Abb. 2.13).

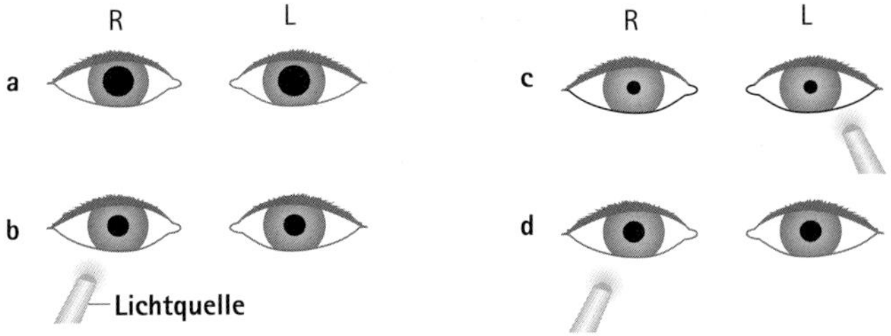

Abb. 2.13 Swinging-flashlight-Test (Wechselbelichtungstest). Zur Prüfung der afferenten Pupillenbahn wird abwechselnd ein Auge von unten mit einer homogenen Lichtquelle (z. B. Augenspiegel) beleuchtet und verglichen, ob hierbei die neu beleuchtete Pupille eng bleibt (normal) oder sich erweitert (pathologisch).

Tab. 2.1 Störungen der Pupillenmotilität

Erkrankung	Pupillenweite der betroffenen Seite	Lichtreaktion		Konvergenz-miosis
		direkt	konsensuell	
Pupillotonie	übermittelweit, entrundet	– (oder tonisch)	– (oder tonisch)	tonisch
amaurotische Pupillenstarre	normal, seitengleich	– anderes Auge +	+ anderes Auge –	+ (beidseits)
absolute Pupillenstarre	weit	–	–	–
reflektorische Pupillenstarre	eng (oder unter-mittelweit)	–	–	+ + +

– aufgehoben; + intakt; + + + überschießend

3 Hals-Nasen-Ohrenärztliche Untersuchung

Alexander Loch

Der überwiegende Teil der durch Inspektion zu erhebenden Befunde der hals-nasen-ohrenärztlichen Untersuchung liegt in dunklen und zum Teil verwinkelten Hohlräumen verborgen. Die Beleuchtung (Lichtquelle, Hohlspiegel) zusammen mit Spiegeltechniken, anatomischen Kenntnissen und einer symptomorientierten Anamnese sind Voraussetzung für eine korrekte Befunderhebung und Diagnosestellung.

Die Dokumentation der erhobenen Befunde erfolgt meist in einer durch römische Ziffern festgelegten Reihenfolge:

I Ohr.
II Nase, Nasenmuscheln und Nasennebenhöhlen.
IIa Nasenrachen.
III Mundhöhle und Rachen.
IV Kehlkopf.
V äußerer Kopf und Hals.

3.1 Ohr

Bei Erkrankungen des Ohres müssen stets alle Leitsymptome abgefragt werden, aus der Kombination von vorhandenen und nicht vorhandenen Symptomen ergibt sich oft schon eine Verdachtsdiagnose. Eine Mittelohrentzündung (Otitis media) tritt oft im Anschluss oder zusammen mit grippalen Infekten auf, Gehörgangsentzündungen sind oft Folge des Gebrauchs von Ohrenstäbchen und/oder des Kontaktes mit verunreinigtem Wasser (Badeotitis). Zu akuter Hörminderung und Tinnitus kommt es nach Lärmtraumen und in Zusammenhang mit psychischer Belastung. Vestibulärer Schwindel muss vor allem gegenüber zentralem Schwindel, kreislauf- und HWS-bedingtem Schwindel abgegrenzt werden.

3.1.1 Anatomie

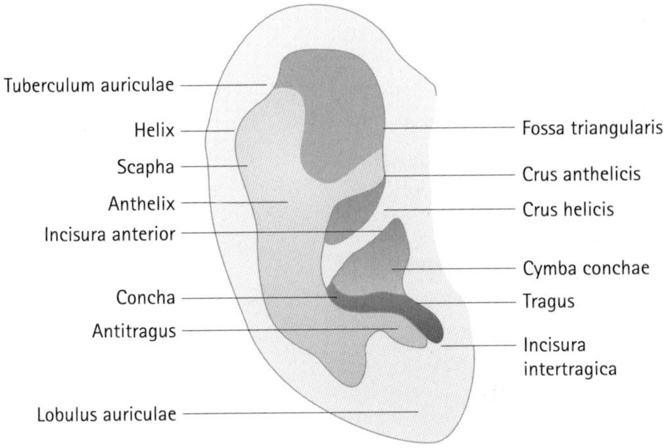

Abb. 3.1 Oberflächenanatomie des äußeren Ohres.

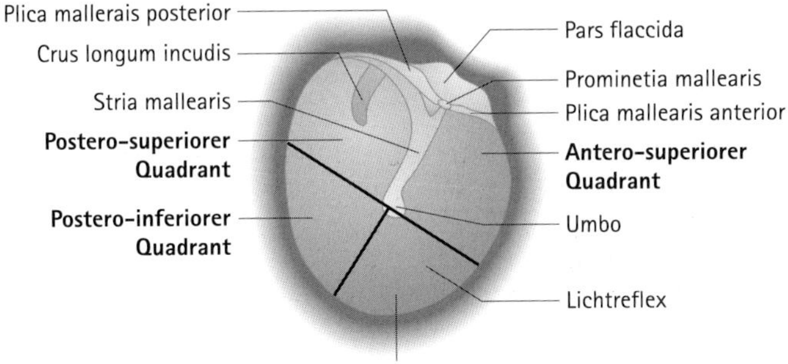

Abb. 3.2 Quadranteneinteilung des Trommelfells. Einteilung entlang des Hammergriffs und einer Senkrechten dazu durch den Umbo
postero-superior quadrant = hinterer oberer Quadrant
postero-inferior quadrant = hinterer unterer Quadrant
antero-infrerior quadrant = vorderer unterer Quadrant
antero-superior quadrant = vorderer oberer

3.1.2 Anamnese

Leitsymptome:
- Ohrgeräusche (Tinnitus).
- Ohrenlaufen (Otorrhoe).
- Schwindel (Vertigo).
- Schmerzen (Otalgie).
- Hörminderung (Hypakusis).

Erfragen Sie vor allem:
- Grippale Infekte.
- Gebrauch von Ohrstäbchen.
- Kontakt mit verunreinigtem Wasser beim Baden.
- Lärmtraumen.
- Psychische Belastung.

3.1.3 Untersuchungsinstrumente

Ohrtrichter, Otoskop und Stimmgabel (s. Abb. 3.3).

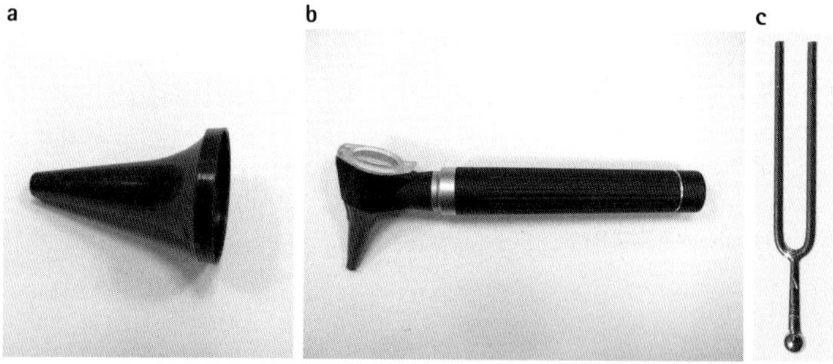

Abb. 3.3 Instrumente zur Untersuchung des Ohres. **a)** Ohrtrichter; **b)** Otoskop; **c)** Stimmgabel

3.1.4 Untersuchungstechniken

Äußeres Ohr

Inspektion und Palpation der Ohrmuschel sowie der präaurikulären (Abgrenzung zum Kiefergelenk und der Gl. parotis) und retroaurikulären Region (Mastoid) nach:

- Form.
- Relief.
- Winkel zum Mastoid.
- Rötungen.
- Schwellungen (solide, fluktuierend).
- Druckschmerzhaftigkeit.

Befunde:

- Tragusdruckschmerz → Hinweis auf Otitis externa.
- Abstehende Ohrmuschel, Rötung, Mastoiddruckschmerz und Trommelfellrötung → akute Mastoiditis.
- Rötung der gesamten Ohrmuschel → Erysipel.
- Rötung der Ohrmuschel mit Aussparung des Ohrläppchens → Perichondritis.

Gehörgang und Trommelfell

Einsetzen des Ohrtrichters:

- Nach leichtem Zug an der Ohrmuschel nach lateral oben wird der größtmögliche Ohrtrichter eingeführt, bis keine Gehörgangshärchen mehr sichtbar sind.

Untersuchung:

- Gehörgang
  - Hautfärbung
  - Schwellung
  - Cerumen (ggf. muss der Gehörgang gereinigt werden)
  - Sekretion
  - Ausschluss eines Fremdkörpers.

- Trommelfell
  - Farbe
  - Unversehrtheit bzw. Perforationen
  - Ausstülpungen
  - Einziehungen
  - Sekretion.

Befunde:

- Rötung und Vorwölbung des Trommelfells → akute Otitis media.
- Blutiges Ohrsekret (Otorrhoe), Hämatotympanom und Stufe im Gehörgang → V.a. Felsenbeinfraktur.
- Bläschen im Gehörgang, Rötungen des Trommelfells sowie Fazialisparese → V.a. Zoster oticus.
- Zentrale Perforation → Trauma (Anamnese) oder chronische Entzündung.
- Randständige Perforation und fötides Ohrssekret (Otorrhoe) → Cholesteatom.

Gehör

Versuch nach Weber:

- Die Stimmgabel wird auf der Mitte des Scheitels aufgesetzt.
- Der beidseitig gleich hörende Patient hört den Ton in der Mitte des Kopfes bzw. auf beiden Ohren.
- Bei einseitiger Schallleitungsstörung wird der Ton auf das kranke, bei einseitiger Schallempfindungsstörung auf das gesunde Ohr lateralisiert.

Versuch nach Rinne:

- Beim Rinne-Versuch werden Luft- und Knochenleitung des gleichen Ohres miteinander verglichen, indem der Patient gefragt wird, ob er den Ton nach Aufsetzen der Stimmgabel auf dem Planum mastoideum oder vor dem Ohr lauter hört.
- Positiver Rinne-Versuch: Bei regelrecht funktionierender Schallverstärkung durch das Mittelohr (Trommelfell und Gehörknöchelchenkette) wird der Schall vor dem Ohr lauter gehört.

- Negativer Rinne-Versuch: Ist die Schallverstärkung oder Schallleitung behindert (z.B. bei Perforation des Trommelfells oder Mittelohrerguss), wird der Ton vom Planum mastoideum lauter gehört.

Im Selbstversuch kann ein Ohr zugehalten werden.

Tubenfunktion

Valsalva-Versuch:

- Inspektion des Trommelfells und Zuhalten der Nase, dann Hineinpressen der Ausatmungsluft in die Ohrtrompete wie beim Tauchen oder Fliegen.
- Bei Vorwölbung des Trommelfells ist die Ohrtrompete funktionstüchtig (Valsalva positiv).
- Findet keine Bewegung des Trommelfells statt (Valsalva negativ), ist die Belüftung des Mittelohres gestört (z.B. Tubenkatarrh, Mittelohrerguss).
- Kommt es zu einem leisen Pfeifton, liegt eine Trommelfellperforation vor.

Cave:

Bei akuter Rhinitis können durch den Valsalva-Versuch Keime in das Mittelohr verschleppt werden.
Isolierte Hörminderung → Cerumen obturans oder Hörsturz.

Gleichgewicht

→ In der Hals-Nasen-Ohrenheilkunde werden Störungen des Gleichgewichtsorgans untersucht, diese sind von zentralem, kreislauf- oder HWS-bedingtem Schwindel abzugrenzen.

Anamnese:

- Typisch für eine Störung des Vestibularorgans ist ein Drehschwindel.
- Die Empfindung eines Schwankens ist eher zentralem Schwindel zuzuordnen.

- Schwindel zusammen mit Schwarzwerden vor den Augen ist eher kreislaufbedingt.

Wichtig:

Die Dauer des Schwindels gibt wichtige Hinweise auf die Art der Erkrankung:

- Wenige Sekunden → transitorische ischämische Attacke (TIA).
- Bis zu einer Minute → benigner paroxysmaler Lagerungsschwindel (bewegungsabhängig).
- Stunden → Morbus Menière (zeitgleich mit Tinnitus und Hypakusis tiefer Töne).
- Stunden bis Tage → Vestibularisausfall (heftiger Schwindel mit Übelkeit und Erbrechen).

Durch eine seitendifferente Erregbarkeit des Vestibularorgans (z. B. bei Ausfall oder Reizzustand eines Labyrinths) kommt es auch ohne Drehbewegung des Kopfes zum vestibulären Nystagmus und zu Drehgefühl.

Der vestibuläre Nystagmus ist eine konjugierte Bewegung beider Augen mit langsamer und schneller Komponente: Diese Augenbewegung dient der Blickstabilisierung bei Kopfbewegungen. Sie ist das Ergebnis des vestibulookulären Reflexes (VOR), der bei allen Lebewesen mit beweglichen Augen vorkommt. Auch durch Erkrankungen am Gleichgewichtssinn entsteht ein vestibulärer Nystagmus. Die Richtung des Nystagmus wird durch die schnelle Komponente der Augenbewegung festgelegt. So kommt es zu einem Rechts- oder Linksnystagmus.

Untersuchungen:

- Frenzelbrille (s. Abb. 3.4): Brille mit 15 Dioptrien, verhindert eine Fixation, die den Nystagmus hemmen kann.
  - Spontannystagmus: Testung mit (und ohne) Frenzelbrille beim Blick geradeaus, nach oben, unten nach rechts und links. Ein

Spontannystagmus ist meist Ausdruck eines peripher vestibulären Nystagmus (peripher vestibulär = Labyrinth, N. vestibularis; zentral vestibulär = Hirnstamm, Vestibulozerebellum). Beispiel: Bei Spontannystagmus nach rechts ist rechts das peripher vestibuläre System ausgefallen oder untererregt oder die Gegenseite gereizt bzw. übererregt.
  - Kopfschüttelnystagmus: Testung auf Nystagmus mit Frenzelbrille nach Kopfschütteln zur Feststellung eines latenten Nystagmus. Ein Provokationsnystagmus kann Ausdruck einer peripheren oder zentralen Störung sein.
- Prüfung der vestibulospinalen Reflexe (jeweils mit geschlossenen Augen für ca. 30 s):
  - Romberg-Versuch: Stehen auf beiden Beinen und mit parallel nach vorn gestreckten Armen und nach oben gerichteten Handflächen
  - Unterberger-Tretversuch: Marschieren des Patienten auf der Stelle und mit parallel nach vorn gestreckten Armen (pathologisch sind Abweichungen ab 45°).

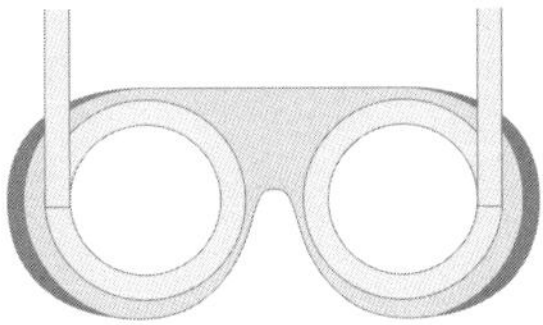

Abb. 3.4 Frenzelbrille.

Weiterführende Untersuchungen

- Gehör:
  - Ohrmikroskopie
  - Hörprüfungen (Tympanometrie, Audiogramm, Sprachaudiogramm, Stapediusreflexe, Hirnstammaudiometrie).
- Schwindel:
  - Lagerungsprüfungen
  - thermische Labyrinthprüfung

  - Elektronystagmographie
  - rotatorische Gleichgewichtsprüfungen
  - Halsdrehtest
  - okulomotorische Untersuchungen pathologisch verändert bei zentralen Störungen
  - Hirnstammaudiometrie.
- Bildgebende Verfahren:
  - Röntgen-Aufnahme nach Schüller
  - Röntgen-Aufnahme nach Stenvers
  - CT, MRT.

3.2 Nase, Nasenrachen, Nasennebenhöhlen

Bei der Erkrankung der Nase und der Nasennebenhöhlen kommt es vor allem durch Störungen der inneren und äußeren Form zu Behinderung der Nasenatmung und des Riechens. Angeborene, durch Trauma oder Entzündung entstandene Veränderungen können weitere Erkrankungen, wie z. B. Hörminderung durch Belüftungsstörungen des Ohres, Asthma bronchiale, Geschmacksveränderungen, Schnarchen und Schlafapnoe nach sich ziehen.

3.2.1 Anamnese

Leitsymptome:
- Nasenatmungsbehinderung.
- Riechminderung (Hyposmie).
- Nasenlaufen (Rhinorrhoe).
- Nasenbluten (Epistaxis).

Achten Sie auf:
- Formstörungen (erfragen ob angeboren oder traumatisch).
- Behinderungen der Nasenatmung (ganzjährig/saisonal).
- Nasensekretion (Rhinorrhoe, serös/eitrig).
- Kopfschmerzen (Lokalisation, Verstärkung beim Vornüberbeugen).
- Riechstörungen (Hyposmien).

3.2.2 Untersuchungsinstrumente

Lichtquelle und Nasenspekulum (s. Abb. 3.5).

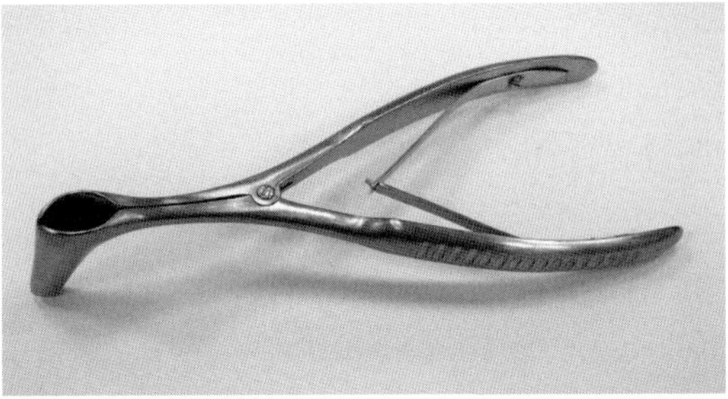

Abb. 3.5 Nasenspekulum.

3.2.3 Untersuchungstechniken

Inspektion

- Äußere Nase (Formveränderungen, Schwellung, Rötung).
- Nasenscheidewand (Seitenabweichung, Locus Kieselbachii, Schwellung, Perforation).
- Nasenmuscheln (Größe).
- Schleimhaut (Färbung, Verletzungen).
- Nasenhöhle (Polypen, Fremdkörper).

Inspektion des Vestibulum nasi:

- Anheben der Nasenspitze mit dem Daumen.

Pathologische Befunde:

- Schiefnase (knorpelig, knöchern).
- Sattelnase.
- Höckernase.
- Nasenbeinfraktur (Stufen, Krepitationen mit Nasenbluten).
- Rhinophym (knollige Trinkernase).
- Tumoren.
- Entzündungen.

Einführen des Spekulums

Rhinoscopia anterior zur Untersuchung der vorderen Nase (s. Abb. 3.6):

- Halten des Spekulums in der linken Hand
- Öffnen des Spekulums im Nasenvorhof
- Inspektion der Nasenhaupthöhle.

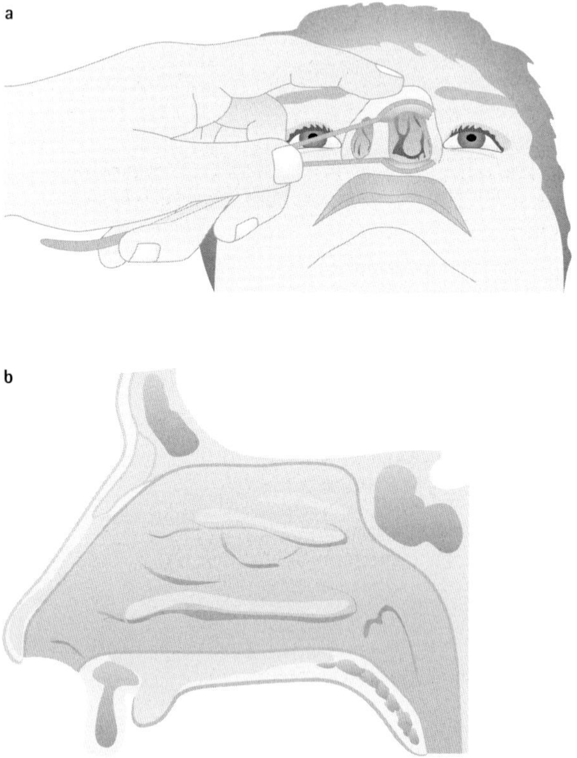

Abb. 3.6 Rhinoscopia anterior (Erläuterung im Text).

Pathologische Befunde:
- Septumdeviation.
- Leistenbildungen.
- Livide oder gerötete Schleimhaut.
- Muschelhyperplasie.
- Polypen (blass ödematös).
- Tumoren (rötlich-höckrig).

Rhinoscopia posterior zur Untersuchung des Nasopharynx (s. Abb. 3.7):
- Mit der linken Hand wird mit dem Mundspatel Druck auf die Zunge ausgeübt.
- Mit der rechten Hand wird an der Uvula vorbei der Nasopharynx mit einem Spiegel eingestellt.
- Ist der Einblick in den Nasopharynx nicht möglich, lässt man den Patienten schnüffeln wie beim Riechen an einer Blume.
- Beurteilung der Tubenostien, der Septumhinterkante und der Choanen.

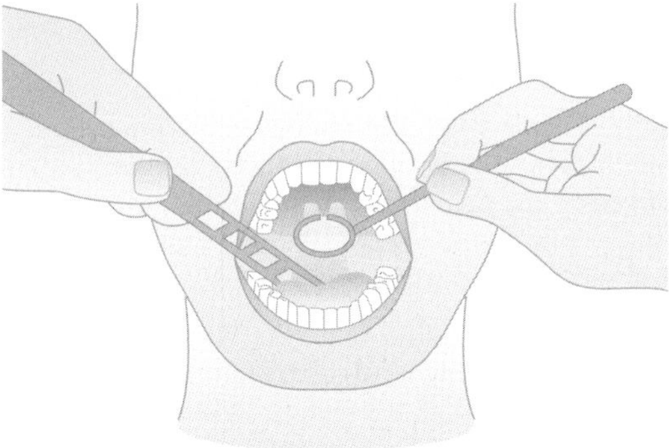

Abb. 3.7 Rhinoscopia posterior (Erläuterung im Text).

Pathologische Befunde:
- Adenoide.
- Eiterstraße bei Sinusitis.

- Blutstraße bei Blutungen der hinteren Nase.
- Polypen bei chronisch-hyperplastischer Sinusitis.
- Tumoren.

Cave:

Bei Follikulitis im Vestibulum nasi und Druckschmerz an der seitlichen Nasenwurzel besteht Lebensgefahr durch aufsteigende Infektionen über die Vena angularis, mit Gefahr einer Sinus-cavernosus-Thrombose.

Weiterführende Untersuchungen
- Endoskopie.
- Röntgen der Nase lateral.
- Röntgen der Nasennebenhöhlen okzipitomental und okzipitofrontal.
- CT, MRT.
- Olfaktometrie.
- Rhinomanometrie.

3.3 Mundhöhle und Speicheldrüsen

Die Mundhöhle bildet den Anfang der Atemwege und des Weges von Speisen. Erkrankungen können zu Schluckbeschwerden, Schmerzen und Atembehinderung führen.

3.3.1 Anatomie

Die Mundhöhle gliedert sich in folgende Abschnitte:
- Vestibulum oris (Mundvorhof) zwischen Lippen und Zahnreihen.
- Cavum oris (Mundhöhle) zwischen Zähnen und Gaumenbögen.
- Isthmus faucium hinter bzw. zwischen den Gaumenbögen (Übergang Mundhöhle/Oropharynx).
- Lippen und Wangen – Einmünden des Ductus parotideus (Stenon'scher Gang) gegenüber dem zweiten oberen Molaren.
- Mundboden – Einmünden des Ductus submandibularis (Wharton'scher Gang) und des Ductus sublingualis major in die Caruncula sublingualis lateral des Frenulums (Zungenbändchens).

- Oropharynx – weicher Gaumen bis zum freien Epiglottisrand, Tonsillae palatinae, Zungengrund mit Tonsilla lingualis.

3.3.2 Anamnese

Leitsymptome:

- Schmerzen.
- Schluckbeschwerden.
- Fötor.

Achten Sie auf:

- Schluckstörungen (Dysphagien).
- Schmerzen.
- Foetor ex ore (Halitosis).
- Geschmacksstörungen (Dysgeusien).
- blutigen oder eitrigen Geschmack.
- Kieferklemme.
- vermehrten Speichelfluss (Hypersalivation).
- Mundtrockenheit (Xerostomie).
- Schwellungen submandibulär/Regio parotis, nach dem Essen auftretend (postprandial).

3.3.3 Untersuchungsinstrumente

Lichtquelle, Mundspatel (s. Abb. 3.8).

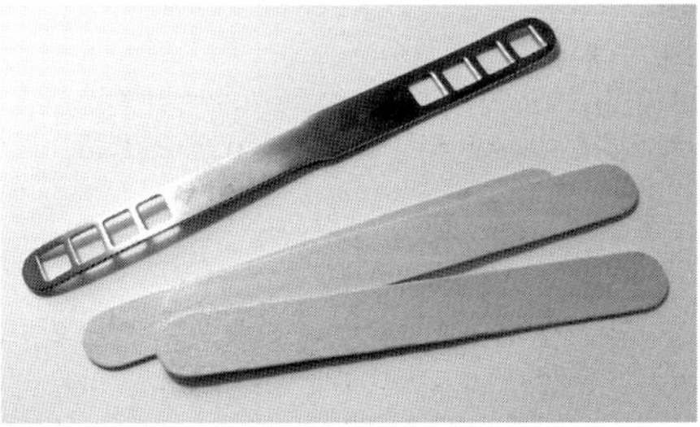

Abb. 3.8 Mundspatel.

3.3.4 Untersuchungstechniken

Inspektion und Palpation

Untersuchung mit dem Mundspatel in der linken Hand, mit dessen konvexer Wölbung nach oben:

- Vestibulum:
  - Aufsuchen des Ausführungsganges des Stenon'schen Ganges.
- Mundboden:
  - Anheben der Zungenspitze
  - Inspektion der Speicheldrüsenausführungsgänge
  - Palpieren des Mundbodens
  - Beurteilen des Exprimats aus dem Wharton'schen Gang (serös oder eitrig nach Ausstreichen der Glandula submandibularis bzw. parotis).
- Zunge:
  - Inspektion der Beweglichkeit (bei Parese des N. hypoglossus ipsilaterale Abweichung).
- Zahnstatus:
  - Gebiss
  - Gingiva.
- Tonsillen:
  - Größe (Kinder oft hyperplastisch, Erwachsene oft atroph)
  - Symmetrie
  - Rötungen
  - Beläge (Stippchen bei akuter Tonsillitis)
  - Oberfläche (zerklüftet, Ulzera, Beläge, Rötungen)
  - Luxierbarkeit (Herausdrängen der Tonsille mit zweitem Mundspatel durch Druck auf vorderen Gaumenbogen)
  - Krypteninhalt (Eiterentleerung bei Spateldruck pathologisch, Pröpfe bei Erwachsenen in geringer Menge nicht pathologisch).
- Gaumen:
  - Beweglichkeit (Intonation des Vokals „A", bei Parese des N. glossopharyngeus Abweichen zur kontralateralen Seite ["Kulissenphänomen"])

  - Uvula bifida (häufig kombiniert mit submuköser Gaumenspalte).
- Rachenhinterwand:
  - Schleimhautbefund (Rötungen)
  - Schwellungen der Seitenstränge (Seitenstrang-Angina)
  - Schleim-Eiter-Straßen (Adenoide, Sinusitiden)
  - Würgereflex (N. glossopharyngeus).
- Schleimhaut:
  - Entzündungen
  - Leukoplakien (nicht abwischbare weiße Beläge)
  - Soor (abwischbare weißliche Beläge)
  - Palpation, da Veränderungen unter der Schleimhaut oft nicht sichtbar sind, V.a. maligne Tumoren: Ulzera, exophytisches Wachstum, derber, schlecht verschieblicher Tastbefund.

Befunde:

- Schmierig belegte Tonsillen und massive Lymphknotenschwellung zervikal/nuchal bei jungen Erwachsenen → Mononukleose.
- Einseitige Vorwölbung eines Gaumenbogens → V.a. Peritonsillarabszess (Indikation zur Notoperation wegen der Gefahr eines Senkungsabszesses in das Mediastinum). Oft auch Auftreten mit Kieferklemme mit kloßiger Sprache, Uvulaödem und Kieferklemme.
- Schwellungen des Mundbodens oder Wange nach dem Essen → Stein im Ausführungsgang der Speicheldrüse.
- Zungenschwellung, Schwellung der Lippen, des Gesichts, des Larynx → V.a. angioneurotisches Ödem, ggf. Notintubation.

Weiterführende Untersuchungen

- Gustometrie (Untersuchung der vier Geschmacksqualitäten süß, sauer, salzig und bitter auf der Zunge).
- Sonographie.
- CT, MRT.

3.4 Kehlkopf

Der Kehlkopf ist neben seiner Funktion als Organ der Stimmbildung auch ein wichtiger Teil des Atmungs- und Verdauungstraktes. Bei Funktiosstörung können sehr wesentliche Bereiche der Lebensqualität beeinträchtigt sein oder akut lebensbedohliche Zustände eintreten.

3.4.1 Anatomie des Larynx und des Hypopharynx

- Hypopharynx: Sinus piriformis, Postcricoidregion, Hypopharynxwand.
- Supraglottischer Raum: Epiglottisrand bis Taschenfalten, Morgagni-Ventrikel zwischen Taschenfalten und Stimmlippen, aryepiglottische Falten.
- Glottischer Raum: Glottis, Rima glottidis (Stimmritze) zwischen den Stimmlippen.
- Subglottischer Raum: bis zum Übergang des unteren Ringknorpels und Beginn der Trachea.

3.4.2 Anamnese

Leitsymptome:
- Heiserkeit.
- Schluckbeschwerden.
- Verschlucken (Aspiration).
- Atemnot bis zum lauten inspiratorischen Atemgeräusch (Stridor).

Achten Sie vor allem auf:
- Heiserkeit (Dysphonie).
- Husten.
- Atemnot (Dyspnoe).
- Schmerzen.
- Schluckstörungen (Dyshagien).
- Schmerzen beim Schlucken (Odynophagien).
- Verschlucken (Aspiration).

- Missempfindung unabhängig von der Nahrungsaufnahme beim Leerschlucken (Globusgefühl).
- Stimmveränderungen.

3.4.3 Untersuchungsinstrumente

Lichtquelle, Kehlkopfspiegel (s. Abb. 3.9).

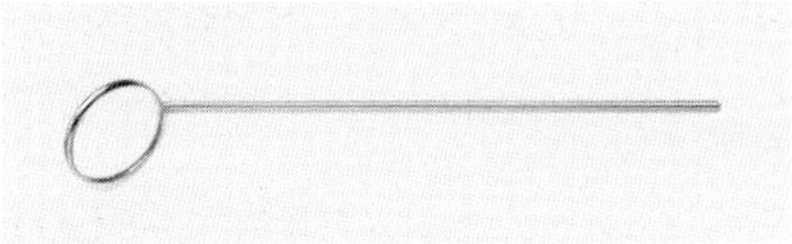

Abb. 3.9 Kehlkopfspiegel.

3.3.4 Untersuchungstechniken

Inspektion und Palpation

Das äußere Larynxskelett wird inspiziert und palpiert (bei Traumata auf Krepitationen und Prellmarken achten).

Umgang mit Lichtquelle und Stirnreflektor

Bei der Untersuchung mit dem Stirnreflektor befindet sich die Lichtquelle rechts neben dem Patienten. Der Reflektor wird vor dem linken Auge aufgesetzt und das Licht auf die zu untersuchende Region zentriert (s. Abb. 3.10).

Laryngoskopie

- Mit der linken Hand die Zunge mit einem Mullläppchen hervorziehen.
- Mit der rechten Hand die Uvula mit einem angewärmten Spiegel aufladen.
- Neigen des Spiegels um 45°.
- Inspektion von Epiglottis, Sinus piriformis und Stimmlippen.
- Beurteilung von Färbung und Beweglichkeit der Stimmlippen bei Respiration (adduzierte Stimmlippen) und Phonation, Patienten „hi" sagen lassen (abduzierte Stimmlippen).

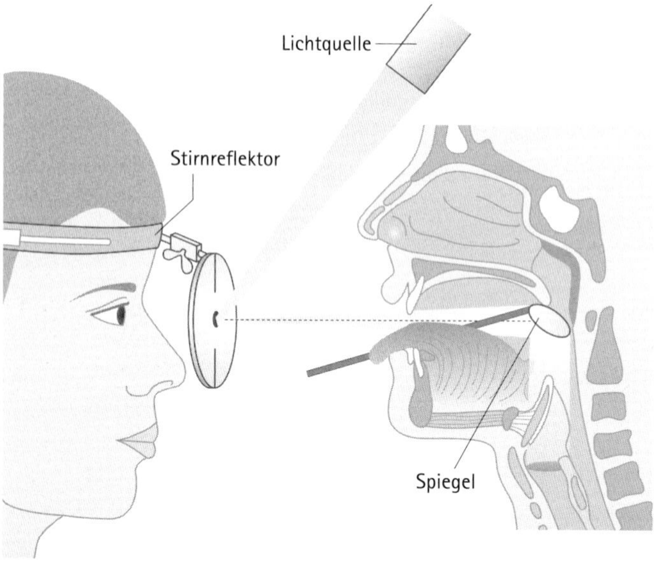

Abb. 3.10 Untersuchung mit dem Stirnreflektor.

Befunde:

- Heiserkeit länger als 3 Wochen → HNO-ärztliche Untersuchung zum Ausschluss eines Larynxkarzinoms.
- Geschwollene Epiglottis → V.a. Epiglottitis, ggf. auch Operationsindikation wegen Erstickungsgefahr.
- Bei Stridor Erstickungsgefahr → ggf. Nottracheotomie, Koniotomie oder Notintubation.
- Einseitiger Stimmlippenstillstand → V.a. auf Rekurrensparese oder Larynxkarzinom.
- Tiefe Stimme bei Frauen mit Raucheranamnese → V.a. Reinke-Ödem.

Weiterführende Untersuchungen

- Endoskopie.
- Stroboskopie (Sichbarmachung der Stimmbandschwingungen durch Lichtblitze).
- Mikrolaryngoskopie.
- CT, MRT.

3.5 Äußerer Kopf und Hals

In den Bereich der hals-nasen-ohrenärztlichen Untersuchung fallen hier äußere Verletzungen, Formveränderungen, wie Schwellungen von Lymphknoten und Speicheldrüsen, und die Untersuchung des N. trigeminus und des N. facialis.

3.5.1 Anatomie

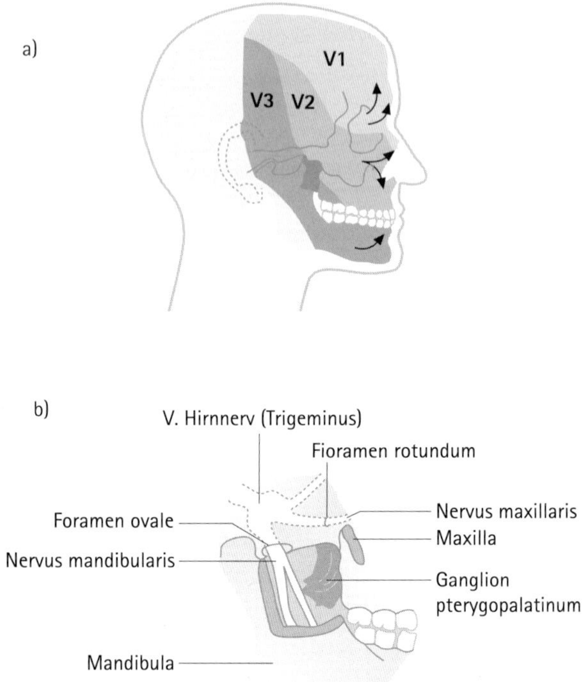

Abb. 3.11 Anatomie des N. trigeminus.
a) Versorgungsbereich; **b)** Ganglion trigeminale

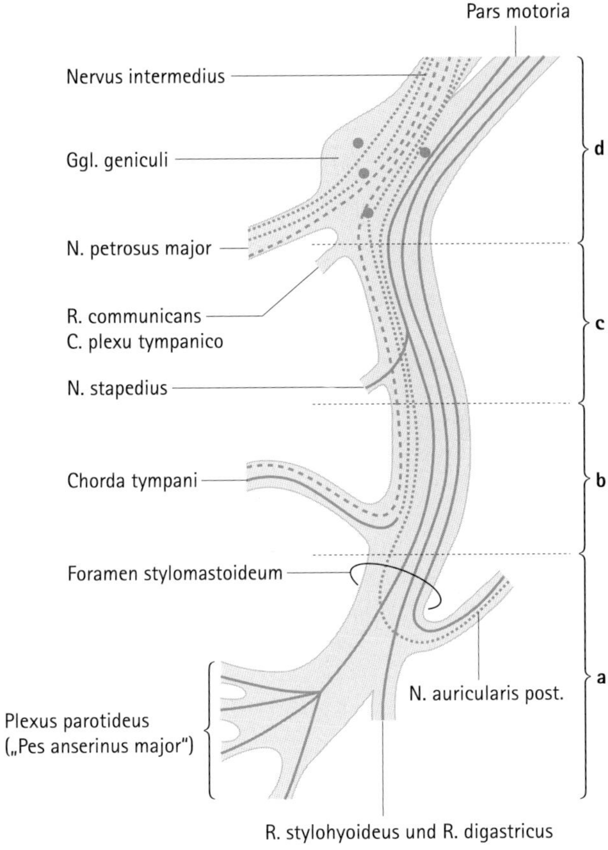

Abb. 3.12 Anatomie des N. facialis.

3.5.2 Anamnese

Leitsymptome

- Schwellungen.
- Rötungen.
- Schmerzen.
- Störungen der Gesichtsmimik.
- Reduzierte Tränensekretion.
- Hyperakusis.
- Geschmacksstörungen.

3.5.3 Untersuchungstechniken

Inspektion und Palpation

N. trigeminus:

- Abtasten der Nervenaustrittspunkte (s. Abb. 3.13) auf Druckdolenz (z. B. bei akuter Sinusitis) und Hypästhesien (z. B. bei Frakturen).

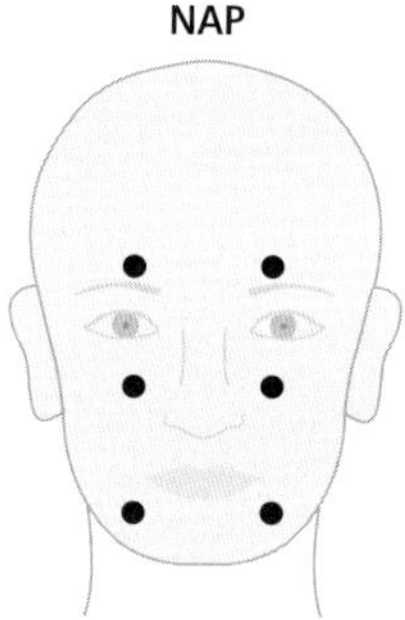

Abb. 3.13 Nervenaustrittpunkte des N. trigeminus.

N. facialis:

- Stirn runzeln.
- Augenschluss.
- Nase rümpfen.
- Mund spitzen.
- Pfeifen.
- Zähne zeigen.

Unterscheidung in periphere Parese (Parese aller motorischer Äste) und zentrale Parese (Stirnast erhalten) sowie in komplette und inkomplette Parese. Die Schädigung nimmt mit jedem weiteren Abschnitt zu:

a) Lähmung der Gesichtsmuskeln.
b) Zusätzlich Störung der Geschmacksempfindung und Speicheldrüsensekretion.
c) Zusätzliche Hörstörungen.
d) Zusätzliches Erlöschen der Tränensekretion (s. Abb.3.12).

Ätiologie:

- Otogen (entzündlich).
- Idiopathische Parese (Bell).
- Traumatisch (Felsenbeinfrakturen, Parotisverletzungen).
- Tumoren (maligne Parotistumoren).

Bei Fazialisparesen zum Ausschluss eines Zoster oticus auch Gehörgang und Trommelfell spiegeln.

Speicheldrüsen:

- Palpation der Speicheldrüsen von enoral und außen (s. a. Mundhöhle).

Hals:

- Systematisches Abtasten aller Halslymphknotenregionen von nuchal bis supraklavikulär (s. Abb. 3.14).

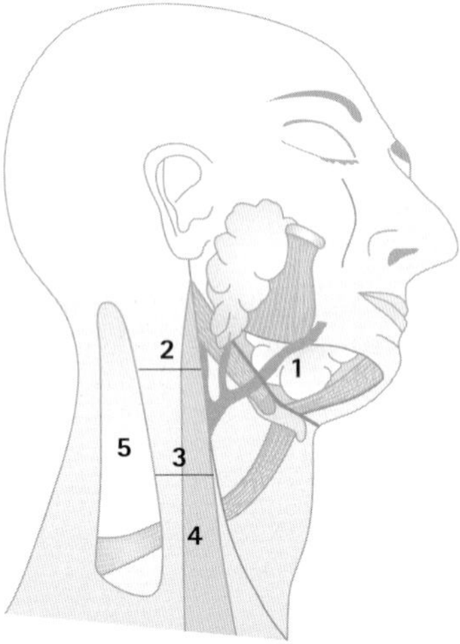

Abb. 3.14 Halslymphknotenregionen und Speicheldrüsen.
1 submentale/submandibuläre Lymphknoten (LK); **2** obere juguläre LK; **3** mittlere juguläre LK; **4** untere juguläre LK; **5** hinteres Halsdreieck

Befunde:

- Nicht verschiebliche schmerzlose Schwellungen → V.a. Tumor oder Lymphknotenmetastasen.
- Prall-elastische schmerzlose Schwellungen → V.a. Zysten (mediane und laterale Halszysten).
- Schmerzhafte Schwellungen → meist entzündlich, V.a. Lymphadenitis colli.

Weiterführende Untersuchungen

- Sonografie.
- CT, MRT.
- Stapediusreflexe.
- Gustometrie.
- Schirmer-Test.
- ggf. EMG, ENG.

4 Neurologische Untersuchung

S. Brandt, M. von Brevern

4.1 Untersuchung der Hirnnerven

Erkrankungen mit Beteiligung der Hirnnerven besitzen für die Patienten meist eine besondere Dramatik: starker Schwindel, Schmerzen wie bei der Trigeminusneuralgie oder eine Fazialisparese führen zu einer deutlichen Einschränkung der Alltagsfähigkeiten. Daher ist der korrekt und vollständig erhobene Befund der Hirnnerven so wichtig.

Hirnnerven werden in ihrer Reihenfolge und in beschwerdeorientierter Ausführlichkeit untersucht. Dabei können funktionell zusammengehörige Hirnnerven gemeinsam untersucht werden. Für einzelne Hirnnerven gibt es fachspezifische Untersuchungstechniken (HNO, Augenheilkunde), die in den entsprechenden Kapiteln nachgeschlagen werden können.

4.1.1 N. olfactorius (N. I)

- Jede Seite getrennt mit aromatischen Stoffen wie Schokolade oder Kaffee untersuchen.
- Scharfe Substanzen wie Salpeter oder Ammoniak reizen außerdem den N. trigeminus.

4.1.2 N. opticus (N. II)

Die Augen werden einzeln geprüft.

Nahvisus

Der Nahvisus (30–40 cm) wird mit geeichten Nahsehtafeln geprüft, die einerseits Optotypen als Einzelzeichen und Leseproben in verschiedenen Buchstabengrößen enthalten. Sie entsprechen den Sehschärfen zwischen 0,1 und 1,5 (s. Abb. 4.1 a).

Fernvisus

Der Fernvisus (5–6 m) wird mit geeichten Optotypentafeln geprüft, die Landolt-Ringe, Buchstaben oder Zahlen in verschiedenen Größen enthalten (s. Abb. 4.1 b und Teil 2, Kap. 2.2.1).

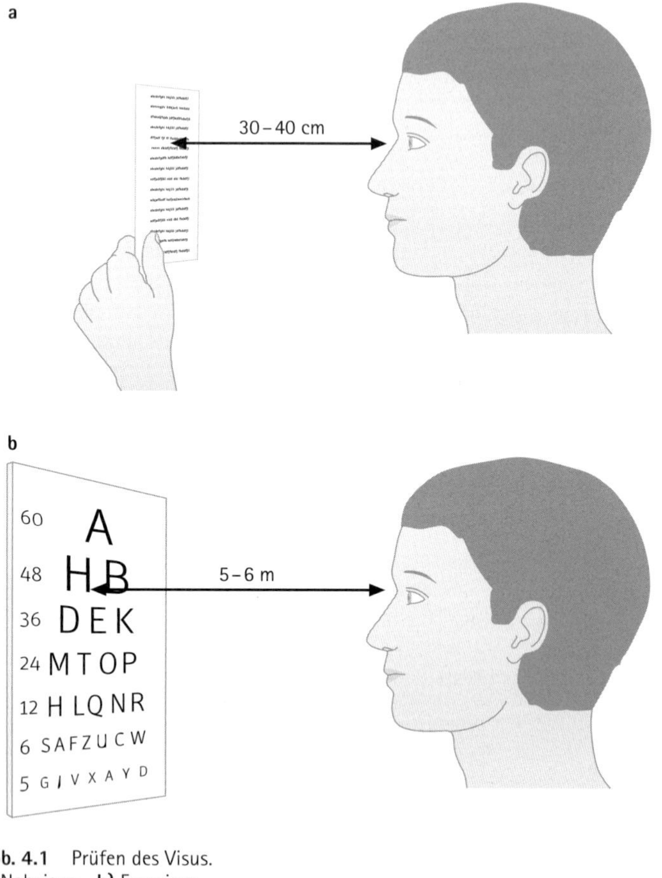

Abb. 4.1 Prüfen des Visus.
a) Nahvisus; **b)** Fernvisus

Fingerperimetrie

Bei der Fingerperimetrie in der Konfrontationsmethode wird das eigene Gesichtsfeld mit dem des Patienten verglichen (s. Abb. 4.2). Jedes Auge wird einzeln untersucht.

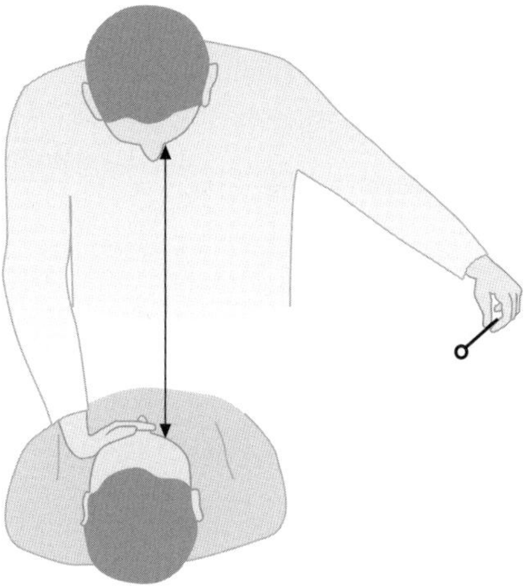

Abb. 4.2 Fingerperimetrie. Bei der Fingerperimetrie sollte das Objekt in gleichem Abstand zwischen Patient und Untersucher bewegt werden.

Augenhintergrund

Der Augenhintergrund (s. Abb. 4.3) wird mit dem Ophthalmoskop gespiegelt:

- Der Patient fixiert zunächst ein entferntes Objekt.
- Der Untersucher schaut mit dem linken Auge in das linke Patientenauge und mit dem rechten Auge in das rechte Patientenauge.
- Schaut der Patient ins Licht, bringt das die Makula ins Zentrum.
- Achten Sie auf Farbe, Randbegrenzung und Lage zum Netzhautniveau.

Prinzipiell sollte versucht werden, den Augenhintergrund primär, ohne künstliche Pupillenerweiterung zu spiegeln.

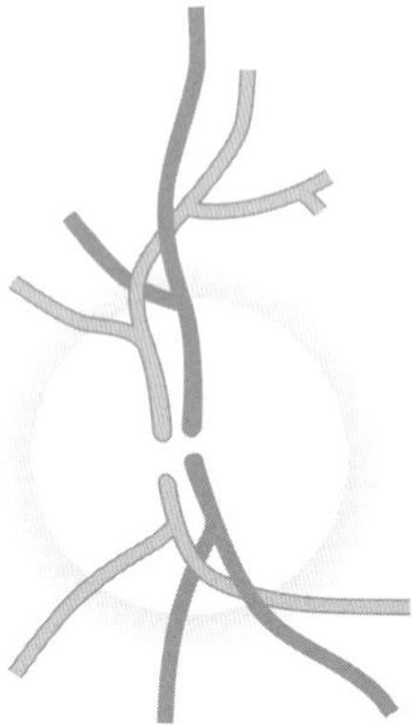

Abb. 4.3 Normaler Augenhintergrund.

Pupille

Bei der Beurteilung der Pupille wird geachtet auf:

- Größe.
- Form.
- Lichtreaktion.
- Akkommodationsreaktion.
- Konvergenz.

Eine Läsion des N. opticus rechts führt zu einer verminderten Pupillenreaktion auf beiden Augen, wenn das rechte Auge beleuchtet wird, da die Afferenz gestört ist (s. Abb. 4.4a). Wenn das gesunde Auge beschienen wird, *verengen* sich jedoch beide Pupillen (efferenter Schenkel intakt) (s. Abb. 4.4b).

Eine isolierte Anisokorie ist nicht immer ein pathologischer Befund.

a b

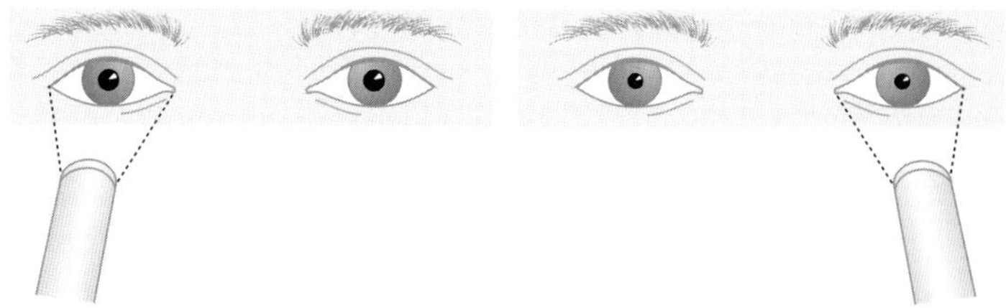

Abb. 4.4 Beurteilung der Pupille (Erläuterung im Text).

4.1.3 N. oculomotorius, N. trochlearis, N. abducens (N. III, IV und VI)

Pupillomotorik

Die okulomotorischen Hirnnerven werden üblicherweise gemeinsam untersucht. Eine Läsion des III. Hirnnerven führt zu einer Beeinträchtigung der Augen- und Lidbewegungen, sowie der Pupillomotorik (s. Abb. 4.5).

a b

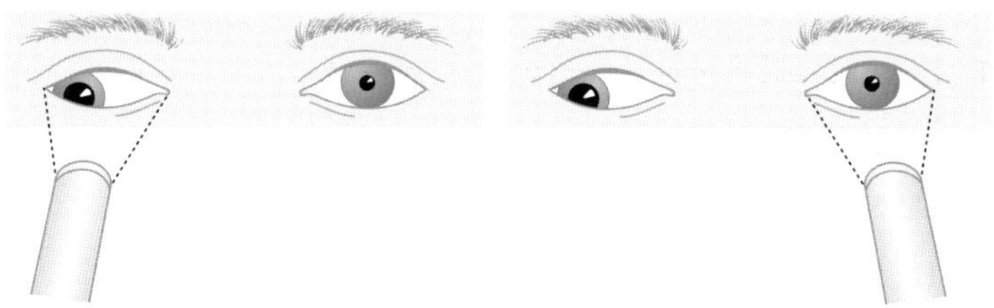

Abb. 4.5 Prüfen der Pupillomotorik – Okulomotoriusparese rechts: Parese der äußeren Muskeln (M. rectus internus, superior, M. levator palpebrae) führt zu Ptosis und Strabismus paralyticus. Parese der inneren Muskeln führt zu einer efferenten Pupillenstörung (Mydriasis) und Akkomodationsstörung. Läsion des III. Hirnners, fehlende direkte und indirekte Pupillenreaktion und laterale Deviation des re. Bulbus.

Okulomotorik

Bei der Untersuchung der Okulomotorik (s. Abb. 4.6) halten Sie den Kopf des Patienten und bitten ihn, einem Objekt zu folgen, das etwa eine Armlänge vor ihm bewegt wird. Beobachten Sie die volle Exkursion der konjugierten Augenbewegungen in sechs Blickrichtungen, welche die Vorzugsrichtungen der einzelnen Augenmuskeln widerspiegeln.

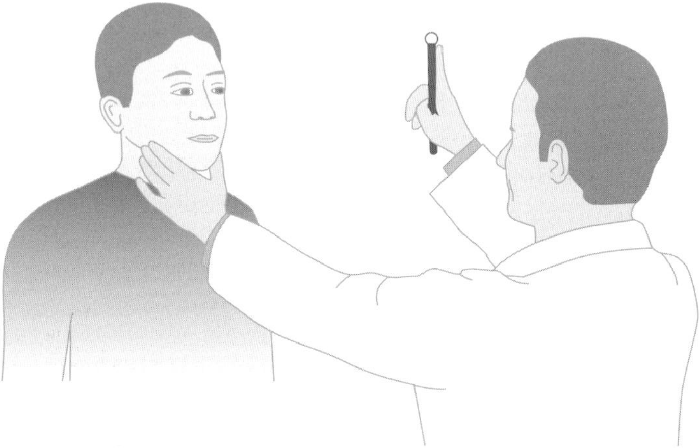

Abb. 4.6 Untersuchung der Okulomotorik (Erläuterung im Text).

Fragen Sie den Patienten nach Doppelbildern und unterscheiden Sie nach monokularen und binokularen Doppelbildern!

Bestimmen Sie die Blickrichtung, bei der es zur maximalen Verschiebung der Doppelbilder kommt, und stellen Sie anschließend durch alternierendes Abdecken der Augen fest, mit welchen Auge das äußere Doppelbild gesehen wird. Jetzt habe Sie das Auge mit defekter bzw. unvollständiger Bewegung bestimmt. Störungen der verschiedenen Augenmuskelnerven bedingen recht typische klinische Befunde.

Achten Sie darauf, ob:

- die Augenbewegungen konjugiert durchgeführt werden können und ob der Reflex einer Lampe auf den Pupillen symmetrisch reflektiert wird.
- die Augenfolgebewegungen glatt durchgeführt werden können.
- die sakkadischen Augenbewegungen präzise und schnell durchgeführt werden.
- ein Augenlid herabhängt (Ptosis).
- unwillkürliche Augenbewegungen (z.B. Nystagmus) auftreten und ob diese beim Blick nach geradeaus (Spontannystagmus) oder nur in bestimmten Blickrichtungen (Blickrichtungsnystagmus) auftreten.

Manche Nystagmusformen werden durch die Fixation unterdrückt und sind nur mit Hilfe einer Lupenbrille (Frenzel-Brille) zu erkennen.

4.1.4 N. trigeminus (N. V) (s. Abb. 4.7)

- Untersuchen Sie Schmerz-, Temperatur- und Berührungsempfindlichkeit.
- Vergleichen Sie die Gesichtshälften und ordnen Sie das Ausfallsmuster den Trigeminusästen oder den Sölder'schen Linien bei Affektion des Nucleus tractus spinalis V in der Medulla oblongata zu.
- Mit dem Corneareflex testen Sie im afferenten Schenkel von V_1 und im efferenten Schenkel den N. facialis.
- Atrophie des M. temporalis in der Fossa temporalis spricht für eine Beteiligung des motorischen Astes.
- Versuchen Sie den Mund des Patienten gegen gegen Wiederstand zu öffnen. Bei einseitiger Läsion kommt es zum Abweichung des Kiefers zur schwachen Seite (M. pterygoideus).

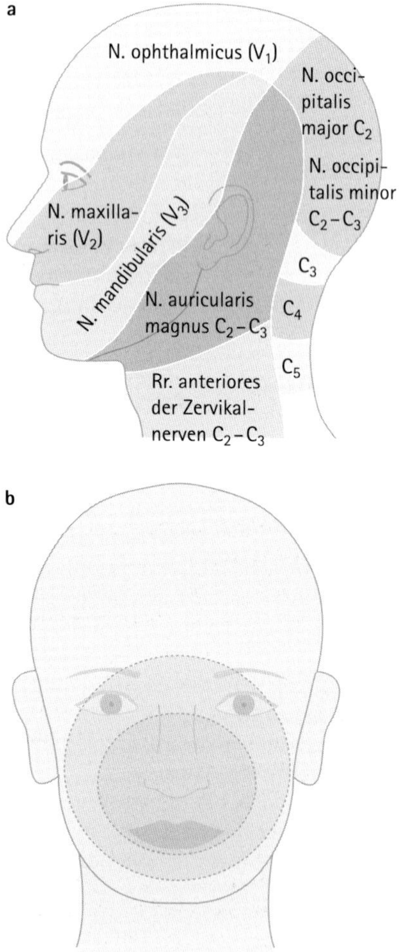

Abb. 4.7 Versorgungsbereich des N. trigeminus (N. V). **a)** von lateral; **b)** von frontal

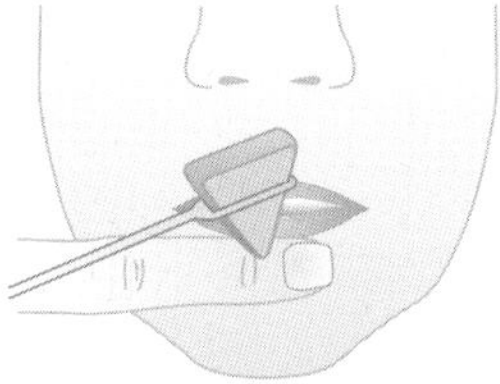

Abb. 4.8 Prüfung des Masseterreflexes. Der Masseterreflex dient meist zur Bestimmung des allgemeinen Reflexniveaus. Ein geringer oder fehlender Masseterreflex ist als normal zu werten.

Wichtig:

Ein gesteigerter Masseterreflex kann auf eine Erkrankung des 1. Motoneurons hinweisen.

4.1.5 N. facialis (N. VII)

Beobachten Sie die Innervation der Gesichtsmuskulatur beim Sprechen und Lächeln. Achten Sie auf:

- den Augenschluss (s. Abb. 4.9 a).
- Asymmetrien im Bereich der Nasolabialfalte und Mundwinkel (s. Abb. 4.9 b).

Bitten Sie den Patienten:

- die Stirn zu heben.
- die Augen zu schließen.
- den Mund zu spitzen.
- die Zähne zu zeigen.

Bei der kompletten peripheren Fazialisparese ist die Innervation des Stirnastes ebenfalls betroffen. Die *Geschmacksempfindung* lässt sich z. B. mit Zucker oder Salz prüfen. Verminderte *Tränen- oder Speichelsekretion* und *Hyperakusis* können ebenfalls auf eine periphere Fazialisparese hinweisen.

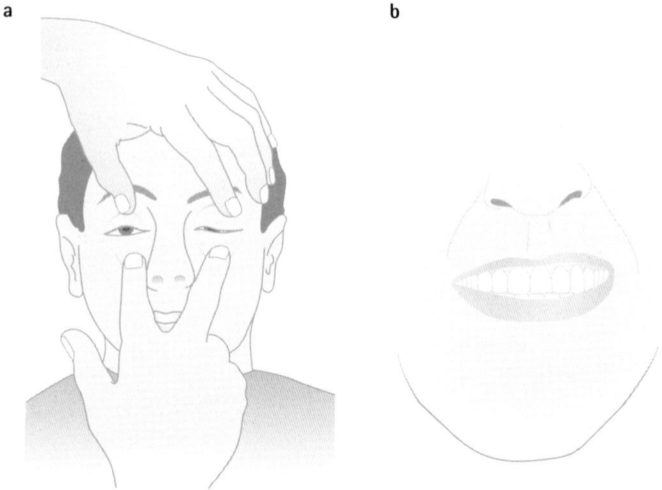

Abb. 4.9 Prüfen des N. facialis (N. VII), Erläuterung im Text.

Wichtig:

Entscheidend beim Prüfen des N. facialis ist die Differenzierung zwischen zentraler und peripherer Parese.

4.1.6 N. vestibulochochlearis (N. VIII)

Cave:

Obwohl in einem Hirnnerven vereint, werden die auditorischen und vestibulären Funktionen getrennten von einander untersucht.

Für die differenzierte auditorische Untersuchung siehe auch Teil 2, Kapitel 3.1.4 (HNO).

- Das Hörvermögen für Umgangs- und Flüstersprache muss monoaural getestet werden.
- Der Weber-Versuch zeigt eine Schalleitungsschwerhörigkeit an,

wenn der Ton zur schlecht hörenden Seite lateralisiert wird (s. Abb. 4.10b). Eine einseitige Schallempfindungs- bzw. Innenohrschwerhörigkeit liegt vor, wenn der Ton auf die hörgesunde Seite lateralisiert wird (s. Abb. 4.10c).

- Der Rinne-Versuch gibt die Möglichkeit zur groben Erfassung von Schallleitungs- bzw. Mittelohrschwerhörigkeit (negativer Rinne).

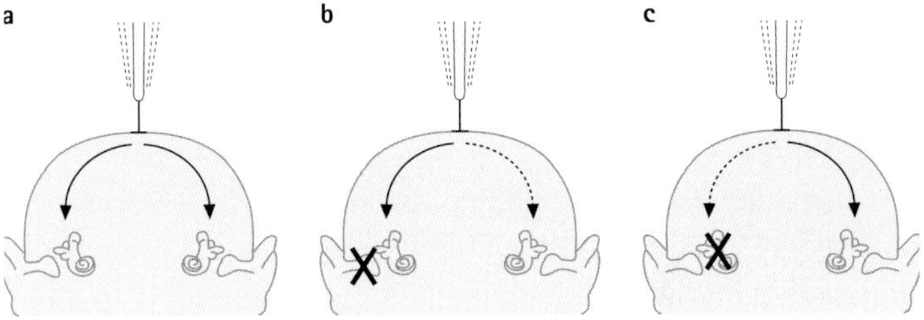

Abb. 4.10 Weber-Versuch (Erläuterung im Text). **a)** normal; **b)** Schalleitungsschwerhörigkeit; **c)** Schallempfindungs- bzw. Innenohrschwerhörigkeit

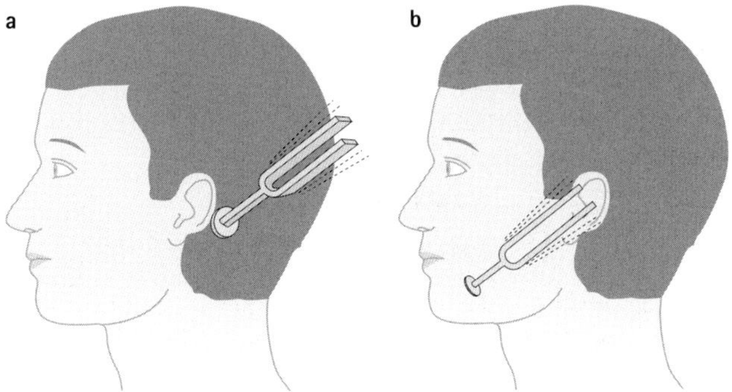

Abb. 4.11 Rinne-Versuch.

a) Negativer Rinne-Versuch: Ist die Schallverstärkung oder Schallleitung behindert, wird der Ton vom Planum mastoideum lauter gehört.

b) Positiver Rinne-Versuch: Bei regelrecht funktionierender Schallverstärkung durch das Mittelohr wird der Schall vor dem Ohr lauter gehört.

N. vestibularis

Die Rezeptoren des vestibulären Systems sind die Bogen- und Otholithenorgane im Felsenbein.

Wichtig:

Das objektive Leitsymptom von akuten Erkrankungen des Vestibularapparates ist ein horizontaler Spontannystagmus, der zur gesunden Seite schlägt und unter Ausschaltung der visuellen Fixation (Frenzel-Brille, s. Teil 2, Kap. 3.1.4 und Abb. 3.4) verstärkt wird.

Kalorische Prüfung:

- Mittels der kalorischen Prüfung ist eine einseitige Störung des Vestibularorgans am besten nachweisbar.

Halmagyi-Curthoys-Test:

- Der Untersucher setzt sich dem Patienten gegenüber, nimmt dessen Kopf in beide Hände und dreht den Kopf mit kurzen, singulären, impulsiven Bewegungen nach rechts und links. Dabei wird der Patient aufgefordert, stets die Nase des Untersuchers zu fixieren.
- Ein einseitig gestörter vestibulookulärer Reflex liegt vor, wenn der Patient bei rascher passiver Kopfdrehung zur geschädigten Seite das Ziel nicht mehr fixieren kann und eine korrigierende rasche Augenbewegung machen muss.

Weitere Provokationsmethoden:

- Lagerungsprobe beim peripheren Lagerungsschwindel.
- Prüfung auf Lagenystagmus beim zentral vestibulären Schwindel.
- Beispielhaft ist hier das Dix-Hallpike-Manöver zur Provokation eines Nystagmus bei paroxysmalem Lagerungsschwindel (linker hinterer Bogengang) gezeigt (Abb. 4.12).

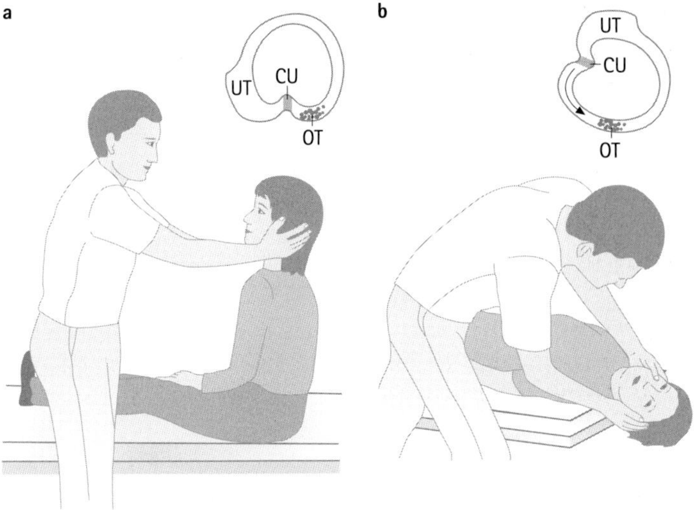

Abb. 4.12 Das Dix-Hallpike-Manöver. Bei Prüfung des linken posterioren Bogenganges wird der Kopf zunächst um 45° nach links gedreht und der Patient in dieser Kopfhaltung mit dem gesamten Körper um 90° zügig nach hinten gelegt. Der Kopf wird darüber hinaus um weitere 45° nach hinten rekliniert. Kommt es zu Drehschwindel und Nystagmus, so weist dies auf eine Kanalolithiasis hin (frei bewegliche Partikel in den Bogengängen). UT = Utikulu, CU = Cupula, OT = Otokonien (schwere Partikel).

4.1.7 N. glossopharyngeus und N. vagus (N. IX und N. X)

Die Hirnnerven IX und X werden meist zusammen untersucht, da sie nur selten isoliert gestört sind.

Achten Sie auf:

- eine Veränderung der Stimmlage (höher) (s. Abb. 4.13 a).
- Schwierigkeiten beim Schlucken von Flüssigkeiten.
- eine asymmetrische Hebung des Gaumensegels als Hinweis auf eine Läsion des IX. Hirnnerven (S. Abb. 4.13 b).

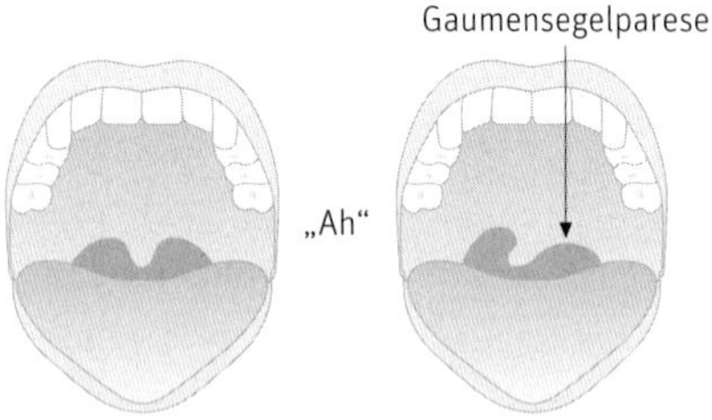

Abb. 4.13 Prüfen der Hirnnerven IX und X (Erläuterung im Text)

Der Schluckreflex wird durch Berührung des weichen Gaumens ausgelöst. Vergleichen Sie die Auslösbarkeit auf beiden Seiten (afferent, N. IX.) und die Kontraktion (efferent, N. X).

4.1.8 N. accessorius (N. IX)

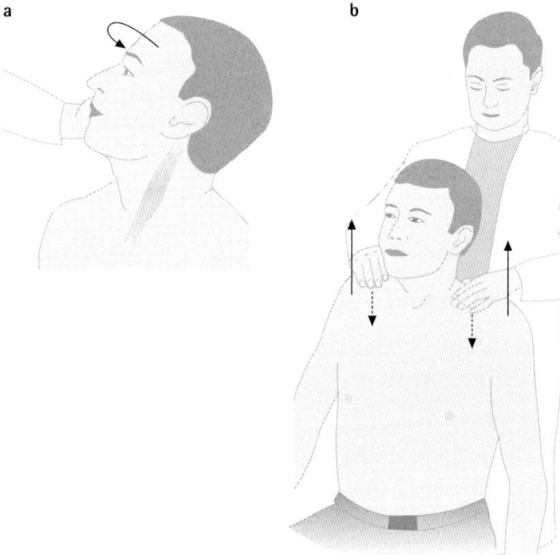

Abb. 4.14 Prüfen des N. accessorius (N. IX), Erläuterung im Text

- Die Funktion des M. sternocleidomastoideus wird geprüft durch Kopfseitendrehung gegen den Widerstand der Hand des Untersuchers (s. Abb. 4.14a).
- Die Funktion des M. trapezius wird geprüft durch Emporziehen der Schultern, ebenfalls gegen Widerstand (s. Abb. 4.14b).

Eine einseitige Akzessoriusläsion bei fehlenden Sensibilitätsstörungen ist durch eine schlaffe Lähmung des M. trapezius mit Schultertiefstand und leichter Scapula alata sowie bei proximalen Läsionen durch Parese des M. sternocleidomastoideus gekennzeichnet.

4.1.9 N. hypoglossus (N. XII)

Inspizieren Sie die Zunge, und achten Sie auf:

- Atrophie.
- Asymmetrie.
- Faszikulationen und Fibrillationen.

Bei einseitiger Parese weicht die Zunge beim Herausstrecken nach der gelähmten Seite ab (s. Abb. 4.15).

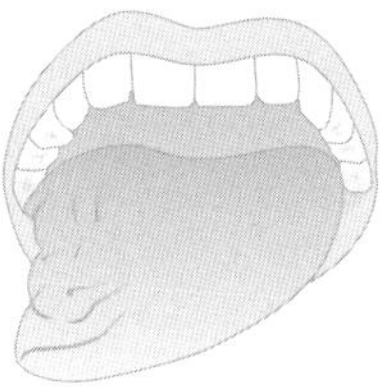

Abb. 4.15 Abweichen der Zunge bei einseitiger Parese des N. hypoglossus.

4.2 Motorik, Sensibilität, Koordination

> ! Die Untersuchung des motorischen Systems umfasst die Beurteilung von Muskeltrophik, Tonus, Kraft, Muskeleigenreflexen und Pyramidenbahnzeichen. Gegebenenfalls müssen auch extrapyramidale Bewegungsstörungen und Tremor erfasst werden. Die Untersuchung soll klären, ob eine Störung im motorischen System vorliegt, und die Störung topisch zuordnen (peripher/zentral).

4.2.1 Motorik

Auch bei der Untersuchtung der Motorik dient die ausführliche Anamnese nicht nur zur Differenzierung der Beschwerden, sondern auch zur Planung gezielter Untersuchungen von Teilfunktionen vor dem Hintergrund der funktionellen Neuroanatomie (z. B. peripher, spinal, cerebral).

Muskeltrophik

> → Atrophien der Muskulatur können ein wichtiger Hinweis auf eine Schädigung des 2. motorischen Neurons sein und auf periphere Paresen hinweisen. Bei akuter peripherer Nervenläsion können Myatrophien innerhalb weniger Wochen nachweisbar sein.

- Durch das Verteilungsmuster der Myatrophien lassen sich Rückschlüsse auf die Lokalisation einer peripheren Nervenläsion ziehen.
- Myatrophien müssen im Seitenvergleich beurteilt werden; an den Extremitäten durch Messung des Umfangs.

Cave:

> Myatrophien können auch bei Muskelerkrankungen und bei Inaktivität beobachtet werden

Muskeltonus

Als Muskeltonus wird der muskuläre Widerstand bei passiven Beuge- und Streckbewegungen bezeichnet, der sich bei völliger Entspannung findet. Bei einer Schädigung des 1. motorischen Neurons entwickelt sich eine Spastik, bei Läsion des 2. motorischen Neurons resultiert dagegen eine schlaffe Lähmung. Erkrankungen des Kleinhirns und der Basalganglien können ebenfalls zu Veränderungen des Tonus führen, die jedoch nicht mit Paresen einhergehen.

- Die Prüfung an den oberen Extremitäten erfolgt durch passive, rasche, schüttelnde Bewegungen im Ellenbogen- und Handgelenk.
- Die Prüfung an den unteren Extremitäten erfolgt in Rückenlage. Der Untersucher hebt das Knie des entspannt flach liegenden Beines rasch etwa 10 cm von der Unterlage an: Wenn dabei die Ferse von der Unterlage abhebt, liegt entweder eine Tonuserhöhung vor oder der Patient ist nicht entspannt.

Befunde:

- Eine Spastik wird umso deutlicher, je rascher der Muskel gedehnt wird. Sie ist in den Armen v. a. an den Beugern, in den Beinen v. a. an den Streckern ausgeprägt. Oft kommt es langfristig zu Kontrakturen.
- Ein Rigor bietet einen eher wächsernen Widerstand der Strecker und Beuger, es kann dabei ein Zahnrad-Phänomen aufgelagert sein.

Cave:

Bei mangelnder Entspannung wird ein erhöhter Muskeltonus vorgetäuscht.

Muskelkraft

Eine Muskelschwäche wird als Parese bezeichnet, eine vollständige Lähmung als Plegie. Man unterscheidet schlaffe und spastische Paresen. Der Ausprägungsgrad einer Parese wird auf der MRC-Skala von 0 bis 5 angegeben.

Das Ausmaß einer Parese wird mit der MRC-Skala bestimmt:
- 0: keine Kontraktion.
- 1: sichtbare Kontraktion ohne Bewegungseffekt.
- 2: Bewegung bei Aufhebung der Schwerkraft (z. B. Arm im Liegen seitlich bewegen).
- 3: Bewegung gegen die Schwerkraft.
- 4: Bewegung gegen Widerstand.
- 5: normale Kraft.

Halteversuche sind sensitive Tests für latente zentrale Paresen:
- Armhalteversuch: Beide Arme des Patienten werden ausgestreckt horizontal gehalten, die Handinnenseiten nach oben gedreht, die Augen geschlossen. Bei einer diskreten Parese ist nur eine Pronation, bei einer höhergradigen auch ein Absinken zu beobachten.
- Beinhalteversuch: Es wird auch das Absinken im Seitenvergleich in Rücklage beurteilt.

Bei pathologischen Halteversuchen oder sonstigen Hinweisen auf Paresen müssen Kraftprüfungen einzelner Muskelgruppen durchgeführt werden. Dabei ist systematisch vorzugehen, z. B. an der oberen Extremität von proximal nach distal.

Einzelne Muskelgruppen im direkten Seitenvergleich untersuchen (s. Tab. 4.1 und 4.2).

Tab. 4.1 Prüfung der Kraft an den oberen Extremitäten

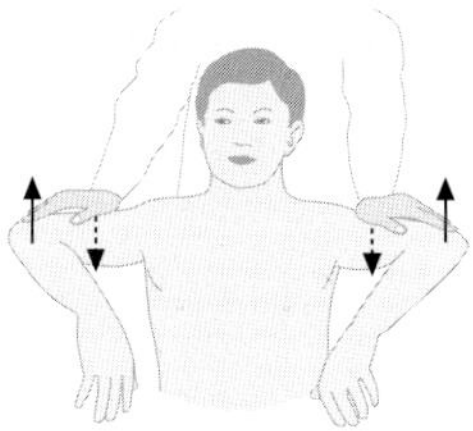	Abduktion der Schulter M. deltoideus N. axillaris *C5*, C6
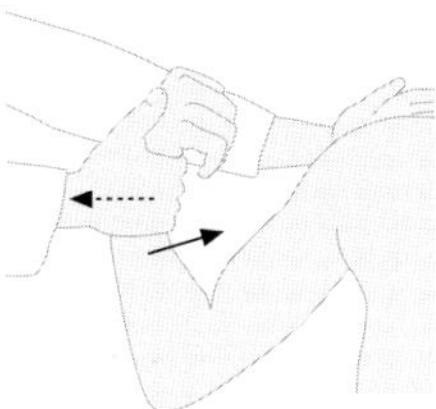	Beugung des Ellenbogens M. biceps brachii N. musculocutaneus *C5*, C6
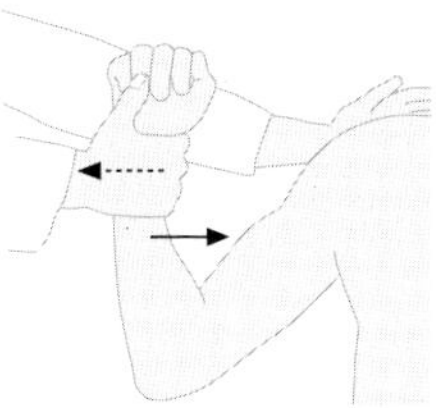	Beugung im Ellenbogen M. brachioradialis N. radialis C5, *C6*
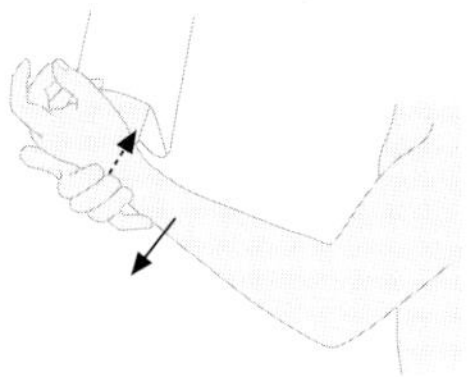	Streckung des Ellenbogens M. triceps brachii N. radialis C6, *C7*, C8

Tab. 4.1 Prüfung der Kraft an den oberen Extremitäten (Forts.)

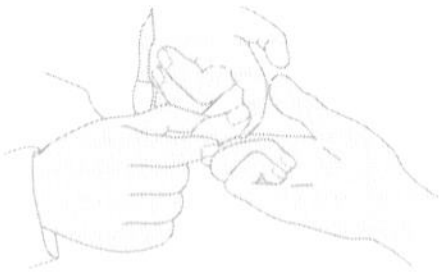	Beugung der Finger M. flexor digitorum profundus I und II N. medianus M. flexor digitorum profundus III, IV und V N. ulnaris C7, *C8*
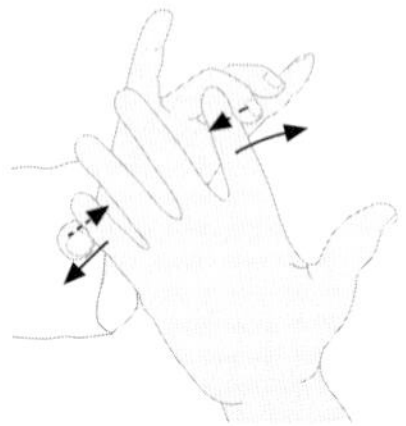	Spreizung der Finger Mm. interossei dorsales M. abductor digiti minimi N. ulnaris: C8, *Th1*

Tab. 4.2 Prüfung der Kraft an den unteren Extremitäten

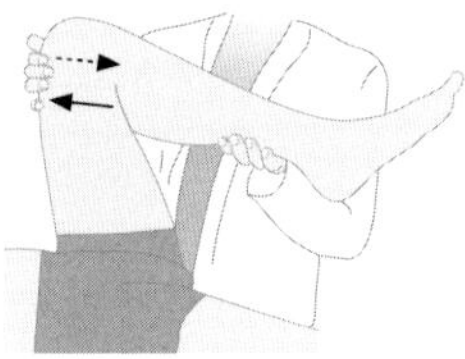	Beugung des Hüftgelenks M. iliopsoas (M. quadriceps femoris) Äste de Spinalnerven L1, L2, L3 und N. femoralis *L1*, *L2*, L3
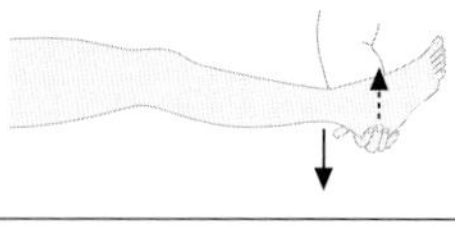	Streckung des Hüftgelenks M. glutaeus maximus N. glutaeus inferior *L5*, *S1*, S2
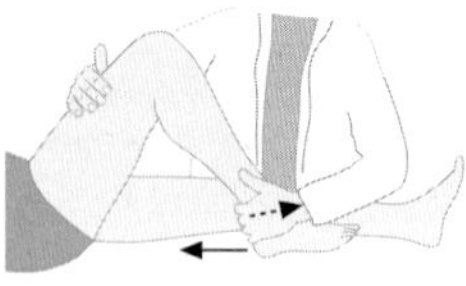	Beugung im Kniegelenk ischiokrurale Muskulatur N. ischiadicus L5, *S1*, S2

Tab. 4.2 Prüfung der Kraft an den unteren Extremitäten (Forts.)

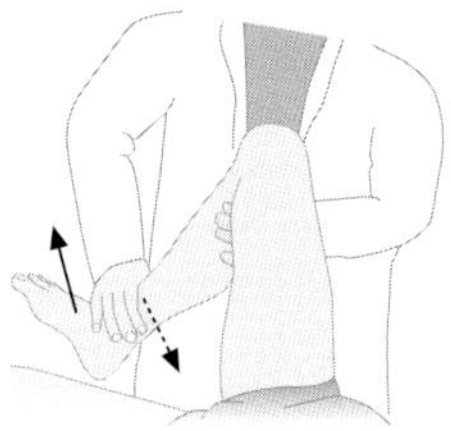	Streckung im Kniegelenk M. quadriceps femoris N. femoralis L2, *L3*, *L4*
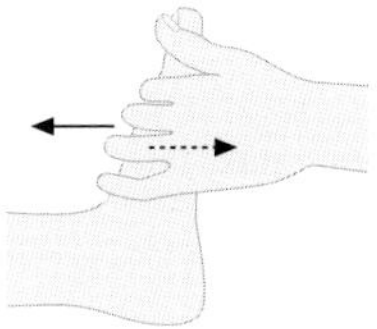	Fußhebung M. tibialis anterior N. peronaeus profundus *L4*, L5
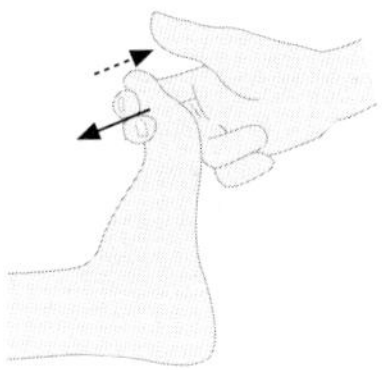	Großzehenhebung M. extensor hallucis longus N. peronaeus longus *L5*, S1
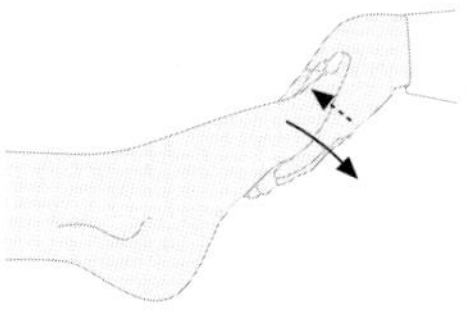	Fußsenkung M. gastrocnemius/M. soleus N. tibialis S1, S2

Feinmotorik

Den Patient auffordern, mit den Fingern seitengetrennt „Klavier zu spielen". Dabei die Händigkeit berücksichtigen. Störungen der Feinmotorik treten typischerweise bei Läsionen des 1. motorischen Neurons auf.

Muskeleigenreflexe

Dem Muskeleigenreflex (MER) liegt ein Reflexbogen mit einem afferenten und einem efferenten Schenkel (peripherer Nerv) sowie der monosynaptischen Verschaltung im Rückenmarkssegment zu Grunde. Der Reflex ist bei einer Läsion dieser neuronalen Strukturen sowie bei neuromuskulären Übertragungsstörungen und Muskelerkrankungen abgeschwächt. Eine Läsion des 1. motorischen Neurons bewirkt dagegen nach einer Latenz eine Reflexsteigerung. Die Beurteilung der Reflexe erfolgt im Seitenvergleich und im Vergleich zum allgemeinen Reflexniveau.

Bei der orientierenden neurologischen Untersuchung sind fünf Paare von Muskeleigenreflexen zu berücksichtigen (s. Tab. 4.3):

Tab. 4.3 Muskeleigenreflexe

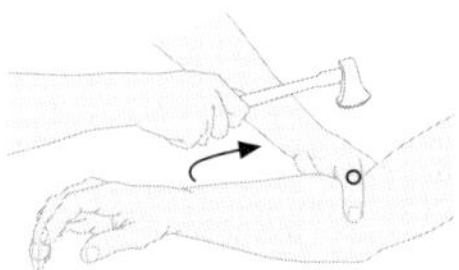	*Bizepssehnenreflex* (BSR, C5/6) Patient liegt auf dem Rücken, Arme gebeugt, Hände liegen entspannt auf dem Bauch. Untersucher legt Daumen auf Bizepssehne und beklopft diesen mit Reflexhammer. Kontraktion kann von Daumen gespürt werden, sichtbare Kontraktion des Muskelbauchs.
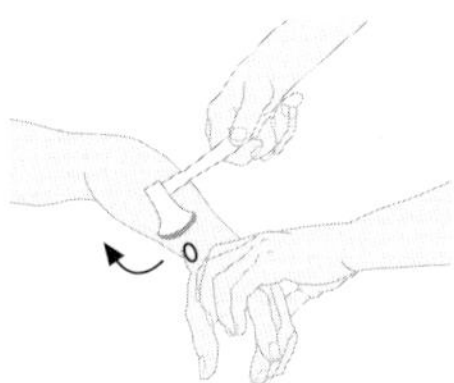	*Radiusperiostreflex* (RPR, C6) Arme liegen wie bei BSR. Untersucher legt ausgestreckte Finger seiner Hand auf distalen Radius des Patienten und beklopft seine Finger. Spür- und sichtbare Kontraktion des M.brachioradialis mit Beugung im Ellenbogen.
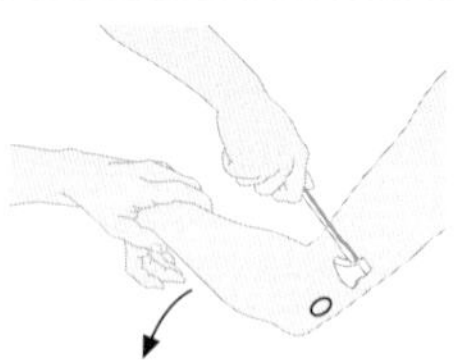	*Trizepssehnenreflex* (TSR, C7) Arm des Patienten liegt entspannt auf Brustkorb, im Ellenbogen etwa rechtwinklig angewinkelt. Direktes Beklopfen der Trizepssehne wenige Zentimeter proximal des Olecranon. Sichtbare Kontraktion des M. triceps brachii und Streckung im Ellenbogen.

Tab. 4.3 Muskeleigenreflexe (Forts.)

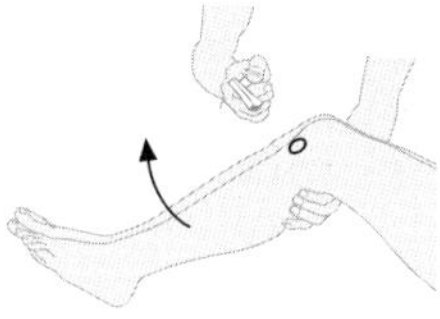	*Patellarsehnenreflex* (PSR, L3/4) Unter Knie des liegenden Patienten greifen, Beine in eine entspannte, im Kniegelenk angewinkelte Haltung bringen, Beklopfen der Sehne des M. quadriceps femoris direkt unterhalb der Patella löst Kontraktion des M. quadriceps und Streckung im Kniegelenk aus.
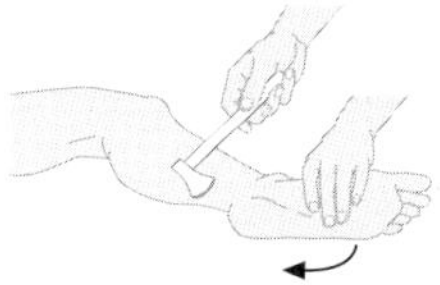	*Achillessehnenreflex* (ASR, S1) Bein des Patienten beugen und außenrotieren, Fuß passiv etwas dorsal flektieren und auf entspannte Haltung des Fußes achten. Beklopfen der Achillessehne löst Plantarflexion des Fußes aus.

Weitere Muskeleigenreflexe:

- Trömner-Reflex (C8): ruckartiges Anschlagen der Fingerkuppen des Untersuchers gegen Fingerkuppen des Patienten bei entspannter, leichter Beugung im Handgelenk und den Fingergelenken. Es resultiert eine Beugung der Fingerendglieder.
- Adduktorenreflex (L2/3): Schlag auf das mediale Knie (Condylus medialis) löst eine Adduktionsbewegung des Beins aus.
- Tibialis-posterior-Reflex (TPR, L5): Schlag gegen Sehne des M. tibialis posterior oberhalb oder unterhalb des Malleolus medialis am ausgestreckt liegenden Bein des Patienten. Es kommt zu einer Inversion des Fußes. Bei schwachem und mittlerem Reflexniveau häufig beidseits nicht auslösbar.

Cave:

Wichtig zur praktischen Durchführung:

- Der Muskel ist vorgedehnt, aber entspannt.
- Der Schlag ist ausreichend kräftig.
- Jeden Muskeleigenreflex zur Beurteilung mehrfach ausgelösen.
- Muskeleigenreflexe immer im Seitenvergleich beurteilen.

Bei sehr schwachen oder vermeintlich fehlenden Muskeleigenreflexen an den Beinen kann die Bahnung durch den Jendrassik-Handgriff (s. Abb. 4.16) erfolgen. Der Patient verschränkt die Finger beider Hände ineinander und zieht bei Aufforderung während der Reflexauslösung kräftig die Arme auseinander. An den oberen Extremitäten kann die Bahnung durch festen Kieferschluss erfolgen.

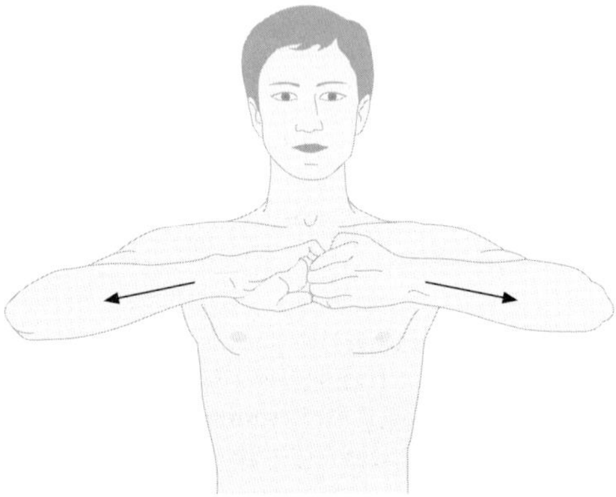

Abb. 4.16 Jendrassik-Handgriff.

Beschreiben des Niveaus der Muskeleigenreflexe (MER):

- MER erloschen: Reflex auch nicht mit Bahnung auslösbar.
- MER schwach, mittellebhaft, lebhaft: wird im Seitenvergleich beurteilt.
- MER gesteigert: liegt vor bei:
  - verbreiterter Reflexzone (z.B. PSR lässt sich bei Beklopfen der distalen Tibiakante auslösen)
  - Überspringen des Reflexes auf andere (nicht durch den Schlag gedehnte) Muskelgruppen
  - spastischer Tonuserhöhung
  - pathologischen Kloni.

Auch bei Gesunden können vereinzelte Kloni vorkommen. Einseitige, mehr als drei oder gar unerschöpfliche Kloni gelten als Hinweis auf eine Läsion der Pyramidenbahn.

Untersuchung eines Muskelklonus

- Prüfung von Fuß-Kloni: Der Patient liegt entspannt auf dem Rücken, das Bein wird mit rechtwinklig gebeugten Kniegelenk vom Untersucher gehalten. Kloni liegen vor, wenn eine ruckartige Dorsalflexion des Fußes zu rhythmischen Plantarflexionen des Fußes führt. Dabei ist es wichtig, dass der Untersucher den Fuß in der dorsalflektierten Position hält.
- Prüfung von Patellar-Kloni: Die Patella wird ruckartig nach distal geschoben und gehalten, um die Sehne des M. quadriceps zu dehnen. Kloni äußern sich als rhythmische Zuckungen der Patella.

Pyramidenbahnzeichen

Pyramidenbahnzeichen weisen immer auf eine Läsion des 1. motorischen Neurons und somit auf eine Störung des zentralen Nervensystems hin. Das Babinski-Zeichen (s. Abb. 4.17) ist neben Kloni das wichtigste Pyramidenbahnzeichen.

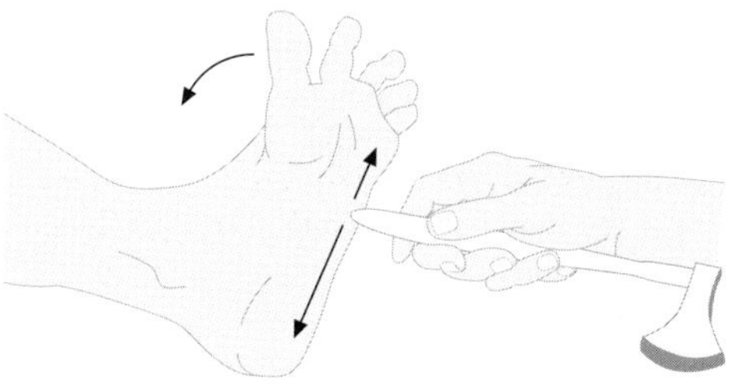

Abb. 4.17 Babinski-Zeichen: Prüfung am gestreckte und entspannt liegenden Bein durch Hin- und Herstreichen mit einem Gegenstand an der lateralen Fußsohle. Das Zeichen ist positiv, wenn primär eine anhaltende Extension der Großzehe auftritt. Häufig wird zusätzlich eine Spreizung der übrigen Zehen, gelegentlich eine reflektorische Beugung im Kniegelenk beobachtet.

Weitere Pyramidenbahnzeichen:

- Gordon-Zeichen: Wade im unteren Anteil mit beiden Händen zusammenpressen; Reflexantwort wie beim Babinski-Zeichen.
- Oppenheim-Zeichen: kräftiges Streichen mit dem Daumen entlang der unteren Hälfte der Tibiakante von proximal nach distal; Reflexantwort wie beim Babinski-Zeichen.

4.2.2 Sensibilität

> **!** Entscheidend für die topographische Zuordnung sensibler Störungen sind die Erfassung der betroffenen sensiblen Qualitäten und das Verteilungsmuster der sensiblen Ausfälle. Bei Nervenläsionen ist das Ziel der Untersuchung der Sensibilität die Zuordnung zu einer Läsion der Nervenwurzel, des Plexus bzw. des peripheren Nervs (s. Abb. 4.18). Bei Prozessen des Rückenmarks ist die Höhe des sensiblen Niveaus ein wichtiger Hinweis auf die spinale Höhe der Läsion.

- Berührungsempfinden (Ästhesie): Bestreichen der Haut im Seitenvergleich mit den Fingerkuppen, einem Pinsel oder einem Wattebausch.
- Schmerzempfinden (Algesie): Berühren der Haut mit spitzem Gegenstand (z.B. Zahnstocher, Sicherheitsnadel). Die Reizung sollte einen leichten Schmerz induzieren.
- Temperaturempfinden (Thermästhesie): Der Patient soll unterscheiden, ob er mit einem kalten oder einem warmen Gegenstand berührt wird (z.B. mit einem „kühlen" Stück Metall (Reflexhammer) und einem „warmen" Stück Plastik (Hammergriff). Alternativ können Reagenzgläser mit kaltem und warmen Wasser verwandt werden.
- Vibrationsempfinden (Pallästhesie): Stimmgabel an markante Knochenpunkte (Malleolus, Patella, Spina iliaca ant., Fingergelenke) halten. Patient gibt an, wann die Vibration aufhört.
- Lagesinn: Untersucher bewegt die entspannte Großzehe des Patienten in kleinen Schritten etwa 5–10 Mal nach oben oder unten,

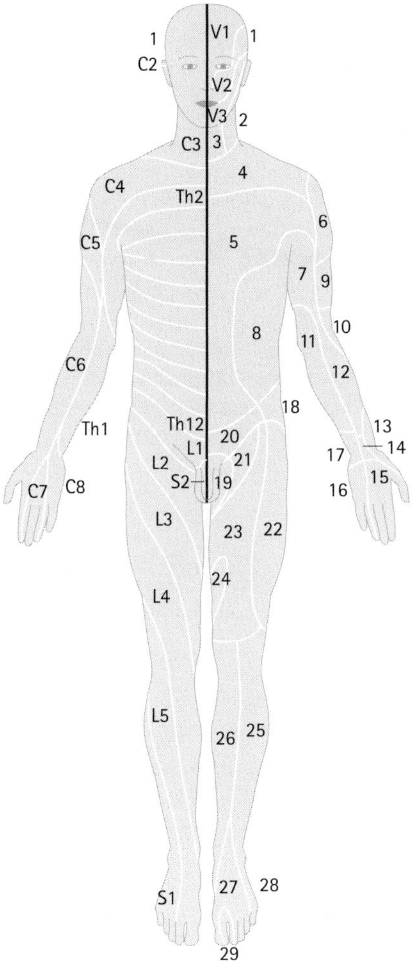

1 N. trigeminus (V1, V2, V3)
2 N. auricularis magnus
3 N. transversus colli
4 Nn. supraclaviculares
5 Rr. cutanei anteriores nn. intercostalium
6 N. axillaris
7 N. cutaneus brachii medialis
8 Rr. mammarii laterales nn. intercostalium
9 N. cutaneus brachii posterior (N. radialis)
10 N. cutaneus antebrachii posterior
11 N. cutaneus antebrachii medialis
12 N. cutaneus antebrachii
13 N. superficalis n. radialis
14 N. palmaris n. mediani
15 N. medianus
16 Nn. digitales palmares communes
17 R. palmaris n. ulnaris
18 N. iliohypogastricus (R. cut. lat.)
19 N. ilioinguinalis (Nn. scrotales anteriores)
20 N. iliohypogastricus (R. cutaneus anterior)
21 N. genitofemoralis (R. femoralis)
22 N. cutaneus femoris lateralis
23 N. femoralis (Rr. cutanei anteriores)
24 N. obturatorius
25 N. cutaneus suprae lateralis
26 N. saphenus
27 N. peroneaus superficialis
28 N. suralis
29 N. peronaeus profundus

Abb. 4.18 Verteilungsmuster sensibler Störungen. An der rechten Körperhälfte ist die segmentale Innervation (Nervenwurzeln), an der linken Körperhälfte die Innervation durch periphere Nerven dargestellt.

die Richtung wird nach dem Zufallsprinzip verändert. Dabei die Zehe von der Seite anfassen. Patient gibt bei geschlossenen Augen die Richtung der passiven Bewegung an. Kann auch an den Fingern durchgeführt werden.

Eine dissozierte Sensibilitätsstörung betrifft isoliert das Schmerz- und Temperaturempfinden und weist auf eine Störung des Rückenmarks oder Hirnstamms hin. Zum „Kern“ der neurologischen Untersuchung gehört die Prüfung der Ästhesie und Algesie, die anderen sensiblen Qualitäten werden meist nur bei bestimmten Fragestellungen geprüft.

Wichtig:

Die Prüfung der Sensibilität ist in besonderem Maße auf die Kooperation des Patienten angewiesen und verlangt daher oft Geduld. Es ist insofern eine subjektive Methode. Die Prüfung der Sensibilität erfolgt stets im Seitenvergleich.

4.2.3 Koordination

! Eine Störung der Koordination von Bewegungsabläufen wird als Ataxie bezeichnet. Eine Ataxie kann sich manifestieren als gestörtes Zusammenspiel von:

- Muskelgruppen (Dyssynergie).
- falscher Abmessung von Zielbewegungen (Dysmetrie).
- Störung von raschen, alternierenden Bewegungen (Dysdiadochokinese).

Man unterscheidet eine Stand- und Gangataxie von einer Rumpfataxie bzw. einer Zeigeataxie. Häufige Ursachen einer Ataxie sind zerebelläre, spinale oder vestibuläre Störungen.

Zeigeversuche (Abb. 4.19 und 4.20)

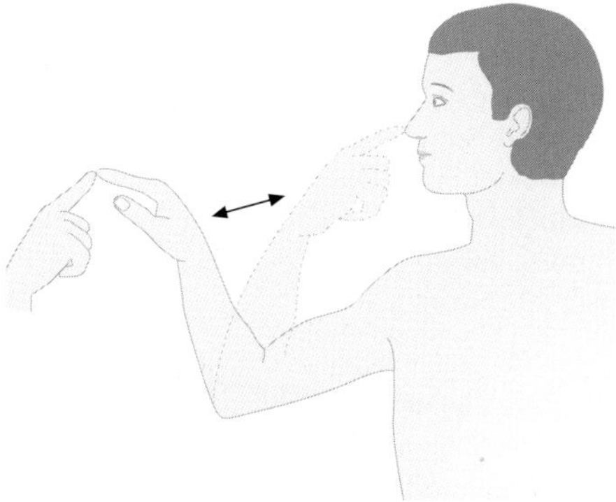

Abb. 4.19 Finger-Nase-Versuch. Der Patient führt wiederholt seinen Zeigefinger rasch zwischen seiner Nasenspitze und dem Finger des Untersuchers hin und her. Ein Intentionstremor äußert sich bei Näherung des Ziels mit zunehmendem Zittern und weist auf eine zerebelläre Störung hin. Eine Dysmetrie kann dagegen auch bei Paresen und Störungen der Tiefensensibilität beobachtet werden. Eine zerebelläre Ataxie zeigt sich zumeist schon bei offenen Augen, die Sensitivität ist aber bei geschlossenen Augen erhöht.

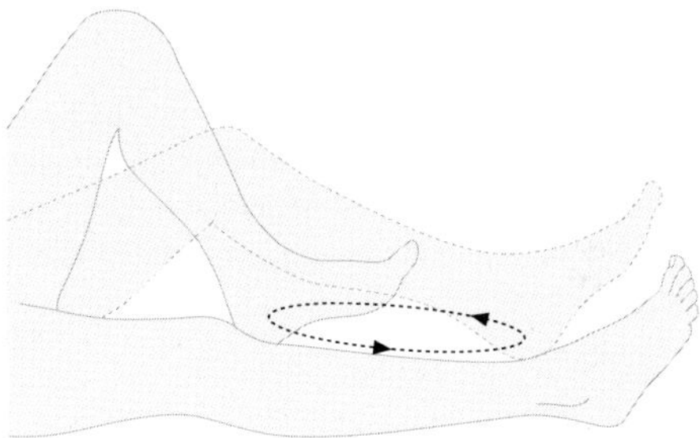

Abb. 4.20 Knie-Hacke-Versuch. Wird in Rückenlage geprüft. Der Patient berührt mit der Hacke die Kniescheibe des anderen Beins und streicht entlang der Tibiakante nach distal.

Diadochokinese

Bei der Diadochokinese wird die Fähigkeit geprüft, alternierende Bewegungen in schneller Folge durchzuführen. Der Patient führt rasch wechselnde Pro- und Supinationsbewegungen der Unterarme durch, wie beim Einschrauben einer Glühbirne.

Eine Dysdiadochokinese kann auf eine zerebelläre Ursache zurückgeführt werden, vorausgesetzt, es liegt keine Parese oder extrapyramidalmotorische Störung vor.

Romberg-Test

Zunächst den Stand des Patienten mit geschlossenen Füßen bei offenen Augen beurteilen. Kommt es bei Augenschluss zur deutlichen Zunahme einer Standunsicherheit, ist der Romberg-Test positiv. Beachte eine reproduzierbar gerichtete Fallneigung.

Ein positiver Romberg-Test weist auf eine Störung der Propriozeption (z. B. Polyneuropathie) oder eine vestibuläre Störung hin. Ein Patient mit einer Kleinhirnerkrankung steht dagegen schon mit offenen Augen unsicher.

Sensitiver hinsichtlich einer seitlichen Fallneigung ist der Tandem-Romberg-Test, der mit voreinander gestellten Füßen durchgeführt wird.

Cave:

> Die Prüfung der Standsicherheit kann bei psychogenen Störungen schwierig zu interpretieren sein. Typischerweise kann dabei eine deutliche Verbesserung der Standsicherheit bei gleichzeitiger mentaler Ablenkung (z. B. Aufsagen der Monate in umgekehrter Reihenfolge von Dezember bis Januar) beobachtet werden.

Gangprüfung

Der Patient läuft in normalem Tempo durch den Raum. Achte Sie auf:

- Initiierung des Gangs.
- Gangunsicherheit.
- Breite und Länge der Schritte.
- Fallneigung oder seitendifferentes Mitschwingen der Arme bei:
  - Parkinson-Gangbild (z. B. Propulsion und kleinschrittig)

- Wernicke-Mann-Gangbild (z.B. bei distal betonter Hemiparese)
- zerebellärem Gangbild (z.B. attaktisch)
- Steppergang (z.B. bei Fußheberschwäche).

Seiltänzergang

Sensitiver Test für Gleichgewichtsstörungen. Der Patient setzt einen Fuß vor den anderen. Normalerweise können dabei zehn Schritte ohne seitlichen Ausfallschritt gemacht werden.

4.2.4 Richtungweisende Untersuchungsbefunde

Lasègue-Zeichen

Passives Anheben des gestreckten Beins in Rückenlage: Provokation von Schmerz, der von der LWS- und Glutäalregion in das Bein ausstrahlt. Positiv bei Irritation der Nervenwurzeln L5 und S1.

Bei Irritation der Wurzeln L3 und L4 kann das umgekehrte Lasègue-Zeichen positiv sein, die Provokation erfolgt durch Überstreckung im Hüftgelenk.

Hoffmann-Tinel-Zeichen

Beklopfen mit dem Finger im Verlauf eines Nerven kann über einer Verletzungsstelle zu Parästhesien führen, die in das periphere Versorgungsgebiet des Nervs ausstrahlen (z.B. Beklopfen des N. medianus über dem Karpaltunnel bei Karpaltunnelsyndrom).

Lhermitte-Zeichen

Starke Beugung des Kopfes löst eine meist „elektrisierende" Missempfindung aus, die vom Nacken in die Beine oder Arme ausstrahlt. Tritt bei Läsionen der Hinterstränge im Myelon auf.

Simpson-Test

Wird bei Verdacht auf Myasthenia gravis durchgeführt: Der Patient wird instruiert, für mindestens 1 min eine maximale Blickdeviation nach oben auszuführen. Der Test ist positiv, wenn dabei ein Absinken des Augenlids bzw. ein Strabismus beobachtet wird.

5 Orthopädisch-traumatologische Untersuchungen

K. Schnake, M. v. Seebach

Orthopädie leitet sich aus dem Griechischen ab und setzt sich aus den Wörtern „orthos" (aufrecht) und „paidion" (Kind) bzw. „paideia" (Erziehung, Übung) zusammen. Treffend könnte man den Sinn des Begriffes mit „Lehre vom geraden Wachstum" wiedergeben. Für die orthopädische Untersuchung ist eine fundierte Kenntnis der Anatomie des Bewegungsapparates unabdingbar.

Die orthopädische Untersuchung hat folgende Komponenten:
- Anamnese und orthopädische Leitsymptome
- klinische Untersuchung (Neutral-Null-Methode)
- bildgebende Diagnostik.

5.1 Anamnese

Sechzig Prozent aller Diagnosen können durch eine ausführliche Anamnese gestellt werden. Eine wichtige Rolle spielen sportliche Aktivitäten, Unfälle in Beruf und Freizeit und Voroperationen. Bei Schmerzen sind deren Qualität, Lokalisation und das zeitliche Auftreten (Tageszeit, Aktivität, Dauer) zu erfragen. Des Weiteren fragt man nach Funktionsstörungen, Begleitumständen und beeinflussenden Faktoren der Beschwerden.

5.2 Klinische Untersuchung

5.2.1 Hilfsmittel

Winkelmesser, Maßband, Reflexhammer mit Nadel, Stethoskop, Lot, Brettchen mit Dicken von 0,5 bis 5 Zentimeter.

5.2.2 Inspektion

Der Patient wird entkleidet in Ruhe und Bewegung betrachtet:

- Körpergröße und -bau, Haltung, Konstitutionstyp.
- Körperproportionen, Längenunterschiede der Extremitäten.
- Achsenfehlstellungen, Asymmetrien, Gelenkkontrakturen, Deformitäten.
- Hautveränderungen (Rötung, Schwellung, Narben etc.).
- Gangbild und Bewegungsabläufe (Art des Hinkens, Treppensteigen, Entkleiden etc.).

5.2.3 Palpation

Schmerzhafte und veränderte Areale werden genau palpiert. Schmerzen lassen sich fast immer durch Palpation einer anatomischen Struktur zuordnen:

- Muskeltonus, -verspannung, -schmerz.
- Schwellung (schmerzhaft oder -los), Gelenkerguss, Temperatur.
- Krepitation.
- Druck-, Klopf- und Rüttelschmerz.
- Gelenkspiel.

5.2.4 Pulsstatus

Siehe Teil 1, Kapitel 3.1.

5.2.5 Neurologischer Status

Siehe Teil 2, Kapitel 4.

5.2.6 Neutral-Null-Methode

Im Anschluss an die Untersuchung der einzelnen Gelenke werden die Untersuchungsergebnisse des aktiven und passiven Bewegungsumfangs (ROM) nach der Neutral-Null-Methode dokumentiert. Die Neutralstellung ist die natürliche Stellung der Gelenke, bei der der Patient aufrecht, mit gestreckten Armen und Beinen steht und die Daumen nach vorn zeigen. Von dieser Neutralstellung ausgehend werden die möglichen Bewegungsrichtungen geprüft und als Grad angegeben. Dabei werden immer zwei Bewegungsrichtungen zusammengefasst (Extension-Flexion, Abduktion-Adduktion, Innenrotation-Außenrotation etc.). Abhängig vom anatomischen Typ des Gelenks sind unterschiedlich viele Bewegungsrichtungen möglich. Hier ein paar Beispiele:

- Wenn das rechte Ellenbogengelenk aktiv und passiv um 10° überstreckt und um 140° gebeugt werden kann, so wird dieses Ergebnis folgendermaßen dokumentiert: *Rechtes Ellbogengelenk: aktiv/passiv Extension/Flexion: 10°/0°/140°* (s. Abb. 5.1). Die Angabe besteht also immer aus drei Winkelangaben einschließlich der Neutralstellung 0° (normalerweise die mittlere Zahl).
- Wenn die Neutralstellung nicht erreicht werden kann, z.B. bei einem Streckdefizit von 10°, dann lautet die Angabe: *Re. Ellbogengelenk: aktiv/passiv Extension/Flexion: 0°/10°/140°.*
- Eine Ankylose des Kniegelenks in 20° Beugung wird folgendermaßen dokumentiert: *Ext/Flex: 0°/20°/20°.*

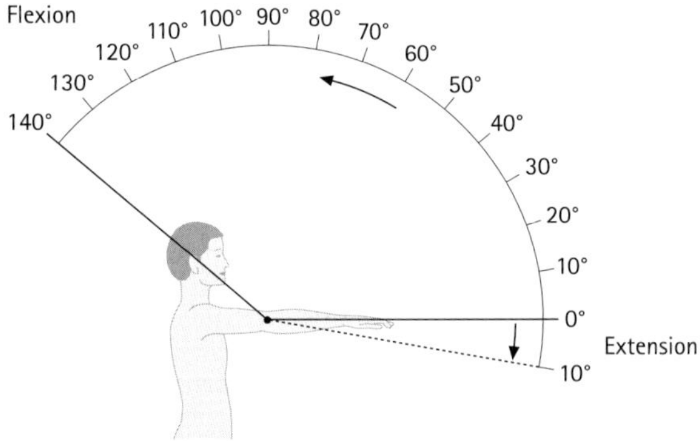

Abb. 5.1 Ellenbogen in Extension/Flexion.

Cave:

Das Bewegungsausmaß der erkrankten Seite wird mit der gesunden Seite bzw. mit Normwerten verglichen. Eventuell auftretende Krepitationen oder Schmerzen bei der Bewegungsprüfung sollten mit dokumentiert werden.

5.2.7 Obere Extremität

Schulter

Cave:

Schulterbeschwerden haben viele Ätiologien. Eine genaue funktionelle Untersuchung der anatomischen Strukturen mit spezifischen Tests ist für die Diagnosestellung essenziell.

Inspektion:

- Schultertiefstand (bei muskulärer Überlastung), Schulterblatt (z.B. Scapula alata), Atrophien, Schonhaltung (bei Entzündung oder Frozen-Shoulder), Zwangs- bzw. Fehlhaltung (bei Luxation oder Fraktur), Delle am Oberarm (bei Bizepssehnenruptur).
- Schmerzangabe:
  - Handflächenzeichen – der Patient legt seine Hand unterhalb des Akromions auf (glenohumerale oder subakromiale Ursache).
  - Fingerzeichen – der Patient zeigt mit dem Zeigefinger auf Akromioklavikulargelenk.

Palpatation (Schmerzangabe):

- Proc. coracoideus (bei Impingement).
- Tuberculum majus (für Rotatorenmanschette).
- Subakromial (z.B. Bursitis).
- Sulcus intertubercularis in 10° Innenrotation (bei Bizepssehnenaffektion).
- Akromioklavikulargelenk (bei Arthrose oder Sprengung).
- Clavicula (z.B. Klaviertastenphänomen).
- Sternoklaviculargelenk (z.B. Arthrose).

Aktive und passive Beweglichkeit:

- Neutral-Null-Methode (s. Abb. 5.2).
- Fixierung des Schulterblattes und ausschließliche Prüfung der Beweglichkeit und Laxizität (ventral, dorsal) des Glenohumeralgelenks.

- Globale Beweglichkeit: Schürzengriff einarmig (für Innenrotation und Adduktion), Nackengriff einarmig (für Außenrotation und Abduktion).

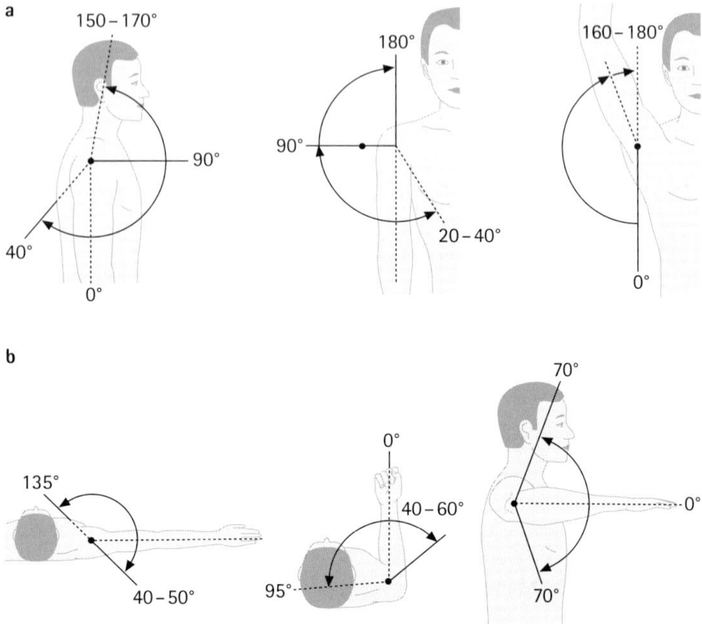

Abb. 5.2 Untersuchung des Bewegungsumfangs der Schulter.
a) Anterversion, Retroversion, Abduktion, Adduktion, Elevation;
b) Horizontalflexion, -extension, Innen- und Außenrotation

Funktionstests:

- Kraft: Außen-, Innenrotation und Adduktion gegen Widerstand.
- Impingement der Rotatorenmanschette: Painful-Arc zwischen 70° und 120° Abduktion (s. Abb. 5.3); Schmerzen bei ruckartiger Anteflexion und Adduktion über die Horizontalebene bei fixierter

Scapula (Impingement-Test nach Neer, s. Abb. 5.4); Schmerzen bei Innenrotation bei flektiertem Ellenbogen und 90° Abduktion (Hawkins).

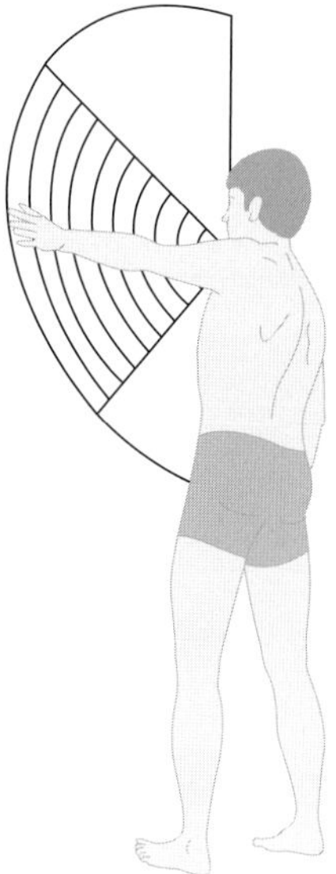

Abb. 5.3 Painful-Arc.

- Stabilität:
  - Vorderes Apprehension-Zeichen (liegend mit Blickkontakt) (s. Abb. 5.5). In Abduktion und bei gebeugtem Ellenbogengelenk wird maximal außenrotiert und der Humeruskopf manuell nach anterior geschoben (Ausweichbewegung bei Instabilität).
  - Hinteres Apprehension-Zeichen (liegend mit Blickkontakt), bei abduziertem, innenrotiertem und im Ellenbogengelenk gebeugtem Oberarm wird der Humeruskopf nach dorsal geschoben.

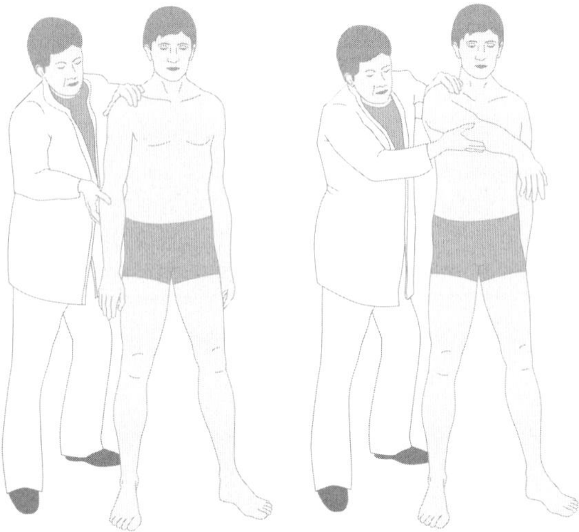

Abb. 5.4 Impingement-Test nach Neer.

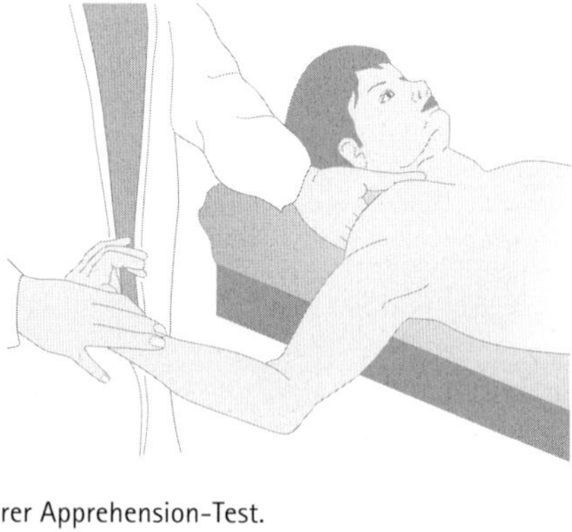

Abb. 5.5 Vorderer Apprehension-Test.

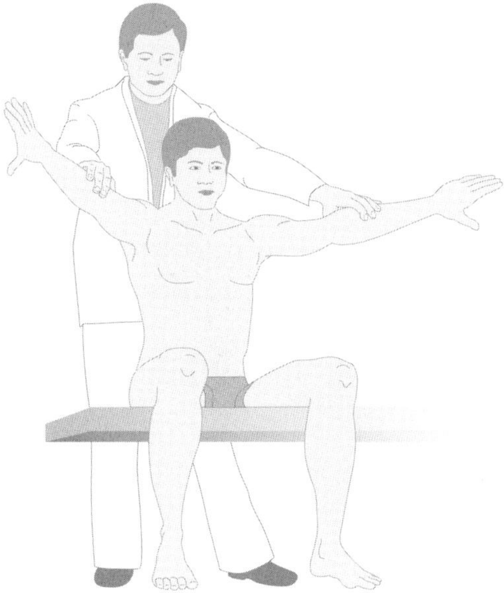

Abb. 5.6 Jobe-Test.

- Supraspinatusfunktion: Jobe-Test (s. Abb. 5.6), mit gestrecktem Arm in 90° Abduktion, 30° Innenrotation und Flexion wird Druck von oben durch den Untersucher auf den Unterarm ausgeübt, positiv bei Nachgeben des Patienten oder prinzipieller Schwäche („drop arm sign").
- Infraspinatusfunktion: Außenrotation bei gebeugtem Ellenbogengelenk gegen Widerstand.
- Subskapularisfunktion:
  - Innenrotations-Lag-Zeichen (s. Abb. 5.7) bedeutet Innenrotation gegen Widerstand bei gebeugtem Ellenbogengelenk hinter dem Rücken).
  - Napoleon-Zeichen bedeutet Druck der flachen Hand gegen den Bauch.

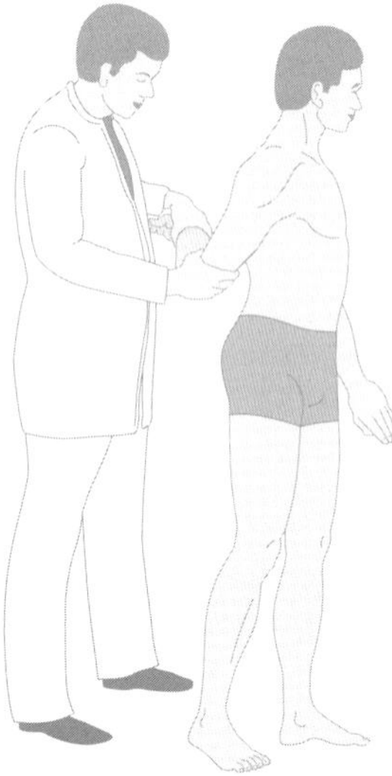

Abb. 5.7 Innenrotations-Lag-Zeichen.

- Lange Bizepssehne:
  - O'Brien Test: Arm horizontal nach vorn ausgestreckt, 10° adduziert, Daumen zeigt nach unten, dann gegen Widerstand Arm nach oben anheben lassen, Schmerzangabe bei Bizepsanker-Läsion (SLAP-Läsion).
  - Palm-up-Test mit Anheben gegen Widerstand des in 90° abduzierten und 30° horizontal flektierten Arms bei supiniertem Unterarm (Schmerzen bei Entzündung)
  - Yergason-Test (s. Abb. 5.8) bei gebeugtem Unterarm; Untersucher fasst Hand wie zum Gruß und legt eigene andere Hand auf den Sulcus intertubercularis des Patienten, Schmerzangabe bei Supination des Patienten gegen Widerstand bei gleichzeitigem Druck auf den Sulcus.

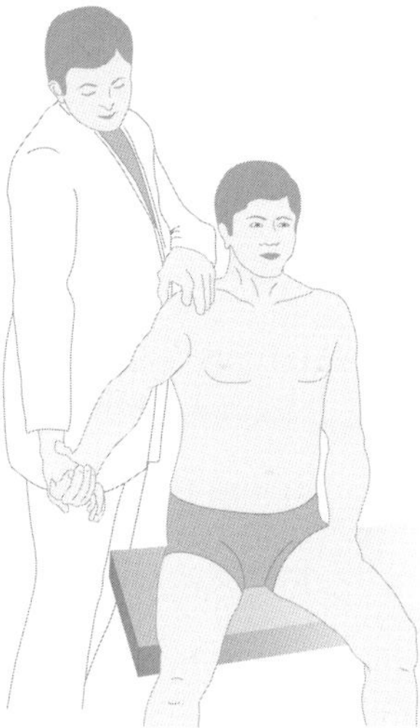

Abb. 5.8 Yergason-Test.

- Akromioklavikulargelenk: Fixierung des Akromions, Fassen des gebeugten Ellenbogens des 90° anteflektierten Oberarms und ruckartiges Schieben des Humerus nach dorsal, dabei Kompression des Gelenks und Schmerzprovokation (s. Abb. 5.9).

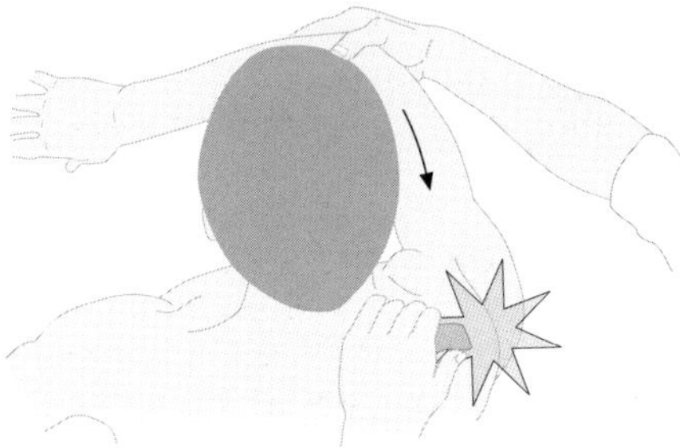

Abb. 5.9 Forcierter Horizontaladduktionstest des Akromioklavikulargelenks.

Ellenbogen und Hand

Cave:

Krankhafte Befunde der Hand werden nach traumatischer, degenerativer, rheumatischer, neurologischer oder vaskulärer Ursache differenziert.

Inspektion:
- Lokale Gelenkschwellung (bei Arthritis).
- Achsenfehlstellung (bei Frakturen und Luxationen).
- Fingerfehlstellung (bei Sehnenverletzung oder Morbus Dupuytren).
- Weichteilschwellungen (bei Bursitiden und Ganglien).
- Hautveränderungen (beim Complex-Regional-Pain-Syndrom = M. Sudeck oder bei Nagelmykose, Durchblutungsstörung und Panaritien).
- Fehlfunktion (z. B. N. medianus, N. ulnaris, N. radialis).
- Muskelatrophien (bei peripheren Nervenschäden).
- Beschwielung.

Palpation:
- Überprüfung von Turgor, Temperatur, Pulsen und Sensibilität.
- Beklopfen von Nervenstämmen zur Reproduktion von Parästhesien.
- Schmerzangabe:
  - Triggerpunkte (Sehnenansätze bei Insertionstendinitis)
  - Olecranon (bei Bursitis)
  - Epicondylus humeri medialis et lateralis (bei Epikondylitis)
  - Daumensattelgelenk (bei Arthrose)
  - Radiusköpfchen, distaler Radius und Os scaphoideum (bei Frakturen).

Aktive und passive Beweglichkeit:
- Neutral-Null-Methode (s. Abb. 5.10 bis 5.14).
- Messung des Streckdefizits der Finger in Grad, aber Messung des Beugedefizits der Finger in Zentimeter als Fingerkuppen-Hohlhand-Abstand bei Faustschluss.

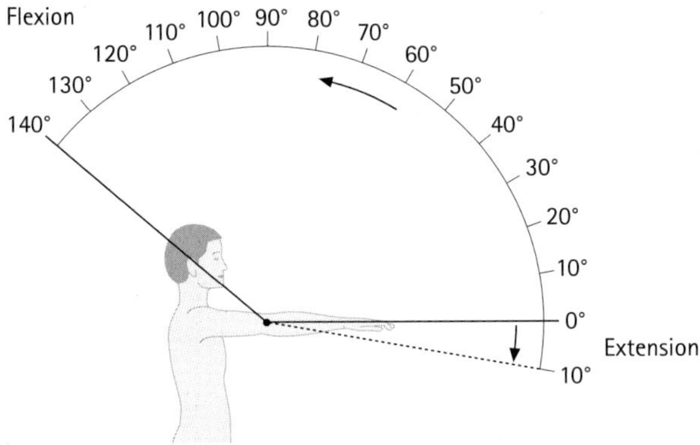

Abb. 5.10 Ellenbogen, Flexion/Extension.

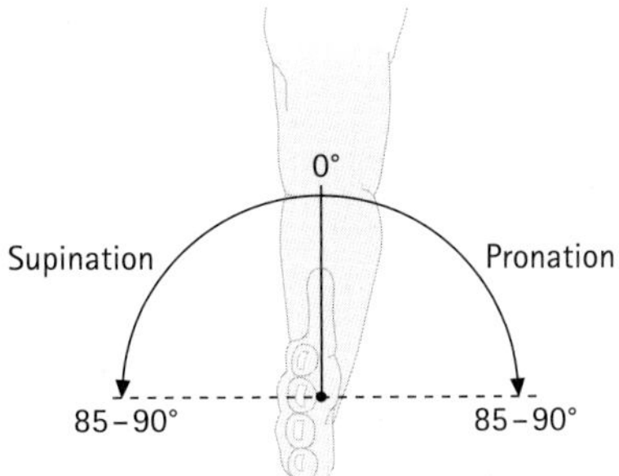

Abb. 5.11 Unterarm Pronation/Supination.

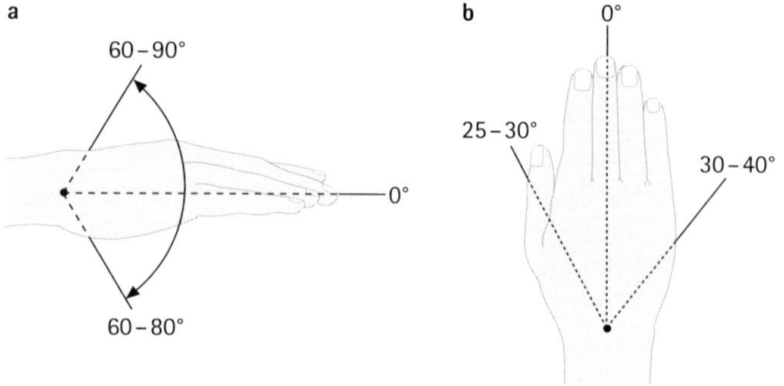

Abb. 5.12 Neutral-Null-Mathode am Handgelenk. **a)** Extension/Flexion; **b)** Radialabduktion/Ulnarabduktion

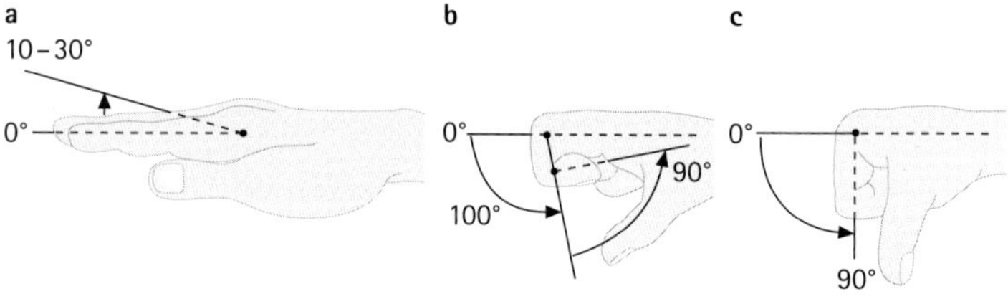

Abb. 5.13 Fingerstreckung- und beugung im Grundgelenk. **a)** Streckung im Grundgelenk; **b)** Fingerbeugung im Mittel- und **c)** im Grundgelenk

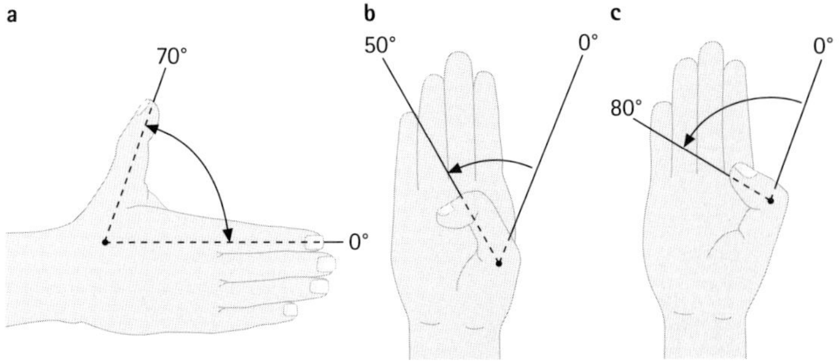

Abb. 5.14 Daumenbeweglichkeit (palmare Ab-/Adduktion; Beugung-Streckung). **a)** Streckung des Daumens im Grundgelenk; **b)** und **c)** Beugung des Daumens im Grund- und Endgelenk

Funktionstests:

- Kraft:
  - die Hände überkreuzt geben und zum kraftvollen Drücken auffordern, dabei supinieren und pronieren lassen
  - objektive Prüfung der Griffstärke mit aufgerollter RR-Manschette (s. Abb. 5.15)
  - Tests einzelner Fingerabschnitte separat durchführen.
- Primäre Greifformen:
  - Spitzgriff
  - Schlüsselgriff
  - Grobgriff
  - Hohlhandgriff (s. Abb. 5.15).
- Stabilitätstest Ellenbogen: Der Unterarm ist supiniert und gestreckt, der Oberarm wird mit einer Hand fixiert. Mit der anderen Hand den Unterarm fassen und Varus- und Valgusstress am Ellenbogengelenk ausüben (Überprüfung der lateralen und medialen Kollateralbänder).

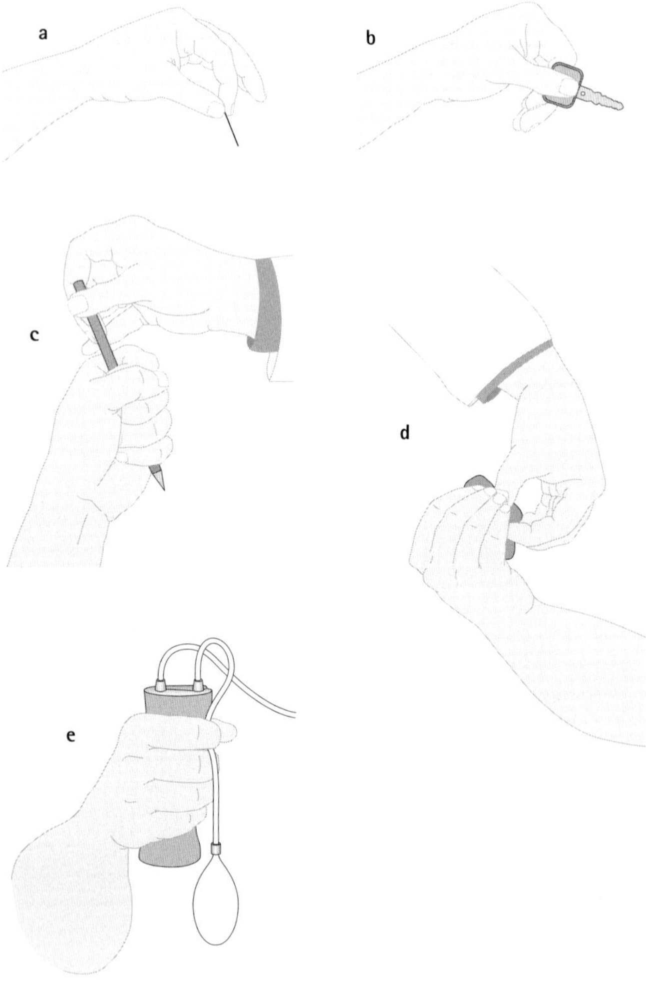

Abb. 5.15 Greiftests der Hand. **a)** Pinzettengriff; **b)** Schlüsselgriff; **c)** Grobgriff; **d)** Spitzgriff; **e)** Hohlhandgriff

Epikondylitistests:

- Chair-Test (s. Abb. 5.16): Der Patient hebt mit gestrecktem und proniertem Unterarm einen Stuhl an der Lehne an (Schmerzangabe am Epicondylus lateralis).

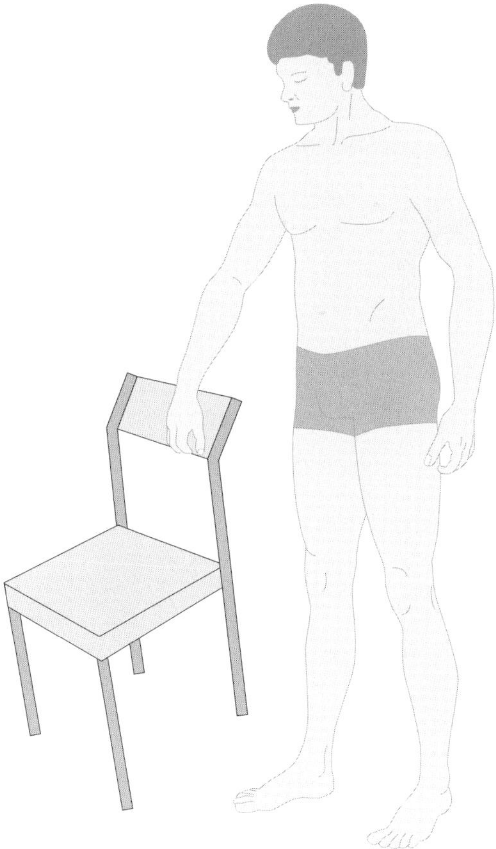

Abb. 5.16 Chair-Test.

- Golferellenbogen-Zeichen (s. Abb. 5.17): Der Patient beugt den Ellenbogen, palmarflektiert die Hand und versucht dann im Ellenbogengelenk zu strecken, während der Untersucher Hand und Oberarm festhält (Schmerzangabe am Epicondylus medialis).

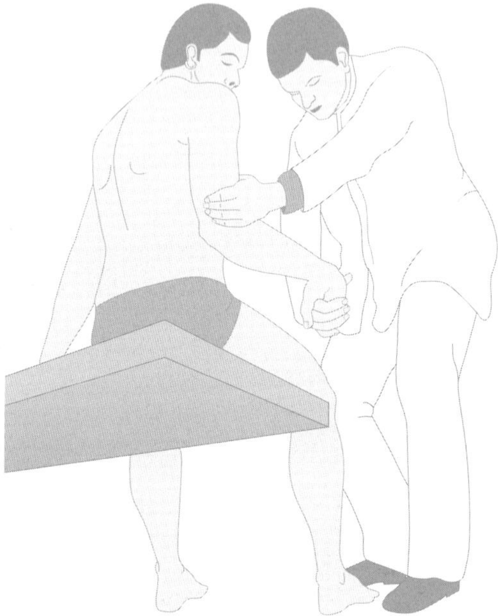

Abb. 5.17 Golferellenbogen-Zeichen.

Engpasssyndrome:

- Tinel-Zeichen (s. Abb. 5.18): beugeseitiges Beklopfen des N. medianus in Höhe der Handgelenksfalte führt zu ausstrahlenden Parästhesien und Schmerzen.
- Leichtes Beklopfen des Sulcus ulnaris am Ellenbogen führt zu Parästhesien am ulnaren Unterarm (Kompression des N. ulnaris).

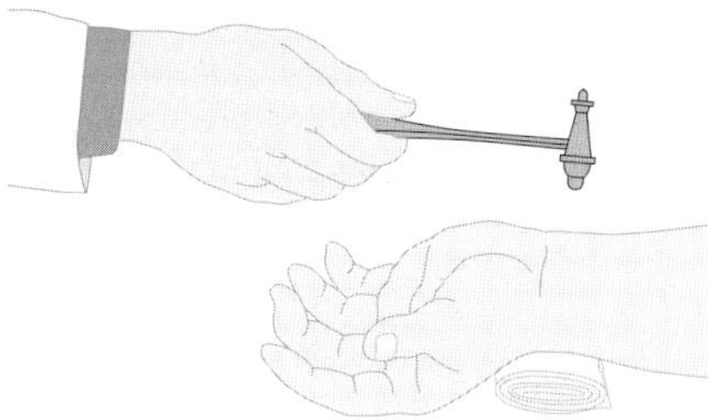

Abb. 5.18 Tinel-Zeichen.

Nervenlähmungen:

- Radialislähmung: Fallhand, keine Abduktion und Streckung des Daumens.
- Medianuslähmung: Schwurhand, keine Opposition des Daumens (Affenhand).
- Ulnarislähmung: Krallenhand, keine Beugung des 4. und 5. Fingers, Spitzgriff nur bei starker Beugung im Endglied bei Lähmung des M. adductor pollicis (Froment-Zeichen).

Strecksehnenverletzung (s. Abb. 5.19):

- Schwanenhalsdeformität (Beugung im Endglied und Überstreckung im Mittelglied) bei unversorgter Strecksehnendurchtrennung am Endgelenk.
- Knopflochdeformität (Überstreckung im Endglied und Beugung im Mittelglied) bei unversorgter Verletzung des Mittelzügels der Strecksehne am Mittelgelenk.

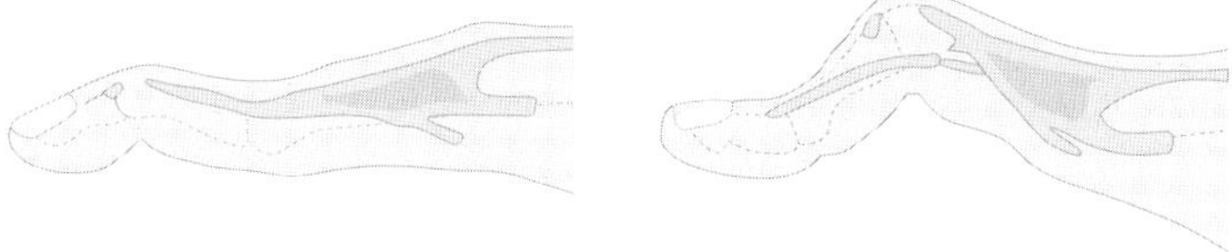

Abb. 5.19 Schwanenhals- und Knopflochdeformität.

Beugesehnenverletzung (s. Abb. 5.20):

- Prüfung der Funktion des M. flexor digitorum superficialis (Festhalten der übrigen Finger und aktive Beugung im PIP) und des M. flexor digitorum profundus (Festhalten des Mittelgliedes und aktive Beugung im DIP).

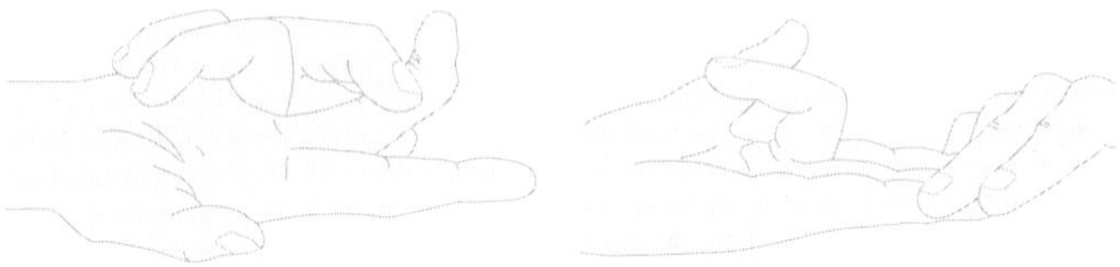

Abb. 5.20 Prüfung der Beugesehnen.

5.2.8 Untere Extremität

5.2.8.1 Hüfte

Die Ursachen von Hüftschmerzen sind vielfältig. Viele der mit Schmerzen einhergehenden Hüftgelenkerkrankungen können einem bestimmten Lebensalter zugeordnet werden:

- Kinder: angeborene Hüftluxation und Morbus Perthes.
- Jugendliche: Hüftkopfabrutsch (Epiphysiolysis capitis femoris).
- Erwachsene: Koxarthrose oder Hüftkopfnekrose.

Erkrankungen der Hüfte führen typischerweise zu einer Hauptschmerzangabe in der Leistenregion. Sie können aber auch mit projizierten Schmerzen in der Knieregion beginnen.

Inspektion

Das Hüftgelenk ist von einem kräftigen Muskelmantel umgeben. Die Inspektion allein liefert nur wenige Befunde über den Zustand des Gelenks. Selbst ein erheblicher Gelenkerguss ist in der Regel kaum wahrzunehmen. Für die Beurteilung des Beckens sind die Haltung der Beine und die Stellung der Wirbelsäule von Bedeutung.

Bei der Beurteilung des Gangbildes kann man Gehstörungen mit artikulärer (Arthrose, Entzündungen) und/oder muskulärer Ursache unterscheiden.

Aktive und passive Beweglichkeit

Zunächst werden folgende Bewegungsausmaße des Hüftgelenks untersucht und dokumentiert (s. Abb. 5.21):

1. Flexion und Extension des Hüftgelenks in Rückenlage oder in Seitlage.
2. Innen- und Außenrotation des Hüftgelenks bei gestrecktem Hüftgelenk in Bauchlage.
3. Innen- und Außenrotation des Hüftgelenks bei gebeugtem Hüftgelenk in Rückenlage.
4. Abduktion und Adduktion des Hüftgelenks in Rückenlage.

Funktionstests

Die Schmerzäußerungen des Patienten und Bewegungseinschränkungen bei der Untersuchung der Hüftgelenke können schon maßgeblich zur Diagnosefindung beitragen.

Trochanter-Klopfschmerz:

- Ziel: Prüfung auf Vorliegen einer proximalen Femurverletzung oder Azetabulumläsion.
- Vorgehen: In Rückenlage wird auf der betroffenen Seite auf den Trochanter major gedrückt oder geklopft.
- Beurteilung: Die Kraft des Schlages setzt sich fort bis in das Hüftgelenk. Auf diese Weise ausgelöste Schmerzen können auf das Vorliegen einer Schenkelhalsfraktur oder aber hochschmerzhafte Coxarthrose hinweisen. Differenzialdiagnostisch käme aber z.B. auch eine Coxitis in Frage. Ein Schmerz, der durch Palpation direkt über dem Trochanter major ausgelöst wird, kann auf eine Bursitits trochanterica hinweisen.

Thomas-Handgriff (s. Abb. 5.22):

- Ziel: Beurteilung der Streckbarkeit des Beins im Hüftgelenk.
- Vorgehen: In Rückenlage wird das nicht betroffene Bein im Knie- und Hüftgelenk gebeugt, bis die in Rückenlage physiologisch bestehende Lendenlordose aufgehoben ist. Durch weitere Beugung

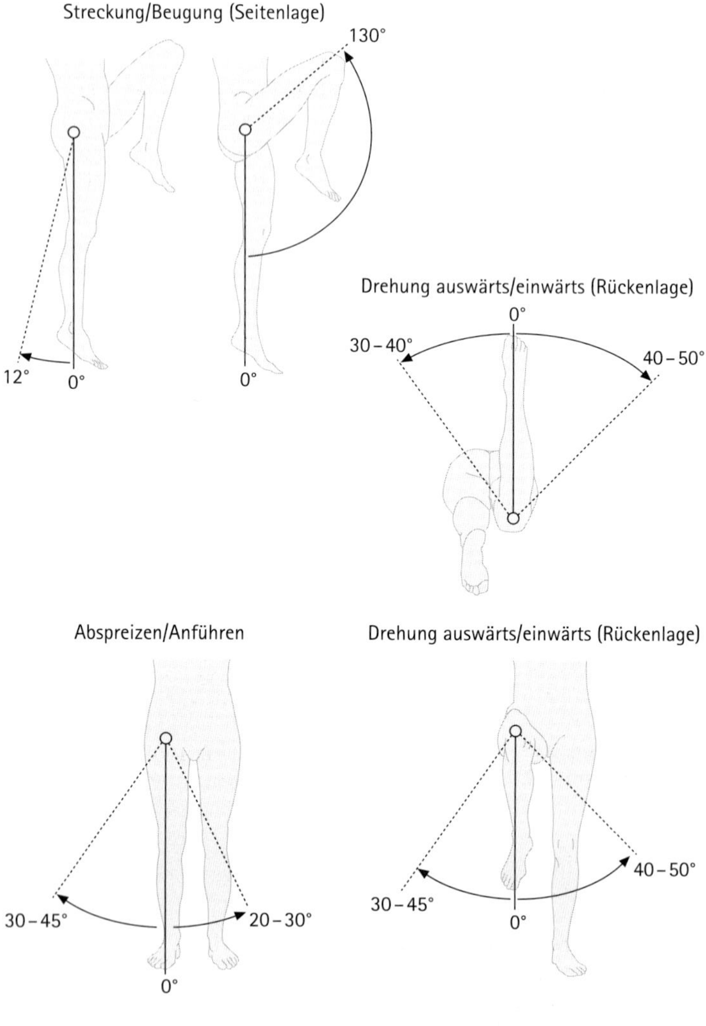

Abb. 5.21 Bestimmen des Bewegungsumfangs im Hüftgelenk.

richtet sich das Becken weiter auf. Bleibt hierbei das andere, nicht gebeugte Bein auf der Unterlage liegen, ist eine physiologische Überstreckbarkeit des Hüftgelenks möglich. Bei einer Beugekontraktur bleibt das Bein nicht gestreckt auf der Unterlage liegen, sondern folgt der fortschreitenden Hüftbeugung bzw. Beckenbewegung in einer zunehmenden Beugestellung.

- Beurteilung: Hüftbeugekontrakturen finden sich bei Arthrosen, Entzündungen und Gelenkfehlstellungen der Hüftgelenke und können auch Ursache einer Wirbelsäulenerkrankung sein.

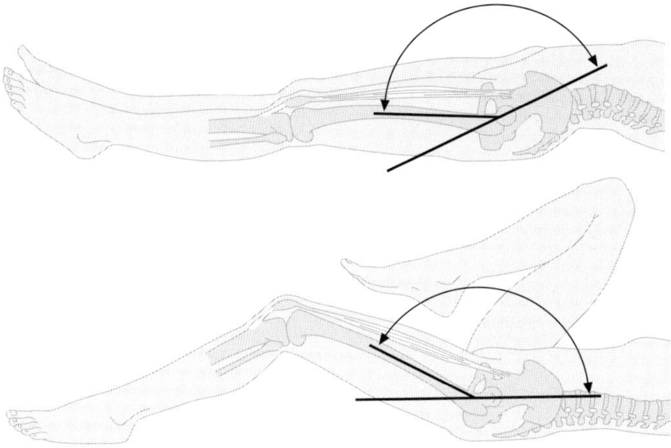

Abb. 5.22 Beugung der Hüfte beim Thomas-Handgriff. **a)** Rücken- bzw. Ausgangslage; **b)** Durch Beugung richten sich Bein und Becken auf.

Drehmann-Zeichen (s. Abb. 5.23):

- Ziel: Hinweise auf eine Hüftgelenkserkrankung.
- Vorgehen: In Rückenlage wird das Bein in Höhe des Fußes und des Kniegelenks gefasst und im Knie und in der Hüfte gebeugt. Kommt es bei der Beugung zu einer zunehmenden Außenrotation des Beins im Hüftgelenk, liegt eine Hüftgelenkserkrankung vor. Die Bewegung kann schmerzfrei, aber auch schmerzhaft sein.

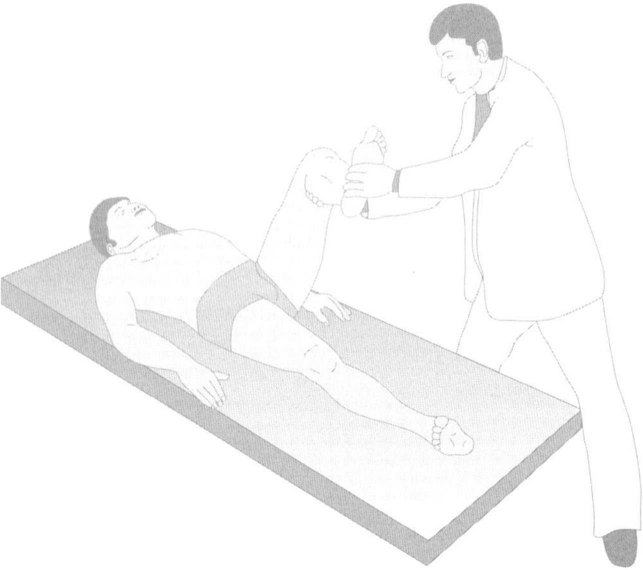

Abb. 5.23 Drehmann-Zeichen.

- Beurteilung: Bei Jugendlichen kommt ein positives Drehmann-Zeichen bei einer Epiphyseolysis capitis femoris vor. Infolge der Epiphyseolysis kommt es zu einer zunehmenden Außenrotation.

Stauchungsschmerz-Test:
- Ziel: Prüfung auf Hüftleiden oder Pfannenlockerung bei Hüftprothese.
- Vorgehen: Der Patient liegt auf dem Rücken, das zu untersuchende Bein wird angehoben, und mit der Faust wird in axialer Richtung auf die Ferse geschlagen.
- Beurteilung: Die Kraft des Schlages setzt sich fort bis in das Hüftgelenk. Schmerzen, die auf diese Weise im Hüftgelenk ausgelöst werden, deuten auf ein Hüftleiden oder eine Verletzung hin (Ko-

xarthrose oder Coxitis bzw. Schenkelhalsfraktur). Bei Hüftprothesenträgern kann ein auf diese Weise ausgelöster Schmerz auf eine Pfannenlockerung hinweisen.

Trendelenburg-Duchenne-Zeichen (s. Abb. 5.24):

- Ziel: Funktionsprüfung der pelvitrochantären Muskulatur.
- Vorgehen: Der Patient wird aufgefordert, ein Bein unter Beugung im Knie und Hüftgelenk anzuheben. Bei suffizienter Glutäalmuskulatur des Standbeins bleibt das Becken gerade.

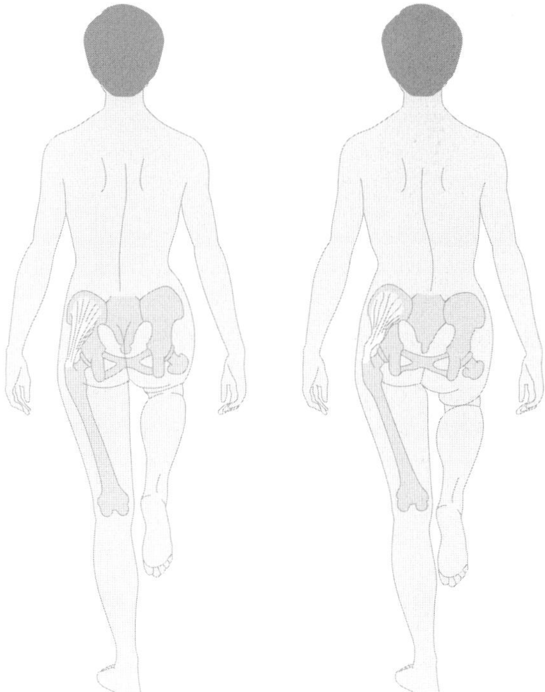

Abb. 5.24 Trendelenburg-Zeichen. **a)** negativ; **b)** positiv

- Beurteilung: Bei Insuffizienz der Glutäalmuskulatur kann der Patient das Becken auf der Standseite nicht stabilisieren, und es sinkt zur gesunden, nicht belasteten Seite ab (Trendelenburg positiv). Das Abkippen des Beckens zur gesunden Seite hin wird durch eine Verlagerung des Oberkörpers zur Standbeinseite hin kompensiert (Duchenne-Zeichen).

Bei positivem Trendelenburg-Test kippt das Becken zur gesunden Seite ab .

5.2.8.2 Knie

Das verletzte Kniegelenk, besonders im Zusammenhang mit Sport, steht zunehmend im Blickpunkt des Interesses. Vor der Anwendung meist teurer apparativer Untersuchungstechniken sollten eine exakte Anamneseerhebung und eine gründliche körperliche Untersuchung zur diagnostischen Beurteilung erfolgen. Gerade bei der Untersuchung des Kniegelenks kann durch eine genaue körperliche Untersuchung und Anamneseerhebung oft ein hohes Maß an Diagnosesicherheit gewonnen werden, sodass teure apparative Untersuchungstechniken nicht immer zum Einsatz kommen müssen.

Inspektion

Achten Sie auf:

- Beinachse (Genu varus oder valgus).
- Schwellung.
- Rötung.

Palpation

Achten Sie auf:

- Schwellung.
- Druckschmerz.
- Gelenkerguss („tanzende Patella“, s. Abb. 5.25).

Tanzende-Patella-Test (s. Abb. 5.25):

- Ziel: Prüfung auf Gelenkerguss.

- Vorgehen: Patient steht oder befindet sich in Rückenlage. Von kranial wird der Recessus suprapatellaris ausgestrichen (a und b). Mit der anderen Hand wird die Patella gegen das Femur gedrückt (b).
- Beurteilung: Ein federnder Widerstand (tanzende Patella) ist pathologisch und spricht für einen Kniegelenkserguss.

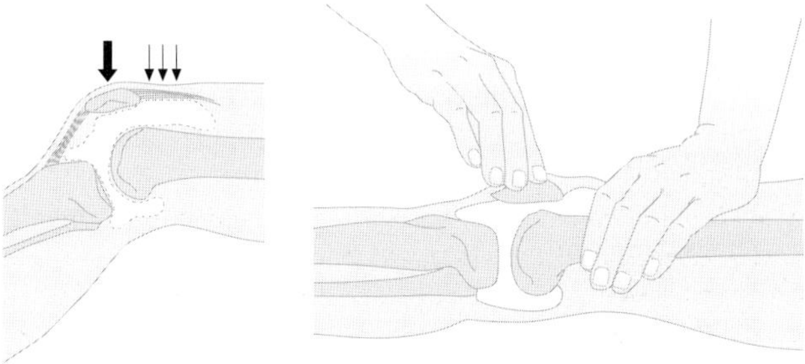

Abb. 5.25 Tanzende-Patella-Test (Erläuterung im Text).

Aktive und passive Beweglichkeit

- Bewegungsumfang (s. Abb. 5.26).
- Hyperextensions/-flexionsschmerz.

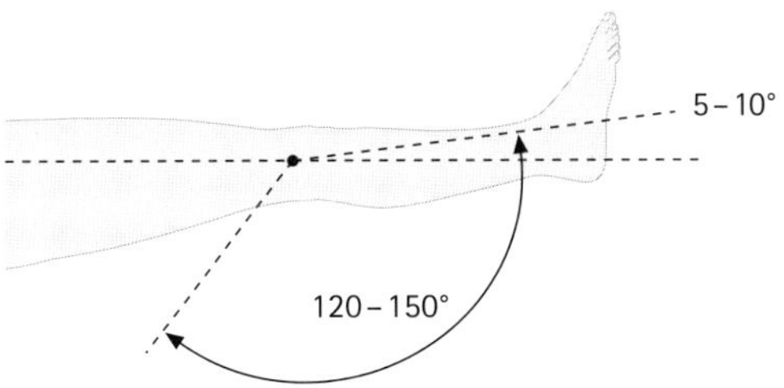

Abb. 5.26 Kniegelenk Extension/Flexion.

- Nicht abgebildet: Innen-/Außenrotation – sie ist in Streckstellung physiologischerweise aufgehoben. In 90°-Kniebeugestellung bei frei hängendem Unterschenkel ergibt sich eine Innenrotation von 10° und eine Außenrotation bis 25°.

Funktionstests

Patella:

- Zohlen-Zeichen (s. Abb. 5.27):
  - Ziel: Hinweis auf retropatellaren Knorpelschaden.
  - Vorgehen: Patient liegt auf dem Rücken, wobei der Untersucher die Patella des Patienten mit beiden Daumen von proximal medial und lateral nach distal drückt. Dann wird der Patient aufgefordert, gegen diesen Widerstand den M. quadriceps anzuspannen.
  - Beurteilung: Bei retropatellären Knorpelschäden treten Schmerzen retropatellär oder parapatellär auf. Allerdings fällt der Test auch bei einem Großteil der Gesunden positiv aus.

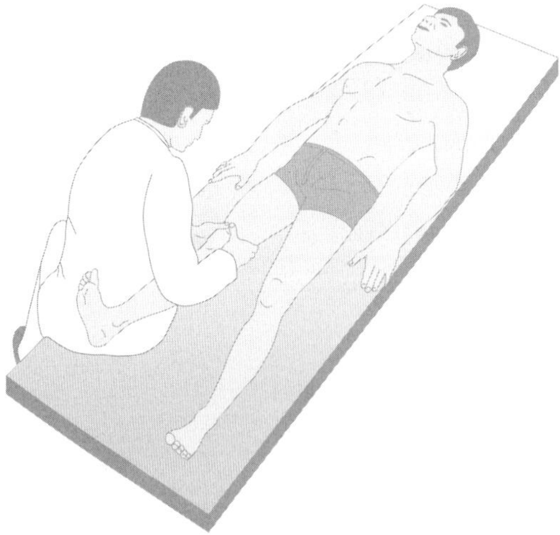

Abb. 5.27 Zohlen-Zeichen.

- Apprehension-Test nach Fairbanks (s. Abb. 5.28):
  - Ziel: Gibt Hinweis auf eine stattgehabte Patellaluxation oder -subluxation.

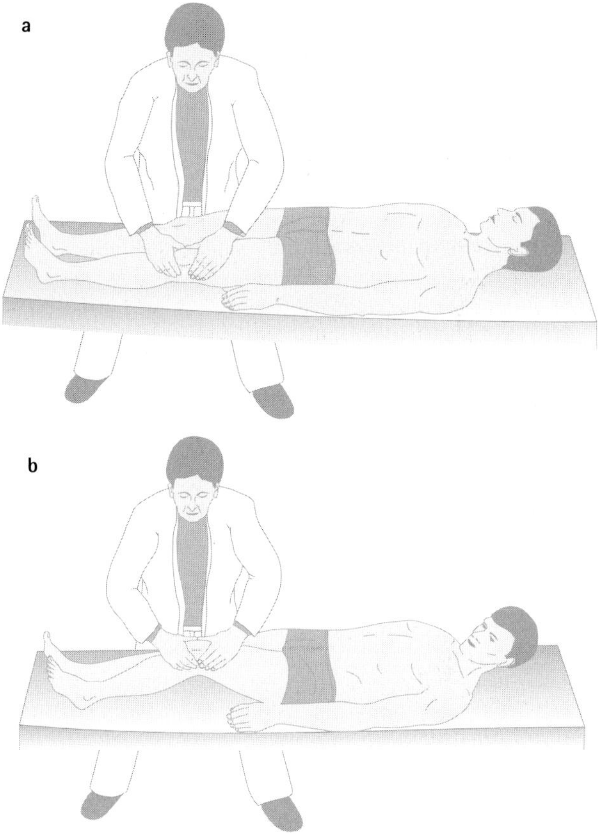

Abb. 5.28 Apprehension-Test nach Fairbanks.
a) Die Patella wird nach lateral gedrückt. **b)** Der Patient beugt das betroffene Knie.

  - Vorgehen: In Rückenlage des Patienten und bei entspannter Oberschenkelmuskulatur wird der Luxationsvorgang nachgeahmt, indem die Patella nach lateral gedrückt wird. Dann wird der Patient aufgefordert, das betroffene Knie zu beugen.
  - Beurteilung: Falls vorher eine Patellaluxation stattgefunden hat, treten hierbei starke Schmerzen und Angst vor einer erneuten Luxatation auf (positiver Apprehension Test).

Menisken:
Es gibt eine Reihe diagnostischer Hinweise auf eine Meniskusschädigung. Die Funktionstests basieren auf der Auslösung von Schmerzen durch Druck, Zug oder Scherung des Meniskus. In den meisten Fällen sind der Apley-Kompressionstest und der McMurray-Test am aussagekräftigsten. Wenn beide Tests positiv sind, besteht eine hohe Wahrscheinlichkeit für das Vorliegen einer Meniskusläsion.

- Apley-Kompressionsstest (s. Abb. 5.29)
  - Ziel: Nachweis einer Meniskusschädigung.
  - Vorgehen: In Bauchlage wird das um 90° gebeugte Knie unter Druck auf die Ferse und gleichzeitiger Rotationsbewegung gegen den Femurkondylus gedrückt und so der Meniskus in verschiedensten Beuge- und Rotationsbewegungen belastet.
  - Beurteilung: Bei Schmerzangabe (positives Testergebnis) ist eine Meniskusläsion sehr wahrscheinlich.
- Apley-Distraktionstest (s. Abb. 5.29)
  - Ziel: Nachweis einer Meniskusschädigung.
  - Vorgehen: Hier erfolgt die beim Kompressionstest (s. o.) beschriebene Bewegung unter Zug (Distraktion) am Unterschenkel.
  - Beurteilung: Eine Schmerzangabe (positives Testergebnis) weist auf eine Bandläsion, ggf. mit Meniskusbeteiligung hin.
- McMurray-Test (s. Abb. 5.30):
  - Ziel: Prüfung von Innen- und Außenmeniskus bzw. Innen- und Außenband.
  - Vorgehen: Beim McMurray-Test wird der Innenmeniskus in maximaler Außenrotation des Unterschenkels und Flexion des Knies praktisch in die Zange genommen. Die maximale Au-

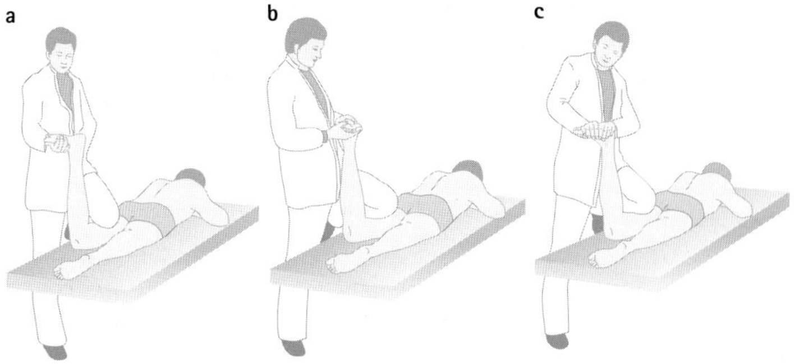

Abb. 5.29 Apley-Kompressions- und Distraktionstest. **a)** Ausgangsposition; **b)** Kompression; **c)** Distraktion

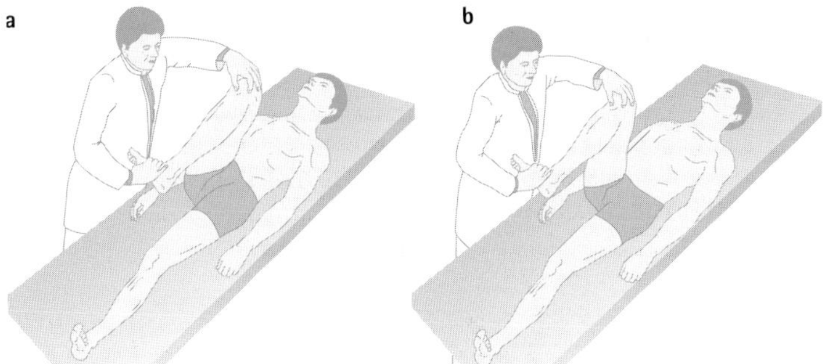

Abb. 5.30 McMurray-Test. **a)** Maximale Außenrotation des Unterschenkels und Flexion; **b)** maximale Außenrotationsposition des Unterschenkels beibehalten, Kniegelenk gestreckt

ßenrotationsposition des Unterschenkels wird beibehalten und das Kniegelenk gestreckt. Dabei wird ein Zug auf den Innenmeniskus und das Innenband ausgeübt, was im Falle von Ver-

letzungen/Läsionen zur Schmerzauslösung führt. Die identische Untersuchung wird in umgekehrter Rotationsposition zur Prüfung des Außenmeniskus und des Außenbandes durchgeführt.
 - Beurteilung: Schmerzen als Zeichen einer Verletzung bzw. Läsion.

Stabilitätstests

Bandverletzungen führen zu einer Funktionsbeeinträchtigung des Kniegelenks mit Subluxationsstellungen, vermehrten Aufklappbarkeiten und Rotationsinstabilitäten. Die pathologische Bewegungsrichtung lässt sich in drei Bereiche einteilen:

1. Direkte, in einer Ebene gerichtete Instabilität.
2. Rotatorische Instabilität.
3. Kombinierte Instabilität.

- Abduktions-Adduktions-Test (Valgus-Varus-Test) (s. Abb. 5.31):
  - Ziel: Prüfung der Stabilität der medialen und lateralen Kollateralbänder.
  - Vorgehen: In Rückenlage wird zuerst das Kniegelenk mit beiden Händen am Tibiakopf umfasst. Dabei werden der mediale und laterale Gelenkspalt getastet. Anschließend wird mit einer Hand in voller Streckung und in 20°-Beugung ein Valgus- und ein Varusstress ausgeübt.

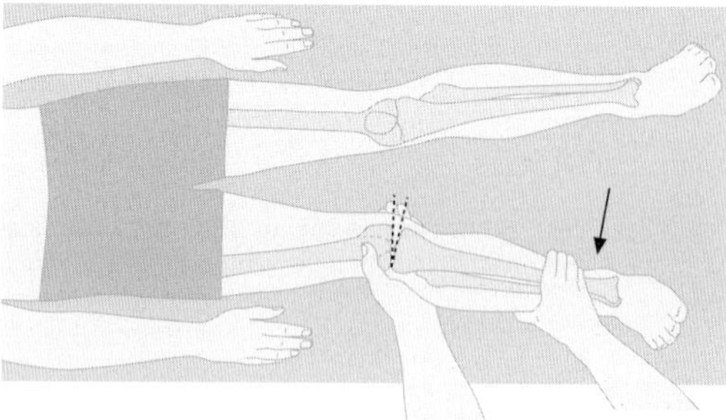

Abb. 5.31 Abduktionstest. Beim Adduktionstest wird der Unterschenkel nach innen geführt.

- Beurteilung: In voller Streckstellung wird ein seitliches Aufklappen verhindert (Valgusstress), solange die hintere Kapsel und das hintere Kreuzband intakt sind (auch wenn das mediale Seitenband rupturiert ist). In 20°-Beugung (posteriore Kapsel ist entspannt) ist das mediale Seitenband der primäre Stabilisator.
  Umgekehrt gilt für den Varusstress: In 20°-Beugung ist der primäre laterale Stabilisator das laterale Seitenband.

- Hinterer Schubladentest in 90°-Kniebeugung (s. Abb. 5.32):
  - Ziel: Prüfung der Stabilität des hinteren Kreuzbandes.
  - Vorgehen: Lagerung des Patienten. Mit dem Gesäß fixiert der Untersucher den Fuß des Patienten. Der Schienbeinkopf wird mit beiden Händen umfasst und bei entspannter Muskulatur des Patienten nach hinten gedrückt.
  - Beurteilung: Bei einer hinteren Kreuzbandinsuffizienz ist eine dorsale Translation der Tibia mit weichem Anschlag tastbar und erkennbar (positiver hinterer Schubladentest).

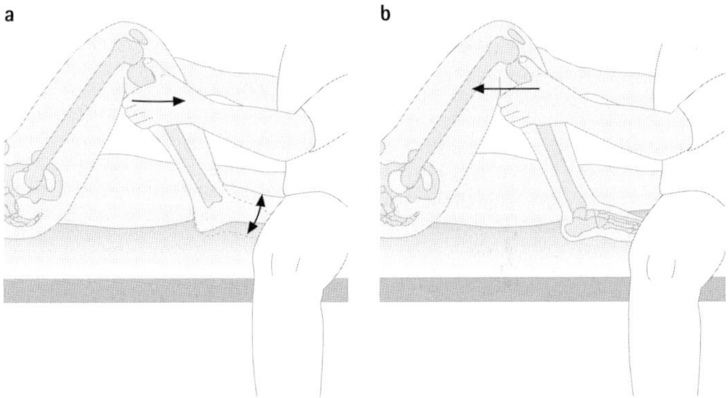

Abb. 5.32 Hinterer Schubladentest. **a)** Mit dem Gesäß fixiert der Untersucher den Fuß des Patienten. **b)** Der Schienbeinkopf wird mit beiden Händen umfasst und nach hinten gedrückt.

- Lachmann Test (s. Abb. 5.33):
  - Ziel: Funktionstest zur Prüfung des vorderen Kreuzbandes.
  - Vorgehen: Der Patient liegt in Rückenlage mit 15°–30° gebeugtem Kniegelenk. Das Femur wird von einer Hand gehalten (a), die andere Hand zieht die Tibia ruckartig mit kleinem Impuls nach vorne (b). Der Patient muss das Bein muskulär voll entspannen, sonst kann keine Aussage über die Bandstabilität getroffen werden.
  - Beurteilung: Ein harter Anschlag ist physiologisch (Lachmann negativ). Ein positiver Lachmann-Test (weicher vorderer Anschlag bzw. verlängerter anteriorer Translationsweg) ist ein Nachweis für eine Insuffizienz/Ruptur des vorderen Kreuzbandes. Die Untersuchung der Gegenseite sollte unbedingt mit durchgeführt werden um eine anlagebedingte Laxizität der Bänder auszuschließen.

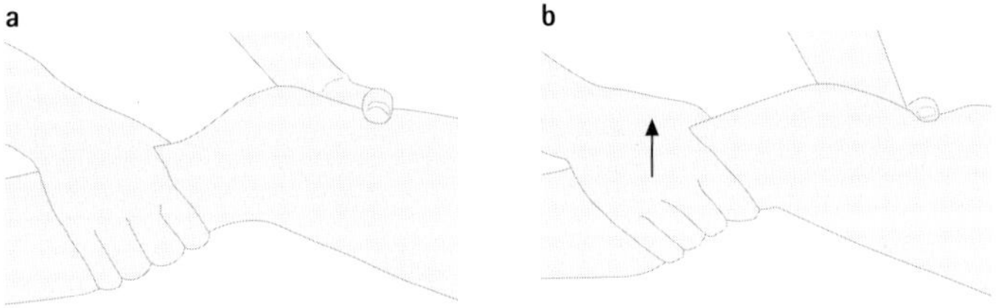

Abb. 5.33 Lachmann-Test (Erläuterung im Text).

> **!** Für das hintere Kreuzband ist der hintere Schubladentest in 90° Flexion mit fixiertem Fuß der beste Untersuchungstest. Für das vordere Kreuzband ist es der Lachmann-Test (und nicht der vordere Schubladentest!).

- Pivot-Shift-Test (s. Abb. 5.34):
  - Ziel: Prüfung der Stabilität des vorderen Kreuzbandes.
  - Vorgehen: Der Patient liegt in Rückenlage. Der Untersucher umgreift und fixiert den lateralen Femurkondylus. Der Daumen palpiert dabei die proximale Tibia oder Fibula. Mit der anderen Hand hält er den Unterschenkel in Innenrotation und

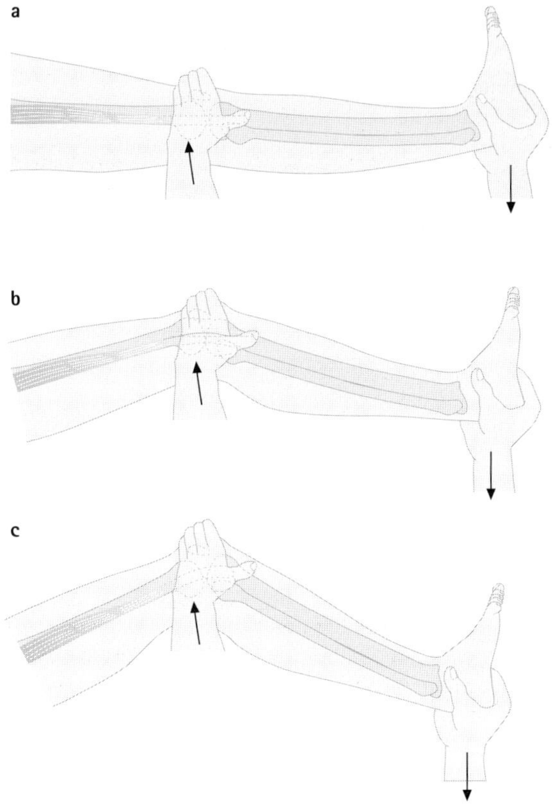

Abb. 5.34 Pivot-Shift-Test (Erläuterung im Text).

Abduktion (Valgusstress) (a). Aus dieser Stellung wird das Kniegelenk von der Streckung in die Beugung geführt (Extensions-Flexions-Bewegung) (b und c).

- Beurteilung: Bei zerrissenem vorderem Kreuzband subluxiert die Tibia in Streckstellung bereits unter dem Valgusstress nach vorne. Die anschließende Beugung des Kniegelenks unter Beibehaltung von Innenrotation und Abduktion des Unterschenkels führt bei 20–40° Beugung zur spürbaren Reposition des subluxierten Tibiakopfes nach hinten.

5.2.8.3 Sprunggelenk und Fuß

Fuß und Sprunggelenkverletzungen gehören zu den häufigsten Verletzungen, die in einer chirurgischen Notfallambulanz behandelt werden. Eine genaue Anamnese ist für die Diagnosefindung bei Schmerzen im Fuß und Sprunggelenk unerlässlich. Fuß- und Zehenfehlstellungen sind häufige Krankheitsbilder in der orthopädischen Praxis.

Inspektion

Die Füße sollten im Seitenvergleich mit Beurteilung der angrenzenden Gelenke bzw. der Beinachsen beurteilt werden.

- Bei Verletzungen ist auf Schwellungen und Hämatome zu achten (oberes Sprunggelenk, Rück- und Vorfuß).
- Bei der Inspektion (s. Abb. 5.35) von dorsal kann die Rückfußachse beurteilt werden (z. B. Pes valgus oder varus).
- In der Seitinspektion wird das Fußgewölbe eingesehen (z. B. Pes planus oder cavus).
- Bei der Aufsicht werden die Zehen und die Vorfußachse beurteilt (z. B. Pes adductus, Hallux valgus).
- Bei Achillessehnenruptur ist der Zehenstand auf der betroffenen Seite unmöglich.
- Beurteilung des Gangbildes (z. B. Steppergang bei Lähmung des N. peronaeus communis).
- Auch die Inspektion des Schuhwerks (z. B. unterschiedliche Abnutzung) und die Beschwielung des Fußes sollten mit in die Untersuchung eingehen.

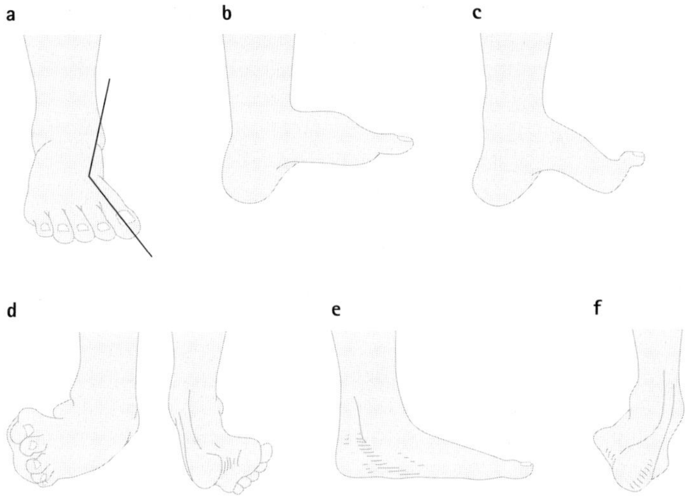

Abb. 5.35 Fußfehlstellungen. **a)** Sichelfuß; **b)** Hackenfuß; **c)** Hohlfuß; **d)** Klumpfuß; **e)** und **f)** Knick-Senk-Fuß

Palpation

Achten Sie auf:

- Druckschmerzen (z. B. lateraler und medialer Malleolus mit Bandstrukturen bei Verdrehtraumen; proximale Fibula zum Ausschluss einer Mainsonneuve-Fraktur).
- Hyp- oder Parästhesien.
- Durchblutungsstörungen (A. tibialis posterior, A. dorsalis pedis).
- „Delle" bei Achillessehnenruptur.

Aktive und passive Beweglichkeit

Selektiv und im Seitenvergleich überprüfen:

- Unterscheidung zwischen arthrogenen und muskulären Kontrakturen (fester vs. weicher Anschlag).
- Plantarflexion und Dorsalextension des oberen Sprunggelenks bei gebeugtem Knie.

- Fassen des Kalkaneus und Überprüfung der Eversion und Inversion des Rückfußes.
- Fassen des Vorfußes und Überprüfung der Pronation und Supination des Vorfußes.
- Globale Überprüfung der Zehenbeweglichkeit, nur Großzehe nach Neutral-0-Methode (s. Abb. 5.36 bis 5.38).

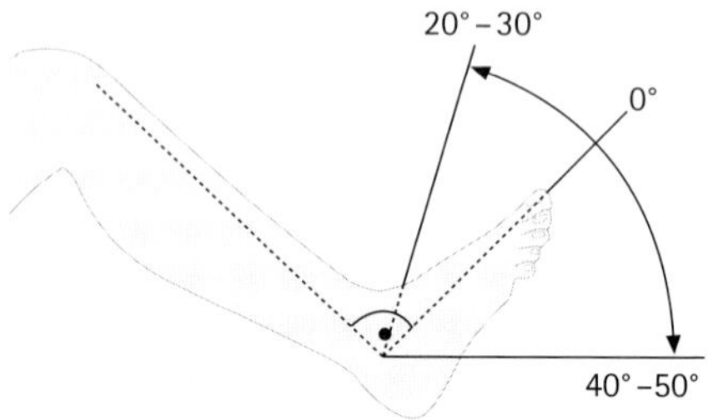

Abb. 5.36 Plantarflexion/Dorsalextension im oberen Sprunggelenk (Talokruralgelenk) einschließlich des Chopart-Gelenks.

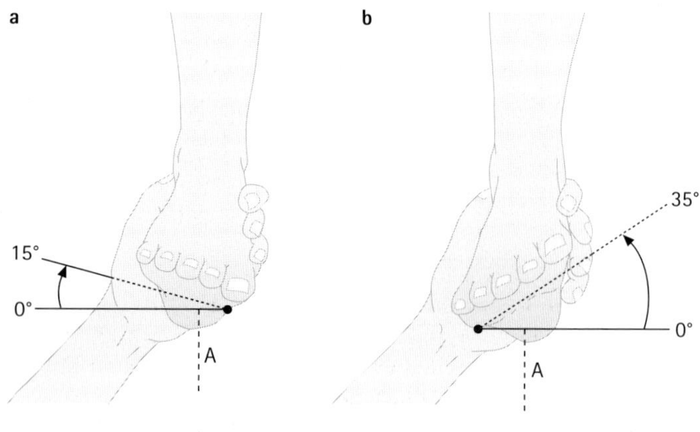

Abb. 5.37 Pronation (a), Supination des Vorfußes (b).

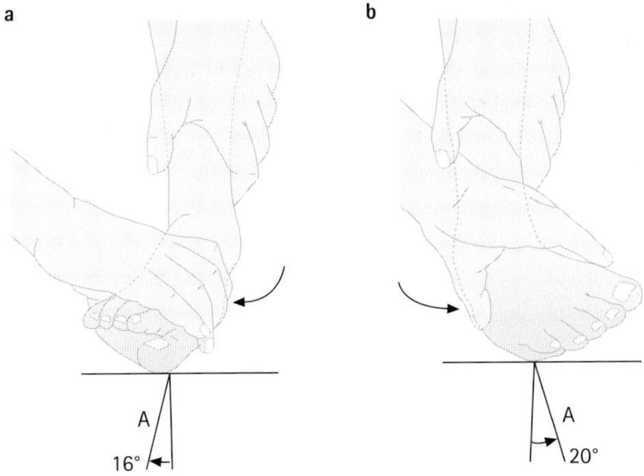

Abb. 5.38 Eversion (a), Inversion des Rückfußes (b).

Funktionstests

- Thompson-Test (s. Abb. 5.39):
  - Ziel: Beurteilung der Achillessehnenfunktion.
  - Vorgehen: Der Patient liegt auf dem Bauch, seine Füße hängen über die Untersuchungsliege. Der Untersucher umfasst mit einer Hand die Wade des zu untersuchenden Beins und führt eine kräftige Komprimierung der Wadenmuskulatur durch.
  - Beurteilung: Wenn hierdurch keine schnelle Plantarflexion ausgelöst wird (Thompson negativ), deutet dies auf eine Achillessehnenruptur hin.
- Varus-Valgus-Stressuntersuchung:
  - Ziel: Beurteilung des oberen Sprunggelenks. Beide Füße sollten im Seitenvergleich untersucht werden, da bei der Stabilität starke individuelle Schwankungen auftreten können.
  - Vorgehen: In Rückenlage des Patienten wird eine passive Varus-Valgus-Bewegung des oberen Sprunggelenks (OSG) bei fixiertem unterem Sprunggelenk und Chopart-Gelenk durchge-

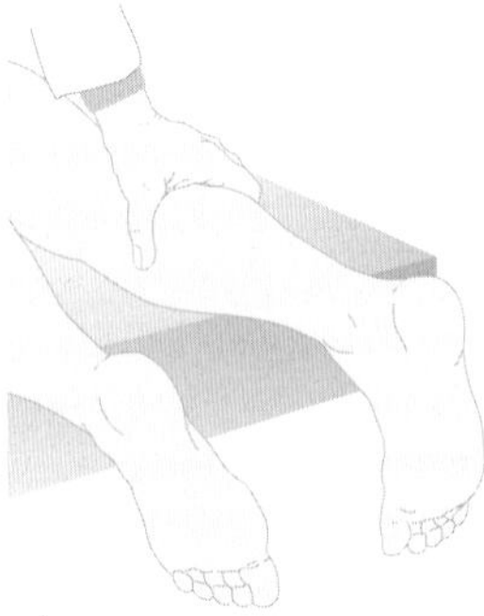

Abb. 5.39 Thompson-Test.

führt. Eine Hand fixiert dabei den Unterschenkel, die andere umfasst den Rückfuß. Dabei wird die Aufklappbarkeit im Bereich des OSG getestet (Instabilität oder Laxität) und evtl. die hierbei erzeugte Schmerzhaftigkeit im Bereich der Außenbänder beurteilt.
  - Beurteilung: Sofern eine frische Außenbandverletzung vorliegt, spannt der Patient möglicherweise gegen die Bewegung, um eine schmerzhafte Subluxation des Gelenks zu vermeiden (Apprehension).
- Tinel-Zeichen:
  - Ziel: Hinweis auf Tarsaltunnelsyndrom.
  - Vorgehen: Mit einem Reflexhammer wird vorsichtig auf den Nervus tibialis hinter dem Innenknöchel geklopft.
  - Beurteilung: Schmerzen und Missempfindungen können auf ein Tarsaltunnelsyndrom mit chronischer Schädigung des Nerven hindeuten.

5.2.9 Wirbelsäule

Rückenschmerzen bei jüngeren Patienten entstehen meist durch Pathologien der Bandscheiben oder Skoliosen. Bei älteren Patienten sind zudem Spinalkanalstenosen und Facettengelenksarthrosen für die Beschwerden mitverantwortlich. Einem erheblichen Anteil der Rückenschmerzen lässt sich kein pathologisches Korrelat zuordnen. Insofern sind radiologische Degenerationszeichen der Wirbelsäule nur in Verbindung mit dazu passenden klinischen Befunden aussagekräftig. Rückenschmerzen können auch bei gynäkologischen, urologischen, viszeralchirurgischen, neurologischen oder psychosomatischen Krankheitsbildern auftreten.

Anamnese

Achten Sie auf:

- Alter bei Auftreten der Beschwerden.
- Besondere sportliche oder berufliche körperliche Belastung.
- Psychosoziale Stabilität.
- Gehstrecke (eingeschränkt bei Spinalkanalstenose).
- Rheumatische Erkrankungen.
- Osteoporose (kann zur pathologischen Fraktur führen).
- Fieber und Nachtschweiß (als Zeichen einer konsumierenden Grunderkrankung).

Inspektion

Achten Sie auf:

- Hohlrücken.
- Flachrücken und hohlrunder Rücken sind Normvarianten.
- Kyphose, Lordose (s. Abb. 5.40).
- Skoliose (Bestimmung des Cobb- und Kyphose-Winkels sowie der Rotation nach Nash und Moe) (s. Abb. 5.41 und 5.42).
- Schulter- und Beckenstand.
- Beinachsen und -längen.
- Kopfhaltung.
- Torsion des Rumpfes.
- Muskelwulste.

- Bewegungsabläufe (Gehen, Entkleiden, Positionswechsel).
- Hinken.
- Zehenspitzen- und Fersengang (als Zeichen eines neurologischen Defizits).

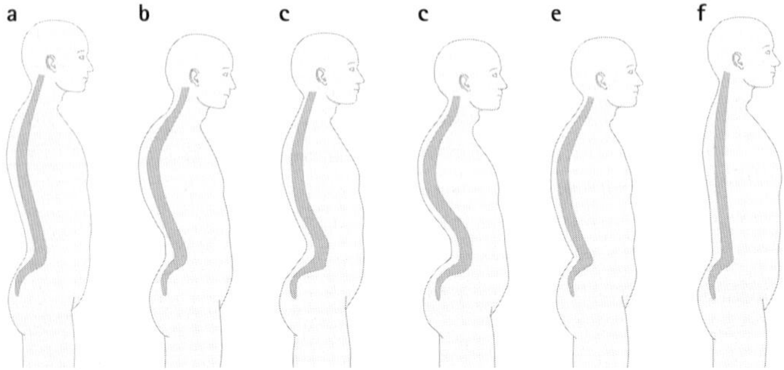

Abb. 5.40 Wirbelsäulenformen. **a)** physiologisch; **b)** thorakale Hyperkyphose (Rundrücken); **c)** lumbale Hyperlordose; **d)** Kypho-Lordose; **e)** Totalkyphose; **f)** Flachrücken

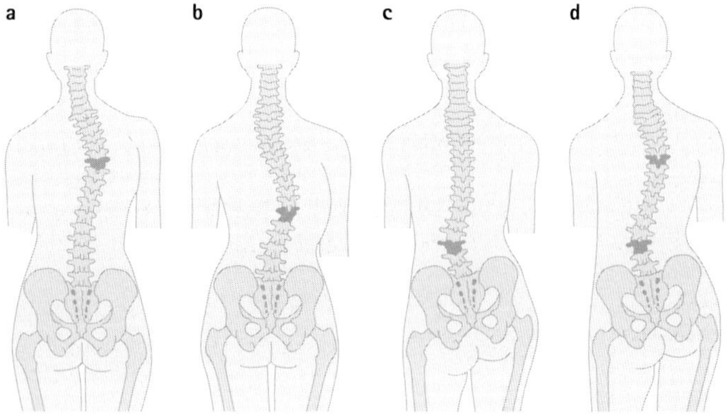

Abb. 5.41 Skoliosen. **a)** thorakal; **b)** thorakolumbal; **c)** lumbal; **d)** thorakal und lumbal

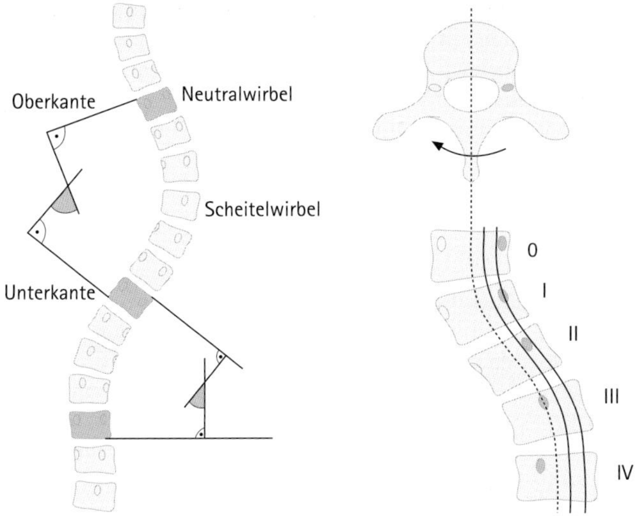

Abb. 5.42 Bestimmung des Skoliosewinkels nach Cobb **(a)** und der Rotation nach Nash und Moe **(b)**.

Palpation

Achten Sie auf:

- Muskelverhärtungen.
- Druck-, Stauchungs-, Rüttel- oder Klopfschmerz (bei Fraktur oder Arthrose).
- Stufen in der Dornfortsatzreihe (bei ligamentären Verletzungen).
- Schmerzen bei In- oder Reklination (bei Bandscheiben bzw. Facettenpathologien).
- Sensibles oder motorisches Defizit (Unterscheidung zwischen radikulären, pseudoradikulären oder vegetativen Schmerzen).

Aktive und passive Beweglichkeit

- Neutral-Null-Methode (aktiv, passiv).
- HWS:
  - Kinn-Jugulum-Abstand
  - Kinnspitzen-Acromion-Abstand
  - Kopfrotation in maximaler Extension (Beurteilung untere HWS) und maximaler Flexion (Beurteilung obere HWS) (s. Abb. 5.43).
- BWS und LWS:
  - Finger-Boden-Abstand
  - Ott-Zeichen (BWS-Beweglichkeit): Markierung Dornfortsatz HWK 7 und 30 cm kaudal davon. Bei maximaler Vorneigung vergrößert sich der Abstand um 2–4 cm.
  - Schober-Zeichen (LWS-Beweglichkeit): Markierung Dornfortsatz SWK 1 und 10 cm kranial davon. Bei maximaler Vorneigung vergrößert sich der Abstand um 3–5 cm (s. Abb. 5.44 und 5.45).

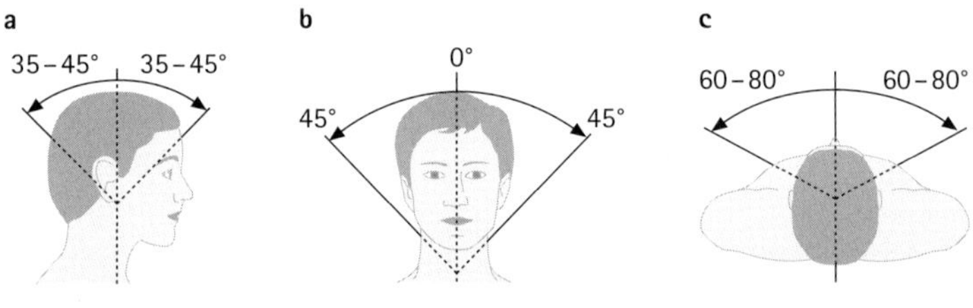

Abb. 5.43 Untersuchung der Halswirbelsäule. **a)** Reklination/Inklination; **b)** Seitwärtsneigen; **c)** Seitwärtsdrehen

Funktionstests

- Adam-Zeichen:
  - Ziel: Vorbeugetest bei Skoliose.
  - Vorgehen: Patient beugt sich im Stehen nach vorn.
  - Beurteilung: Nimmt die skoliotische Verbiegung bzw. der Rippen- oder Lendenbuckel ab oder verschwindet, so handelt es sich um eine funktionelle Skoliose.

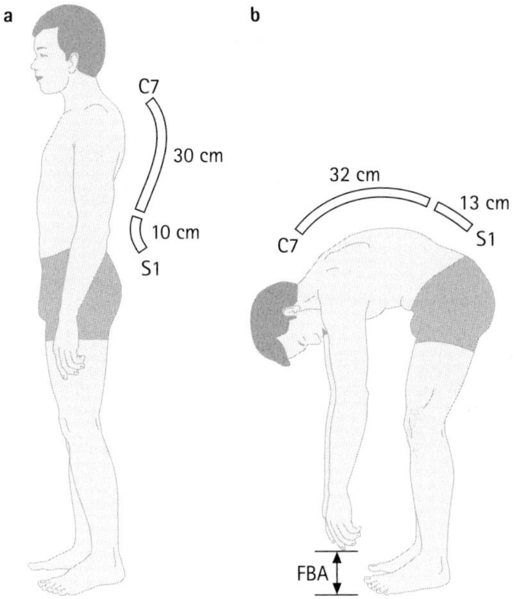

Abb. 5.44 Ott- und Schober-Zeichen **(a)** und Finger-Boden-Abstand **(b)**.

- Foraminaler Kompressionsschmerz:
  - Ziel: radikuläre Schmerzauslösung bei foraminaler Stenose.
  - Vorgehen: gleichzeitige Reklination und Seitneigen der HWS oder LWS unter zusätzlichem axialen Druck des Untersuchers.
  - Beurteilung: radikuläre Symptome bei engen Neuroforamina.
- Axialer Stauchungsschmerz:
  - Ziel: Schmerzprovokation.
  - Vorgehen: durch Druck auf den Kopf (HWS) oder durch auf die Hacken fallen lassen aus dem Zehenspitzenstand (BWS, LWS).
  - Beurteilung: positiv bei destruktiven Prozessen, Bandscheibenvorfällen.

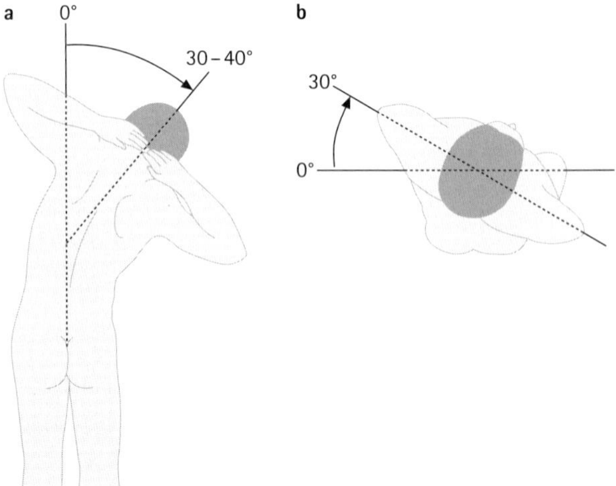

Abb. 5.45 Untsersuchung der Brust- und Lendenwirbelsäule. **a)** Seitwärtsneigen; **b)** Seitwärtsdrehen

- Valsalva-Test:
  - Ziel: Provokationstest bei intraspinaler Raumforderung.
  - Vorgehen: Erhöhung des intraspinalen Drucks.
  - Beurteilung: radikuläre Symptomatik bei raumfordernden Prozessen wie Bandscheibenprolaps, Tumor, Abszess etc.
- Lasègue-Zeichen (s. Abb. 5.46):
  - Ziel: Schmerzprovokation bei Bandscheibenvorfall.
  - Rückenlage des Patienten; Anheben des gestreckten Beins durch den Untersucher bis 30°.
  - Beurteilung: blitzartiges Einschießen von Schmerzen im Nervenverlauf (Ischialgie) als Zeichen einer Nervenwurzelkompression; diffuse Schmerzangaben bei pseudoradikulärer Symptomatik durch Affektion von Facetten, Muskeln, Bändern oder des Iliosakralgelenks (Pseudo-Lasègue).

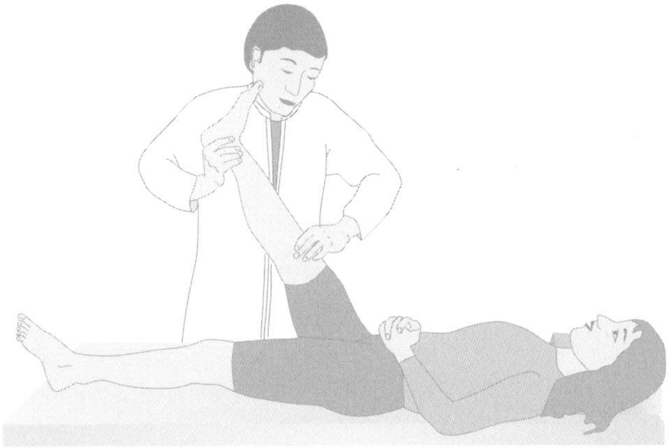

Abb. 5.46 Lasègue-Zeichen.

- Bragard-Test (s. Abb. 5.47):
  - Ziel: Unterscheidung zwischen Lasègue und Pseudo-Lasègue.
  - Vorgehen: Anheben des Beins bis Schmerzangabe, dann bis zum Verschwinden des Schmerzes das Bein wieder absenken und kräftig den Fuß dorsalflektieren.
  - Beurteilung: Kommt es dabei erneut zur ischialgiformen Schmerzen, so ist der Lasègue echt. Bei diffusen rückwärtigen Oberschenkelschmerzen liegt eher eine Dehnung der ischiokruralen Muskulatur vor.
- ISG-Zeichen n. Menell (s. Abb. 5.48) bzw. 3-Phasen-Test:
  - Ziel: Differenzialdiagnose ISG-Schmerz.
  - Vorgehen: Bauchlage des Patienten, passives Anheben eines Beins bei gleichzeitigem Druck mit anderer Hand auf das Becken (1. Phase mit Test der Hüftgelenksbeweglichkeit); dann Hand auf das Sakrum und weiteres Anheben (2. Phase mit Test des Iliosakralgelenks [ISG], Menell-Zeichen); dann Hand auf LWK 5 und weiteres Anheben (3. Phase mit Test des lumbosakralen Übergangs).

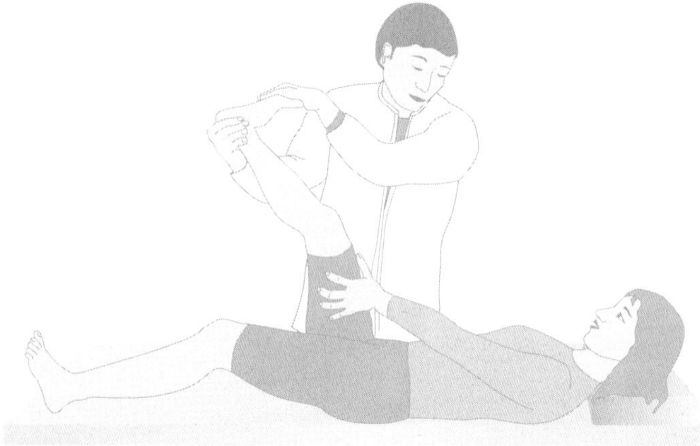

Abb. 5.47 Bragard-Test.

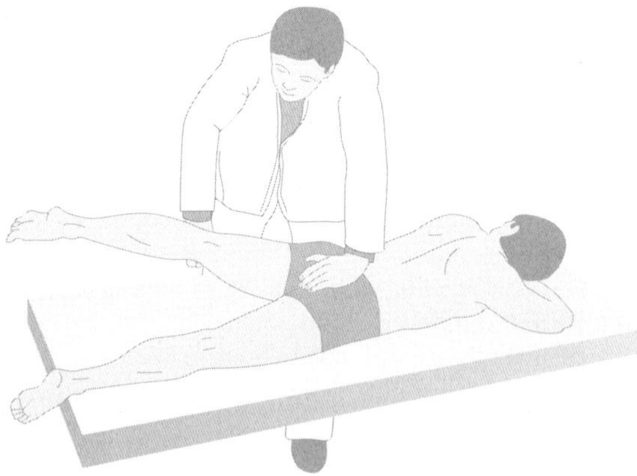

Abb. 5.48 ISG-Zeichen nach Menell.

  - Beurteilung: Die Schmerzangaben in den verschiedenen Phasen können den anatomischen Strukturen zugeordnet werden.
- Testung der sensiblen und motorischen Versorgungsgebiete (Dermatome, Kennmuskeln, Reflexe) der Nervenwurzeln (s. Teil 2, Kap. 4).

5.2.10 Thorax

Cave:

Bei Thoraxschmerzen immer einen Myokardinfarkt ausschließen (Labor, EKG). Die Differenzierung zwischen atemabhängigen und palpatorischen Schmerzen ist diagnostisch wegweisend.

Inspektion

Achten Sie auf:

- Haltungsschwäche bei Insuffizienz der Rumpf-, Rücken- und Beckenmuskulatur.
- Schonhaltung/-atmung (bei Rippenfraktur oder Neuralgie).
- Tricherbrust (Pectus excavatum): symmetrische oder asymmetrische, mehr oder weniger stark ausgeprägte, trichterförmige Einziehung des mittleren oder distalen Brustbeinabschnitts mit den daran inserierenden Rippen.
- Kielbrust (Pectus carinatum): symmetrische oder asymmetrische, mehr oder weniger stark ausgeprägte Vorwölbung des mittleren oder distalen Brustbeinabschnitts.

Palpation

Achten Sie auf Schmerzangaben:

- Rippen in der vorderen Axillarlinie (Frakturen).
- Kostosternaler Übergang (Verdickung der Rippenknorpel am Sternalansatz (Tietze Syndrom).
- Thoraxkompression mit Druck aufs Sternum (bei Fraktur) oder Druck auf einzelne Rippen (bei Fraktur oder Interkostalneuralgie).

Funktionstests

- Thoracic-Outlet-Syndrome (TOS) mit Kompression des Gefäß-Nerven-Bündels im kostoklavikulären Bereich:

  - Vorgehen: Geisel-Handgriff, Patient sitzt mit herabhängenden Armen, Untersucher fasst von hinten beide Handgelenke und tastet Puls der A. radialis, Abduktion bei gleichzeitiger Außenrotation und Rückführung der Schultern.
  - Beurteilung: In der Endstellung kommt es zur Abschwächung der Pulse mit Ischämie und/oder Parästhesien.
- Brustumfangstest bei In- und Exspiration: Einschränkung der normalen Differenz von 3,5–6 cm bei M. Bechterew, Frakturen, Entzündungen oder Tumoren.

5.3 Bildgebende Diagnostik

Die bildgebende Diagnostik ist für die Diagnostik und Therapie essenziell, ersetzt jedoch keinesfalls die ausführliche Anamnese und klinische Untersuchung. Auf Grund der klinisch erhobenen Befunde wird die sinnvolle weitere Diagnostik ausgewählt.

5.3.1 Röntgen

Standardisierte konventionelle Röntgenaufnahmen in zwei Ebenen, idealerweise unter Belastung, sowie Funktionsaufnahmen, Spezialaufnahmen aus verschiedenen Winkeln, Aufnahmen ganzer Körperabschnitte (Wirbelsäule, Bein), Belastungsaufnahmen (mit Gewichten) etc. Typische radiologische Veränderungen sind wegweisend für die Diagnose,

5.3.2 Röntgenkontrastuntersuchung

Kontraindikationen beachten:

- Allergie gegen Kontrastmittel.
- Eingeschränkte Schilddrüsen- und Nierenfunktion.
- Gerinnungsstörungen.

Arthrographie

Darstellung intraartikulärer Pathologien (Austritt, Verteilung, Kontrastierung des Kontrastmittels, Mono- oder Doppelkontrast) an

Schulter, Knie, Handgelenk, Hüfte, oberem Sprunggelenk und den Facetten der Wirbelsäule.

Myelographie
Darstellung des spinalen Subarachnoidalraums zum Nachweis einer spinalen Stenose, Raumforderung etc.

Diskographie
Einspritzen von Kontrastmittel in den Nukleus zur Schmerzprovokation und Darstellung von Anulusläsionen.

Angiographie
Arterien-, Venen- oder Lymphgefäßdarstellung.

5.3.3 Computertomographie

Methode der Wahl zur knöchernen Diagnostik, auch in Verbindung mit intraartikulärer oder venöser Kontrastmittelgabe; als quantitative CT (QCT) zur Knochendichtebestimmung in der Osteoporosediagnostik (als Alternative zur Dual Energy X-Ray Absorptiometry).

5.3.4 Kernspintomographie

Strahlungsfreie Untersuchung zur Diagnostik von Wirbelsäulenerkrankungen, Tumoren, Gelenkerkrankungen (Knie etc.), aseptischen Knochennekrosen etc.

5.3.5 Skelettszintigraphie

Methode zum Nachweis eines erhöhten oder verminderten Knochenstoffwechsels bei Tumoren, Entzündungen, Stoffwechselstörungen.

5.3.6 Arthrosonographie

Die Sonographie des Bewegungsapparates ist eine dynamische Untersuchung, mit der der Untersucher zahlreiche Erkrankungen und Veränderungen rasch und ohne Belastung für den Patienten entdecken kann. Untersuchung von Sehnen, Muskeln, Knochen, Weichteilen, Gelenken (v. a. Schulter, Hüfte beim Säugling).

6 Gynäkologische und geburtshilfliche Untersuchungen

A. Antolic

Da die gynäkologische Untersuchung einen sehr intimen Bereich und verschiedenste Vorerfahrungen der Patientin berührt, sollte sie so durchgeführt werden, dass:

- die Atmosphäre für die Patientin möglichst angenehm ist
- ihre individuellen Wünsche und Empfindlichkeiten berücksichtigt werden und
- ein Kompromiss zwischen medizinisch Notwendigem und den Wünschen der Patientin gemeinsam gefunden wird, soweit im Vorhinein verbal aushandelbar.

Dann ist auch der Erkenntnisgewinn für den Untersucher am höchsten!

6.1 Rahmenbedingungen der gynäkologischen und geburtsmedizinischen Untersuchung

Anamnese
Inspektion ➔ Genitale
Palpation Mammae

6.1.1 Vor der Untersuchung

- Zuerst *immer* ein Gespräch mit *angezogener* Patientin → Kontaktaufnahme, Vertrauen aufbauen für intime Untersuchung (Grund des Arztbesuchs, Anamnese, Zweck der nachfolgenden Untersuchung)
- Patientin scheint ängstlich oder schämt sich (Scham/Ekel, kultureller Hintergrund, erstmalige Genitaluntersuchung, Virgo intacta, sexuelle Gewalterfahrung etc.) → Ansprechen und abklären!

- Falls die Patientin die Anwesenheit von Vertrauensperson bei der Untersuchung wünscht, sollten diese sich am Kopfende der Patientin positionieren.
- Bei erstmaliger gynäkologischer Untersuchung: Untersuchungsstuhl und Utensilien zeigen (Angstreduktion)!
- Vor der Untersuchung entleert die Patientin ihre Harnblase. Soll Urin untersucht werden, sollte sie rechtzeitig einen Urinbecher erhalten.

Cave:

Manche Patientinnen wissen trotz früherer Untersuchungen nicht genau, was passiert oder haben große Angst, z. B. wegen schmerzhafter Vorerfahrungen!

6.1.2 Anamnese

Die spezielle gynäkologische und geburtsmedizinische Anamnese enthält neben den allgemeinen Fragen insbesondere:

- Letzte Regel (1. Tag mit Blutungsbeginn)?
- Zyklus:
  - Regelmäßigkeit: ja/nein?
  - Zykluslänge: 28 ± × Tage?
  - Blutungsdauer: 5 ± × Tage?
  - Blutungsstärke: normal/3–5 Binden pro Tag?
  - Dysmenorrhoe: ja/nein (schmerzhafte Regelblutung)?
  - Kontaktblutungen, Zwischenblutungen, prämenstruelle Schmierblutung?
  - Wird ein Zykluskalender geführt?
- Menarche: in welchem Lebensjahr (allererste Regelblutung)?
- Menopause: in welchem Lebensjahr (allerletzte Blutung im Klimakterium)?
- Fluor/-beschwerden (Menge, Farbe, Geruch, Konsistenz)?
- Gynäkologische Erkrankungen, Behandlungen oder Operationen inklusive Mammae?
- Schwangerschaften/Geburten/Aborte:

  - Jahr, Konzeption (spontan, reproduktionsmedizinisch assistiert)?
  - Verlauf der Schwangerschaft (Komplikationen, Therapien)?
  - Ausgang der Schwangerschaft (Geburt, Frühgeburt, Totgeburt, Fehlgeburt)?
  - Geburtsmodus (spontan, vaginaloperativ, Kaiserschnitt)?
- Kontrazeption (ob und wie – Barrieremethoden, Hormone)?
- Früherkennungsuntersuchung (Wann zuletzt? Jemals auffällig?):
  - Zytologischer Abstrich nach Papanicolau (Zervixkarzinom)?
  - Selbstuntersuchung der Brüste?
  - Mammographie/Mammasonsographie?
- Gynäkologische Karzinome in der Verwandtschaft?

Außerdem sind aus der allgemeinen Anamnese besonders wichtig:
- Thrombosen oder Gerinnungsstörungen (auch bei Verwandten)?
- Endokrinologische Erkrankungen (z. B. Schilddrüse)?
- Medikamente mit Auswirkungen auf den Hormonzyklus?
- Sexualität?

6.1.3 Untersuchungsvorbereitung

- Erst zur Untersuchung entkleidet sich die Patientin:
  - zur Untersuchung des Genitale nur die untere Körperhälfte
  - zur Brustuntersuchung nur die obere Körperhälfte.
- Intimsphäre schützen:
  - geschlossene Türen
  - kein wiederholtes Türöffnen durch andere Mitarbeiter
  - kein Lärm
  - kein Wartenlassen der entkleideten Patientin auf dem Untersuchungsstuhl.
- Patientinnen mit körperlichen Problemen auf den gynäkologischen Untersuchungsstuhl helfen und ggf. beim Ausziehen des Slips helfen, insbesondere:
  - bei fortgeschrittener Schwangerschaft
  - bei reduziertem Allgemeinzustand/Schmerzen
  - bei gebrechlichen oder älteren Patientinnen, Katheterbeutelträgerinnen

  - bei Hüftgelenkserkrankungen.
- Untersuchungsstuhl einstellen (Höhe und Neigung, Beinhalter anpassen).
- Angenehme Bedingungen schaffen:
  - Keine Hektik! Manche Patientin braucht mehr Zeit zum Entspannen der Beckenbodenmuskulatur als eine andere.
  - Untersuchungsschritte ankündigen und erklären
  - angewärmte Instrumente benutzen
  - bei potenziell schmerzhaften Untersuchungsschritten Patientin vorwarnen.
- Nach der Untersuchung der Patientin wieder vom Stuhl herunter helfen.
- Retraumatisierung bei (sexuell) traumatisierten Patientinnen vermeiden!

Cave:

Oft wissen wir nicht, welche Patientin sexuell traumatisiert ist, oder welcher Satz, Geruch oder vielleicht nur welche Berührung einer bestimmten Stelle ein Wiedererinnern auslösen kann. Um eine Retraumatisierung zu vermeiden, muss *vorher* auf allen Kanälen, verbal wie nonverbal, vermittelt werden, dass die *Patientin* die *Kontrolle* über die gesamte Situation hat, und ihre Bedenken müssen auch tatsächlich ernst genommen werden:

- Keine Hektik!! Möglichst angenehme Bedingungen schaffen (s. o.)!
- Die Patientin soll jederzeit das Tempo der Untersuchung beeinflussen können!
- Die Patientin soll Sicherheit haben, dass die Untersuchung auf ihren Wunsch hin jederzeit unterbrochen oder komplett abgebrochen wird!
- Mögliche Triggersätze vermeiden, die Trauma wiedererinnern lassen: z. B. „Es ist gleich vorbei", „Tut bestimmt nicht weh".
- Bei möglichen Schmerzen durch Untersuchung Patientin vorwarnen.

Kommt es dennoch auf dem Untersuchungsstuhl zum erwähnten Wiedererinnern einer traumatischen Erfahrung, kann der Arzt/die Ärztin nur durch Geduld und Empathie versuchen, der Patientin die Situation zu erleichtern. Untersuchung abbrechen!

- Auf keinen Fall: „Es ist gleich vorbei..." und die Untersuchung fortführen!

Der Grad der Anspannung einer Patientin bei der Untersuchung lässt sich auch an den verkrampften Oberschenkeladduktoren und der Gesäßmuskulatur erkennen. Dann sollten Sie der Patientin die bewusste Entspannung der Beckenbodenmuskulatur erklären („Bitte lassen Sie den Po auf die Unterlage fallen, die Beine auseinander fallen lassen, atmen Sie einmal tief durch...").

Zur besseren Entspannung der Patientin in dieser Steinschnittlage tragen die Aufhebung der Lendenlordose durch Anwinkeln der Beine in der Hüfte sowie eine Anteflexion des Kopfes (z. B. durch ein Kissen) bei.

6.1.4 Untersuchungsablauf

Reihenfolge:

1. Inspektion des äußeren Genitale.
2. Inspektion des inneren Genitale (Spekulumuntersuchung).
3. Entnahme von Abstrichen oder Proben, Kolposkopie.
4. Bimanuelle Palpation.
5. (Transvaginale Sonographie).
6. Inspektion und Palpation der Mammae.

Zuerst Inspektion, danach Palpation – wie bei allen Untersuchungen! Eine Palpation vor der Inspektion kann Befunde verfälschen (z. B. Auslösung einer Blutung bei vulnerabler Portio, verhindert Inspektion oder Abstrich).

Bei unklaren Befunden bzw. zur Absicherung wird danach meist eine transvaginale Ultraschalluntersuchung (TVUS) durchgeführt. Sie sollte immer erst nach der Palpation durchgeführt werden, denn dadurch:

- wird der psychomotorische Lernprozess gefördert (Tastgefühl wird trainiert).
- ist der Untersucher nicht voreingenommen (sonst ertastet man nur das, was man schon gesehen hat).

Der transabdominale Ultraschall erfordert eine volle Harnblase und wird nur bei besonderen Fragestellungen durchgeführt, da seine Bildqualität schlechter ist als bei der TVUS.

Ziel der Untersuchung ist der größtmögliche Informationsgewinn, das heißt: Je entspannter die Patientin, desto sicherer sind die Palpation und Differenzierung (z. B. von schmerzhaften Raumforderungen), und desto sicherer wird eine Traumatisierung vermieden (Negativprägung der Patientin, die dann infolge der Untersuchung nicht mehr zum Frauenarzt geht).

6.2 Untersuchung des Genitale

6.2.1 Inspektion des äußeren Genitale

Die Inspektion des Genitale sollte zum Schutz der Patientin und des Untersuchers immer mit Handschuhen erfolgen, da zur besseren Sicht dabei auch angefasst wird. Achten Sie auf:

- Abdomen und Leistenregion (sichtbare Hernien, Narben).
- Entwicklungsstatus, Allgemein- und Ernährungszustand.
- Behaarung (Dichte, Farbe, Schamhaargrenzen zwischen Mons pubis und Nabel, Oberschenkel).
- Haut (Pigmentation, Dystrophie, Entzündungen, Ekzeme, Verletzungen, Varikosis, Narben, Tumoren, Fehlbildungen etc.).
- Sekrete (serös/mukös/putride Sekretion aus paraurethralen/vestibularen Drüsen).
- Vulva:
  - Labia majora et minora (Innen- u. Außenseite)
  - Interlabialfalte
  - Klitoris
  - Orificium urethrae externum.

- Introitus:
  - Vestibulum vaginae
  - Hymenalsaum (intaktes Hymen, Carunculae)
  - Epithelspange
  - auffällige Drüsenausgänge mit Schwellung oder Rötung.
- Perineum:
  - Hautbeschaffenheit
  - Narben (Dammriss, Dammschnitt)
  - Kontraktilität.
- Anus:
  - Analrosette intakt (Radiärfältelung?)
  - Hämorrhoiden
  - Stuhlverunreinigung
  - Kontraktilität.

6.2.2 Inspektion des inneren Genitale

Die Inspektion der Vagina und der Portio erfolgt mittels Specula:

- Entenschnabelspekulum bzw. Einhandspekulum.
- Specula nach Rinne (vorderes Blatt glatt, hinteres Blatt mit Abflussrinne für Blut oder Sekret).

Vorbereitung

- Die Größe der Specula ist der Weite und Länge der Vagina anzupassen. Dabei achtet man darauf, ob die Patientin noch Virgo intacta ist (schmalere Specula) oder wie viele Kinder sie bereits geboren hat (eher breitere Specula). Ist der Introitus trocken und das Einführen eventuell deshalb schmerzhaft, werden die Specula befeuchtet (Wasser, Gel).
- Um sich die Handhaltung bewusst zu machen und ein späteres Umgreifen zu vermeiden, kann man die Spekulumblätter vor dem Einführen so, wie sie dann in der Vagina eingesetzt werden, vor die Vulva halten.

Einführen der Specula (s. Abb. 6.1 und 6.2)

- Hinteres Blatt (dorsal) mit rechter Hand am scheidenentfernten Ende locker wie einen Stift (nicht mit der ganzen Faust) fassen.
- Spreizen des Introitus mit den Fingern der linken Hand.
- Hinteres Blatt zunächst längs in den Introitus einführen und nach etwa 3 cm quer in die Horizontale nach hinten (dorsal) drehen.
- Nun vorderes Blatt längs einführen und nach etwa 3 cm quer in die Horizontale nach vorne (ventral) drehen.
- Jetzt nacheinander schrittweise weiteres Vorschieben des hinteren, danach des vorderen Blattes, dann des hinteren Blattes usw. Nicht beide Blätter in einer Hand, nicht gleichzeitig!
- Dabei in der Regel zunächst das hintere Blatt einige Zentimeter einführen und durch Druck auf die Spitze („Betonen") die Sicht herstellen („Scheide entfalten").
- Danach das vordere Blatt ebenso vorschieben und durch Betonen der Spitze die Scheide vorsichtig „entfalten".
- Richtung beim Vorschieben: vorsichtig dem geringsten Widerstand folgen – eher sakralwärts.
- So tastet man sich abwechselnd vorsichtig bis zur Portio vor, bis man mit dem vorderen Blatt die Portio meist von sakral nach ventral für die bessere Aufsicht des Betrachters „aufrichten" kann (bei Anteversio).
- Sind seitliche oder vertikale Lageabweichungen gegeben oder z.B. narbige Verziehungen vorhanden, kann dies mehrere Versuche mit erneutem Zurückziehen erfordern.
- Vorsicht beim Druck nach vorne: Urethra und Klitoris sind druckempfindlich!
- Druck dammwärts wenig druckschmerzhaft.
- Beim Einführen keine Haare oder Haut im Introitus einklemmen – äußerst schmerzhaft!
- Einhandspekulum: Geschlossen vorsichtig in ebensolcher Weise leicht sakralwärts in die Vagina einführen (zunächst längs, dann quer drehen) und am oberen Vaginaldrittel unter Sicht öffnen, um die Portio „aufzuladen". Öffnungsweite sollte Portiogröße entsprechen, danach mittels Stiftschraube feststellen, dadurch bleibt das Einhandspekulum liegen. und beide Untersucherhände sind frei.

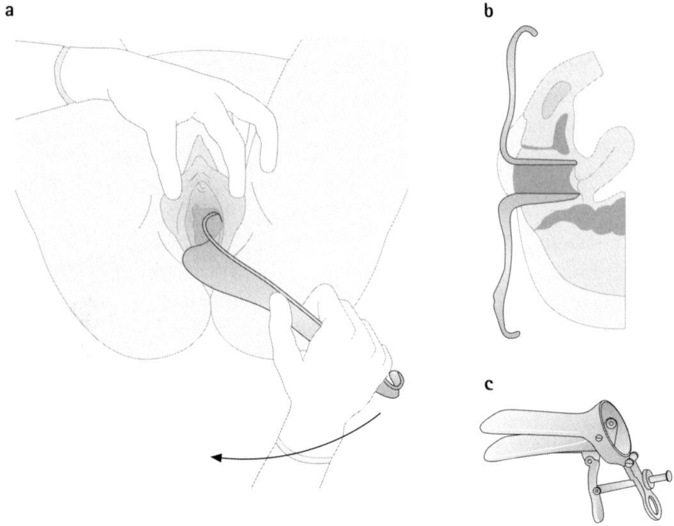

Abb. 6.1 Einsetzen der Scheidenspekula. **a)** Einführen des hinteren Blattes; **b)** Sagittalschnitt; **c)** Entenschnabelspekulum

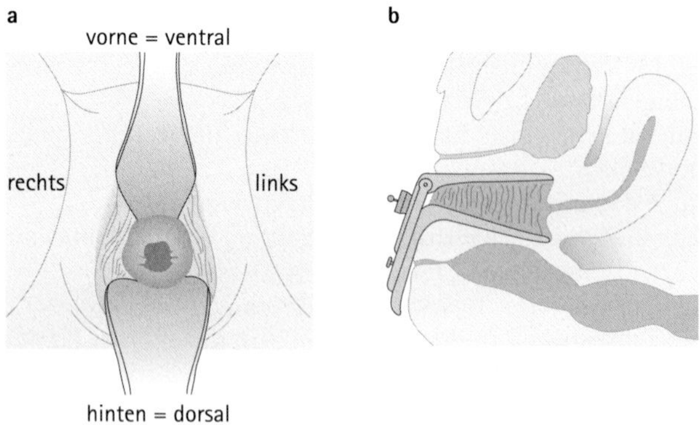

Abb. 6.2 Darstellen der Portio. **a)** Ansicht von ventral; **b)** Sagittalschnitt

Beim Einführen ist auf etwaige Septen der Vagina, Vagina duplex etc. zu achten, außerdem sollte die Portio nicht allzu viel mit den Spitzen der Specula berührt werden, weil dadurch u. U. oberflächliche Läsionen oder Kontaktblutungen verursacht werden, welche die weitere Diagnostik behindern können.

Zurückziehen der Specula

- Langsam und vorsichtig.
- Vorderes, hinteres und seitliche Scheidengewölbe betrachten.
- Inspektion der vorderen und hinteren Vaginalwände bis zum Introitus vaginae.
- Bei auffälligen Befunden: Kolposkopie und Betupfen mit Essigsäure/Iod.

Cave:

Bei zu schnellem Zurückziehen können pathologische Befunde an der vorderen oder hinteren Vaginalwand leicht übersehen werden (z. B. Vaginalkarzinom)

Befunde (s. Tab. 6.1 und 6.2)

Tab. 6.1 Mögliche Befunde der Vagina.

Befund	Interpretation
Rugae vaginae	■ normale Radiärfältelung der Vaginalwand bei intaktem Beckenboden (Faszien) und Östrogenisierung ■ abgeflacht z. B. bei Östrogenmangel
Fluor vaginalis	■ Farbe (weiß, grünlich, putride-gelb, gelblich-klar) ■ Konsistenz (flockig, dünnflüssig, schaumig, cremig) ■ Geruch (leicht säuerlich, unangenehm-fötide; Aminprobe) ■ normal: weiß (albus) bis gelblich, leicht säuerlich riechend, pH < 4,5
Epithelzysten	■ schmerzlos, prall, glatt (z. B. Müllergang-Zyste) ■ meist klare Flüssigkeit
Tumore	■ Talgeinschlusszysten (z. B. im Bereich von Dammschnitt-narben) ■ Granulationsknötchen ■ Condylomata acuminata ■ Ulzerationen ■ Condylomata lata etc.
Vaginalwände	■ straff ■ Zystozele ■ Rektozele ■ aufgehobener Sulcus lateralis ■ Deszensus vaginae anterior/posterior

Tab. 6.2 Befundung der Portio.

Kriterium	Befund
Größe	■ zierlich, schlank, plump, klobig ■ Maß [cm]
Oberflächen-epithel	■ originär (Plattenepithel) ■ Ektopie ■ Erythroplakie ■ Leukoplakie ■ Kontaktblutung, Farbe (reizlos = rosa oder gerötet, livide?) ■ bei Kolposkopie: Zylinderepithel? Färbung mit 3 %iger Essig-säure, Schiller'sche Jodprobe

Tab. 6.2 Befundung der Portio. (Forts.)

Kriterium	Befund
Zervikalöffnung (-kanal)	▪ geschlossen ▪ klaffend ▪ einsehbar ▪ grübchenförmig ▪ mit Polyp ▪ quer (Orificium cervicis externum) ▪ Lokalisationsangabe wie auf Zifferblatt oder vordere/hintere Muttermundslippe
Fluor vaginalis/ ex cervice	▪ viskös 1 zäh ▪ klar 1 trüb ▪ weiß ▪ putride ▪ blutig-tingiert ▪ Blut ▪ Geruch
Blutung:	▪ unter- bis überregelstarke Blutung ▪ dunkel/hellrot ▪ brombeerfarben ▪ Koagelabgang
Läsionen	▪ Emmet-Riss (lateraler Zervixriss bei Entbindung) ▪ Konisationsnarbe, Portio verkürzt im Vaginalniveau liegend

6.2.3 Bimanuelle Palpation (s. Abb. 6.3 und 6.4)

Zunächst wird das Abdomen nach Resistenzen, Druckschmerz und inguinalen Lymphknoten abgetastet, auch Narben und Hernien werden untersucht.

Palpation des inneren Genitale

- Spreizen der Labien mit Fingern der linken Hand.
- Vorsichtiges Einführen von Zeigefinger (bei Frauen mit engerem Introitus) *oder* Zeige- und Mittelfinger der rechten Hand (innere Untersucherhand) in die Vagina. Daumen vorsichtig vor Vulva halten, restliche Finger werden gebeugt.
- Vorschieben der Untersuchungsfinger bis zur Portio.

- Äußere Hand kranial der Symphyse drückt den Uterus leicht nach kaudal, der inneren Hand entgegen (Uterus fühlt sich derb an, etwa 7 cm groß, im kleinen Becken gelegen).
- Zuerst Abtasten/Umfahren der Portio (= in die Vagina ragender kaudaler Anteil der Zervix) mit intravaginal liegenden Fingern, während die abdominal gelegene Hand den Uterus stabilisiert.
- Danach halten die intravaginal liegenden Untersuchungsfinger die Portio kranialwärts fixiert, während die abdominal liegende Hand nun nacheinander schrittweise abtastet:
  - Uterus
  - Adnexen
  - Parametrien
  - Douglas-Raum
  - Raumforderungen/Tumoren im kleinen Becken
  - andere Organe des kleinen Beckens (Darm, Blase, Urethra), Beckenwände auf Lymphknoten
  - zuletzt Vaginalwände und Beckenboden.
- Beim Ertasten der Adnexen palpieren beide Hände seitlich *neben* der Portio (innere Untersuchungsfinger) bzw. neben dem Uterus (von abdominal tastende Hand) und versuchen, die Ovarien zwischen beiden Händen zu *er*-tasten. Dabei tastet man leichter, wenn man die innere Hand bzw. die intravaginal liegenden Finger waagrecht dreht.
  - Ovarien sind nur 2–4 cm groß und daher auch für erfahrene Untersucher oft nicht sicher zu identifizieren. Am ehesten sind sie noch bei schlanker, entspannter Patientin zu palpieren.
  - Die Eileiter können *nur* bei pathologischen Veränderungen ertastet werden.

Portioschiebeschmerz

kann bei Entzündungen durch Schieben oder Wackeln an der Portio ausgelöst werden: Durch Hin- und Herbewegen der Portio wird an den Parametrien und den Adnexen ein bei peritonealer Entzündung, wie z. B. Adnexitis (**Cave:** DD Appendizitis!), meist deutlich schmerzhafter Zug an den Ligamenten ausgelöst.

a b

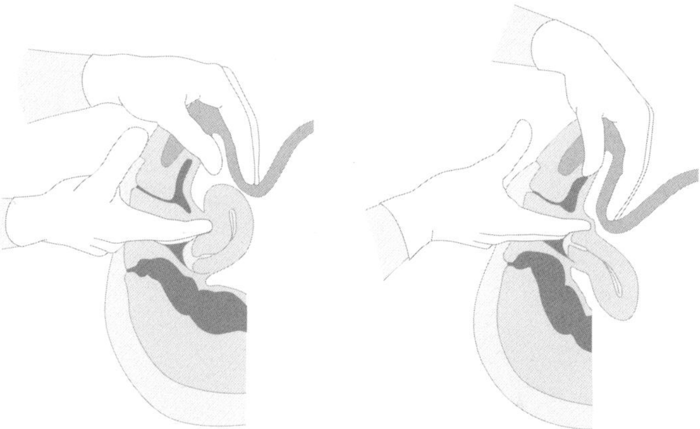

Abb. 6.3 Lage des Uterus. **a)** anteflektiert; **b)** retroflektiert

a b c

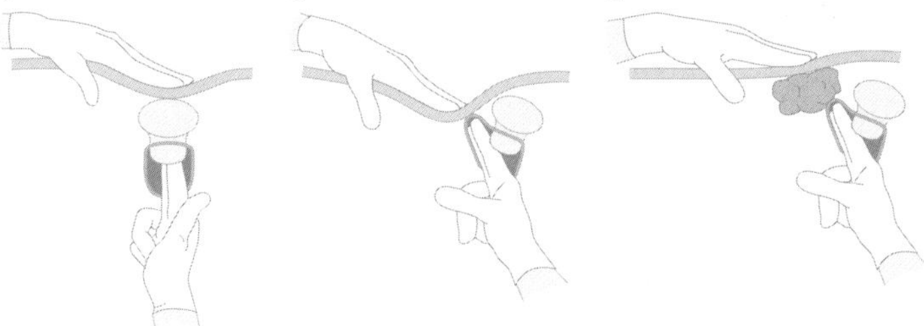

Abb. 6.4 Palpation der Adnexe. Gleitet man mit beiden Händen, vom Uterus kommend **(a)**, nach den Seiten ab, hat man bei normalem Adnexbefund den Eindruck, beide Fingerspitzen einander annähern zu können **(b)**. Bei einer Resistenz im Adnexbereich gelingt dies nicht **(c)**.

Rektovaginale Untersuchung

Bei unklaren Prozessen der Adnexe, bei Befunden im Douglas-Raum oder zur besseren Abgrenzung zur Appendizitis ist die rektale Untersuchung möglich und bei der Krebsfrüherkennungsuntersuchung ab dem 50. Lebensjahr sogar vorgeschrieben (Anorektaltumor). Danach Handschuhwechsel!

Bei der rektovaginalen Untersuchung (s. Abb. 6.5) lassen sich durch gleichzeitiges Einführen des Zeigefingers in die Vagina und des Mittelfingers in das Rektum vor allem die Parametrien tasten, die äußere Hand tastet von abdominal.

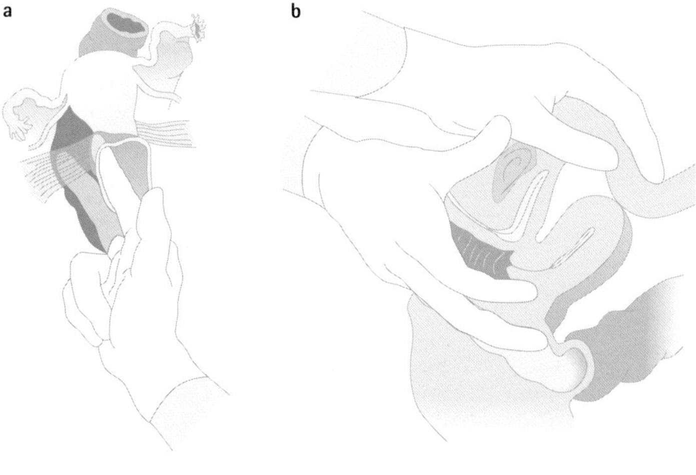

Abb. 6.5 Rektovaginale Untersuchung. **a)** Beurteilung des parametranen Gewebes; **b)** Beurteilung des Douglas-Raums, in diesem Fall mit einer retrozervikalen Endometriose

Beckenbodenstatus

Um Zysto- oder Rektozelen (Descensus vaginae) zu untersuchen, betrachtet man bei gespreiztem Introitus die Vaginalwände und bittet dann die Patientin, nach unten zu pressen (Cave: Urinabgang): Beim

Deszensus uteri senkt sich die Gebärmutter in die Scheide bzw. prolabiert durch den Introitus.

Die Beckenbodenkraft kann man subjektiv in Grade einteilen (I° bis V°). Man bittet die Patientin, den Beckenboden bzw. Scheideneingang zu kontrahieren und tastet die seitlichen Schenkel des M. levator ani im Introitus.

Beim Spekulumtest wird nur das hintere Blatt eingeführt und die Patientin gebeten, die Scheidenmuskulatur zusammenzukneifen: Die Anhebung des Spekulums wird eingeschätzt.

Die Befunde bei der Palpation des Genitale sind in Tabelle 6.3 zusammengefasst

Tab. 6.3 Befunde bei der Palpation des Genitale (typische Normalbefunde *kursiv*).

Tastqualitäten	Uterus	Portio	Adnexen	Tumoren (benigne oder maligne)
Größe	*normalgroß* (ca. 6–8 cm Länge, je nach Parität) x cm	*zierlich, schlank, plump, klobig* *x cm* (nicht Länge der Zervix!)	*Adnexen frei* = weder Adnexe noch pathologische Raumforderung zu tasten! *normales Ovar etwa 2–4 cm*	in cm abschätzen (Bitte keine Angaben mit Obstbezeichnungen!)
	(klein, vergrößert, an Nabel reichend)	Muttermund (äußere Öffnung des Zervikalkanals) ▪ geschlossen, ▪ für Fingerkuppe eingängig, ▪ für Finger einlegbar, ▪ fingerdurchgängig, ▪ 2-fingerdurchgängig, ▪ x cm	plump, vergrößert, x cm groß	

Tab. 6.3 Befunde bei der Palpation des Genitale (typische Normalbefunde *kursiv*). (Forts.)

Tastqualitäten	Uterus	Portio	Adnexen	Tumoren (benigne oder maligne)
Lage	Versio: *ante-/retrovertiert* (Abweichung der Längsachse des Uterus nach ventral/rostral) Flexio: *ante-/retroflektiert* (Binnenabweichung in Längsachse zwischen Corpus und Zervix) Positio: Dextropositio/ Sinistropositio (Abweichung von Medianlinie)	Stellung: *sakral, mediosakral, zentriert* Positio: Dextropositio/ Sinistropositio (Abweichung von Medianlinie)	*(loco typico = dorsolateral des Uterus)* im Douglas-Raum, am Fundus uteri	Bezug zu anderen Organen oder Räumen des kleinen Beckens beschreiben: z. B. Adnexbereich, Douglas-Raum, dem Fundus anliegend
Konsistenz	*derb* aufgelockert, teigig-weich, tonisiert	*derb* ↔ *aufgelockert* weich, aufgelockert, Stocktuchphänomen (Pschyrembel-Zeichen)	*derb* prall-elastisch (Zyste?), teigig (z.B. Teratom)	homogen ↔ inhomogen (wechselnde Konsistenz) von weich bis fest
Oberfläche	*glatt* höckrig (z. B. Myome), ausladend (z. B. Piskacek-Zeichen bei Frühgravidität)	*glatt* höckrig (z. B. Ovula Nabothi) im Scheidenniveau	*(falls vergrößert) glatt* höckrig	glatt, unregelmäßig, höckrig, nicht abgrenzbar

Tab. 6.3 Befunde bei der Palpation des Genitale (typische Normalbefunde *kursiv*). (Forts.)

Tastqualitäten	Uterus	Portio	Adnexen	Tumoren (benigne oder maligne)
Mobilität	*mobil* eingeschränkt mobil, adhärent zu Beckenwand, Adnexprozess oder Tumor	*mobil* adhärent, narbige Strikturen	*verschieblich* eingeschränkt mobil, adhärent zu Beckenwand oder Uterus, Tumor	eingeschränkt mobil, adhärent zu Struktur/Organ im kleinen Becken
Druckdolenz	*nicht dolent* gering/ausgeprägt druckschmerzhaft	*nicht dolent* gering/ausgeprägt druckschmerzhaft	*nicht dolent* gering/ausgeprägt druckschmerzhaft	nicht dolent gering/ausgeprägt druckschmerzhaft

6.3 Untersuchung der Mammae

Untersuchungsschritte:
- Anamnese.
- Inspektion.
- Bimanuelle Palpation.
- Lymphabflussgebiete.

Brustuntersuchung:

Kurz nach der Menstruation sind die Mammae meistens weicher, also besser zu „ertasten" und deutlich weniger druckdolent, daher Palpation und Mammographie *nach* der Menstruation, nicht prämenstruell!

6.3.1 Rahmenbedingungen und Anamnese

In der Regel wird bei der Krebsfrüherkennung die Untersuchung der Brüste nach der Untersuchung des Genitale durchgeführt, dabei ist der Unterleib wieder bekleidet. Neben der eingangs erhobenen Anamnese sollte erfragt werden:

- Untersucht sich die Patientin selbst?
  - Wie regelmäßig, wann im Zyklus (am besten kurz nach der Menstruation!)?
  - Hat sie auffälliges bemerkt (Veränderungen, Schmerzen, Knoten, Rötung, Sekretion aus Mamillen)?
- Gab es bereits Operationen oder Probeentnahmen an den Brüsten?
- Wurden bereits eine Mammographie, Mammasonographie oder ein MRT durchgeführt?
- Gibt es Risikofaktoren für ein Karzinom (Mammakarzinom in der Verwandtschaft, Ovarialkarzinom, Hormoneinnahme, Nikotin, Stillzeiten)?
- Bei der Untersuchung sollte die Patientin den kompletten Oberkörper entkleiden (nicht nur den BH hochziehen)!
- Während der Untersuchung kann man der Patientin das Vorgehen bei der Selbstuntersuchung erklären!
- Untersuchungsablauf wie immer: zuerst Inspektion, danach Palpation.
  - Ausnahme: Hormonbestimmung (Prolaktin z.B. kann nach Palpation im Serum ansteigen)!
- Stehende Untersuchungsposition von Patientin und UntersucherIn
- (zusätzlich auch bei liegender Patientin möglich, zum Vergleich eines Befundes).
- Benigne Tastbefunde in der Brust können seit Jahren unverändert sein, die Patientin kennt „ihre Brust". Veränderungen oder neue Befunde sollten mit bildgebender Diagnostik abgeklärt werden!

6.3.2 Inspektion

Achten Sie auf:

- Beweglichkeit der Mammae: Die Patientin wird gebeten, die Arme über den Kopf zu strecken, evtl. sich vornüber zu beugen. Dabei auf Asymmetrien achten, zuletzt die Hände locker in die Hüften stemmen lassen.
- Hautinspektion (inclusive Mamille und Areola):
  - Rötung, Ekzem, Ödem, vermehrte Gefäßzeichnung, Einziehungen, Vorwölbung, Behaarung, Striae etc.

- Mamillenform (fassbar, Schlupf- oder Hohlwarzen – neu aufgetreten?).
- Milchleiste: überzählige Mamillen oder Mammae.
- Größe, Kontur und Form der Mammae.

6.3.3 Palpation

Brustuntersuchung:

Wie bei jeder Palpation gilt, je langsamer und sanfter man tastet, desto besser kann man einen korrekten Befund erheben, desto feinfühliger *ertasten* die Fingerspitzen Gewebe, die beim schnellen Abtasten oder bei zu viel Druck dem Tastsinn verloren gegangen wären!

- Mehrere Fingerspitzen tasten gleichzeitig, nie nur ein Finger; kreisende Bewegung der Fingerendglieder auf einer Stelle, dann weiter zur nächsten und so fort!
- Mit der anderen Hand Brustgewebe gegenhalten (verhindert Abweichen zur Seite).
- Zunächst wenig Druck, danach stärkeren Druck für tiefere Schichten bis zum Brustmuskel.
- Immer bis über den abgrenzbaren Rand des Drüsenkörpers hinaus tasten, vor allem beim oberen äußeren Quadranten mit seinem in die Axilla reichenden Ausläufer.
- Alle vier Quadranten der Brust, inklusive Areolaregion und retromamillär müssen abgetastet werden!
- Die Reihenfolge ist egal, ob zirkulär, von rechts nach links oder Quadrant für Quadrant – entscheidend ist ein eigenes Schema, sodass die ganze Brust auch in der Tiefe *ertastet* worden ist. Dies kann bei Makromastie oder Mastopathie schwierig sein.
- Durch Taststimulation kann sich die Brustwarze unwillkürlich aufrichten, was man der Patientin als normal erklären kann.
- Bei pathologischer Sekretion kann durch Zusammendrücken des Gewebes direkt hinter der Mamille Sekret für weitere Untersuchungen gewonnen werden: Abstreifen mit Objektträger oder Tupfer (Zytologie, Mikrobiologie): trübes, klares, blutiges, schwarzes, putrides Sekret.

6.3.4 Lymphabflussgebiete

Zur Brustuntersuchung gehören auch die Inspektion und Palpation der Lymphstationen. Bei Untersuchung der Axilla kann der Arm der Patientin mit der anderen Hand vom Körper weg abgewinkelt gehalten werden. Folgende Lymphabflussgebiete müssen einbezogen werden:

- Die axillären Lymphknoten (LK) bis hin zur dorsalen Axillarfalte und tief kranial in der Achselhöhle.
- Die pektoralen LK.
- Die infra- und supraklavikulären LK.
- Die ipsi- und kontralateralen parasternalen LK.
- Weiter entfernt auch die subskapulären bzw. zervikalen LK.

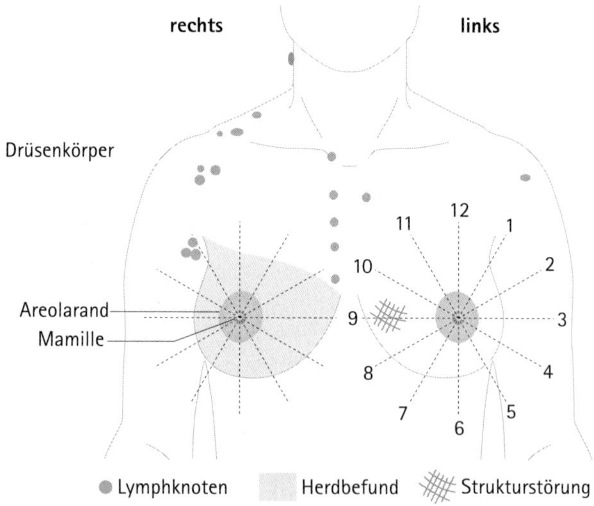

Abb. 6.6 Schema für den Mammabefund.

6.3.5 Befundbeschreibung der Mamma

Zur Dokumentation des Mammabefundes kann das in Abbildung 6.6 wiedergegebene Schema dienen. Bei auffälligen Befunden sollte die Beschreibung die in Tabelle 6.3 genannten Kriterien einbeziehen.

Tab. 6.3 Mammabefunde.

Befundbeschreibung	Mamma	Lymphabflussregion
Lokalisation	Rechts – links Quadrant (z. B. oben außen) oder wie Uhrzeit auf Zifferblatt Entfernung zu Areola/Mamille	Rechts – links Axillär, pektoral, infra- oder supraklavikulär, parasternal
	Tiefe/Entfernung zur Hautoberfläche: x cm, hautnah, brustwandnah	
	Konstellation mehrerer Befunde?	Einzelner Tumor oder verbackenes Tumorpaket (einzelne LK nicht mehr voneinander abgrenzbar)
Größe	in cm	in cm
Konsistenz	prall-elastisch, weich, derb, steinhart, teigig	weich, derb, steinhart
Form und Oberfläche	rund, oval, unregelmäßig gut/schlecht von Umgebung abgrenzbar	rund, oval, unregelmäßig gut/schlecht von Umgebung abgrenzbar
Mobilität	verschieblich zum Umgebungsgewebe, zur Haut oder Brustwand	verschieblich zum Umgebungsgewebe, zur Haut oder Brustwand
Druckdolenz	druckschmerzhaft, druckempfindlich	druckschmerzhaft, druckempfindlich
Hautphänomene über Tastbefund	Rötung, Ödem (Peau d'orange), Induration, Tumordurchbruch durch Haut	Rötung, Ödem (Peau d'orange), Tumordurchbruch durch Haut, Induration

Jackson-Phänomen

Einziehung der Haut beim Zusammendrücken über malignem Tumor, an Stelle einer Wölbung nach außen, wie bei benignen Tumoren.

6.4 Geburtshilfliche Untersuchung

Bei der geburtsmedizinischen Untersuchung kommt zur vaginalen Untersuchung die Tastuntersuchung des Uterus hinzu. Vor der heute üblichen Ultraschalluntersuchung sollte die Tastuntersuchung mit bloßen Händen erfolgen, um:

- eine angenehme Kontaktaufnahme über die Haut zu ermöglichen.
- Tastqualitäten wie Anspannung der Uterusmuskulatur, Druckdolenz und kindliche Bewegungen zu fühlen.
- die eigene Tastfertigkeit zu trainieren. Der Tastbefund kann hinterher im Ultraschall überprüft werden.

Dazu bietet sich die Systematik der Leopold-Handgriffe (s. Abb. 6.7) an:

1. *Fundusstand:* Ulnare Handkanten vorsichtig senkrecht zur Bauchwand in vermuteter Fundushöhe in die Tiefe senken, bis der höchste Stand der kranialen Wölbung des Uterus ertastet wird. Befundangabe in Relation mit Abstand von Querfingern zum Nabel oder Rippenbogen. Das Gesicht des Palpierenden ist der Schwangeren zugewandt. Oft kann jetzt bereits der im Fundus liegende Kindsteil ertastet werden – Kopf versus Steiß.
2. *Lage und Stellung:* Hände seitlich an den Leib der Schwangeren legen und nach kleinen Körperteilen (Hände, Füße) bzw. derbem, glattem Widerstand (kindlicher Rücken) tasten. So erkennt man, ob eine Längs-, Schräg- oder Querlage vorliegt. Bei letzterer findet man den harten, runden Kopf des Kindes lateral.
3. *Poleinstellung:* Die rechte Untersucherhand bildet eine Schale (Daumen opponiert restliche Finger mit etwa 10 cm Abstand) und tastet oberhalb der Symphyse vorsichtig in die Tiefe nach dem kindlichen Kopf (hart, gut beweglich) oder Steiß (derb, träge beweglich). Eventuell findet sich kein Kindsteil (Querlage?). Durch

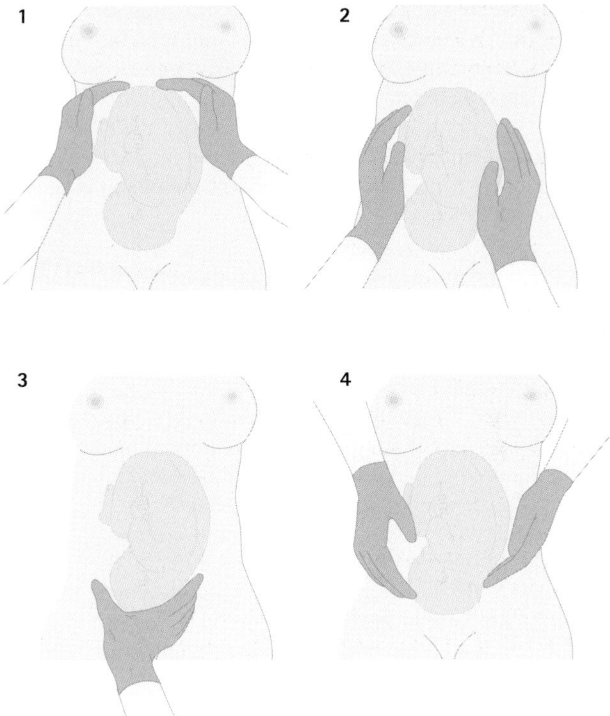

Abb. 6.7 Die Leopold-Handgriffe.

vorsichtiges Hin- und Herbewegen je nach „Ballotement" entscheiden, ob eine Schädellage vorliegt (Kopf ballotiert – beweglicher durch Halswirbelsäule) oder ob es sich um eine Steißlage handelt (Steiß träger, da gesamter Stamm mitbewegt wird).

4. *Beziehung des vorangehenden Kindsteils zum Beckeneingang:* Nur noch selten wird der für die Patientin relativ unangenehme 4. Leopold-Handgriff durchgeführt, der darüber Auskunft gibt, ob der vorangehende Kindsteil schon ins Becken eingetreten ist und der

heute durch die obligate vaginale Untersuchung ersetzt wird. Der Untersucher wendet sich nach kaudal und schiebt die Fingerspitzen der gestreckten Hände vorsichtig an/unter die Symphyse: Gelingt es, die Fingerspitzen zwischen fetalen Kopf und Symphyse zu schieben, ist der vorangehende Teil (in der Regel der kindliche Kopf) noch nicht fest ins Becken eingetreten, wenn nicht, ist der untere Pol des Kindes schon in den Beckeneingang eingetreten.

7 Urologische Untersuchungen

R. Peters

Wie in den meisten anderen Fachdisziplinen haben auch in die Urologie moderne Diagnostikverfahren insbesondere im Bereich der Bildgebung und Labormedizin Einzug gehalten. Dennoch bildet die gründliche körperliche Untersuchung, nach erfolgter Anamnese, den Eckpfeiler für die weitere Diagnostik, auch wenn sie im Notfall symptombezogen und auf das Wesentliche beschränkt bleiben muss. Verdachtsdiagnosen können zum Teil erhärtet oder bereits ausgeschlossen werden, ehe invasive oder belastende Diagnostikverfahren zur Anwendung kommen müssen.

Die körperliche Untersuchung folgt allgemein gültigen Regeln. Besonders wichtig ist es, günstige Untersuchungsbedingungen zu schaffen! Das heißt: den Patienten über das Vorgehen informieren und sich stets bewusst sein, dass urologische Untersuchungen von vielen als „unangenehm" empfunden werden. Deshalb sollte die Palpation des Genitale oder auch die digitale rektale Untersuchung der Prostata möglichst in einem separaten Untersuchungsraum erfolgen.

7.1 Untersuchung der Nieren und ableitenden Harnwege

Durch ihre geschützte Lage bzw. den retroperitonealen Verlauf sind Nieren und Harnleiter beim Erwachsenen der direkten körperlichen Untersuchung nur schwer zugänglich.

Nach Inspektion und Perkussion beider Nierenlager am sitzenden bzw. stehenden Patienten erfolgt die bimanuelle Untersuchung der Flankenregion im Liegen und kann dabei in die palpatorische Untersuchung des Oberbauchs integriert werden.

7.1.1 Inspektion

Neben einer Hautrötung als mögliches Zeichen einer Abszedierung oder einem posttraumatischen Hämatom ist auf eine Schonhaltung zu achten. Diese entsteht z. B. durch entzündliche Nierenprozesse ausgelöste Reizung des M. ileopsoas.

7.1.2 Perkussion

Die „Perkussion“ wird von dorsal, bei abgespreizten Armen am sitzenden oder stehenden Patienten durchgeführt. Begonnen wird zunächst mit sanftem Druck und nach vorheriger Ankündigung (!) in der subkostalen Flankenregion. Anschließend werden mit der Handkante oder geschlossen Faust (am besten auf die eigene Hand als Unterlage) Erschütterungen über dem Nierenlager ausgelöst.

Eine klopf- oder druckschmerzhafte Flanke kann auf ein entzündliches Geschehen oder eine Obstruktion („Nierenstauung“) hinweisen.

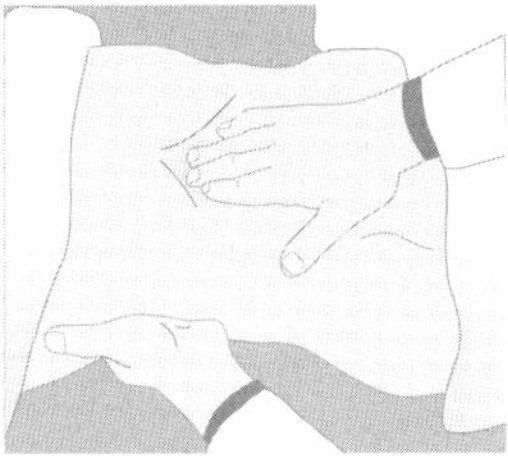

Abb. 7.1 Bimanuelle Palpation der rechten Niere.

7.1.3 Bimanuelle Palpation

Bei der bimanuellen Palpation befindet sich der Patient in Rückenlage und kann zur Entspannung der Bauchdecke die Knie etwas anziehen. Die Arme des Patienten liegen locker seitlich neben dem Körper. Während eine Hand des Untersuchers die Flanke von dorsal anhebt, wird mit der zweiten Hand von ventral unter dem Rippenbogen gegenpalpiert.

Eine „normale Niere“ ist nur bei sehr schlanken Patienten zu tasten. Fortgeschrittene Tumoren oder auch Organvergrößerungen, wie bei der polyzystischen Nierendegeneration, sind dagegen durchaus als Resistenz palpabel.

Die ungefüllte Harnblase liegt beim Erwachsenen im kleinen Becken, direkt retrosymphysär. Bei Kindern befindet sie sich etwas höher. Daher ist sie erst bei stärkerer Füllung (ab ca. 150 ml) der Palpation und Perkussion zugänglich. Die normale Blasenkapazität beträgt 400–500 ml. Ab diesem Füllungsvolumen ist eine prall gefüllte Blase bei schlanken Patienten bereits inspektorisch erkennbar.

7.2 Untersuchung der Harnblase

Die Untersuchung der Harnblase erfolgt durch Perkussion und Palpation in entspannter Rückenlage und wird in die Abdomenuntersuchung einbezogen. Um den kranialen Rand der Harnblase zu bestimmen, wird mit der Perkussion an der Symphyse in Richtung Nabel begonnen. Der Klopfschall ist dabei über der gefüllten Blase gedämpft.

Ein Druckschmerz in der Blasenregion kann eventuell bei Zystitiden, aber auch bei stark gefüllter Blase (Harnverhalt!) ausgelöst werden.

7.3 Untersuchung der Lymphknoten

Die allgemein gültigen Regeln für die Untersuchung der Lymphknoten werden in Teil 1, Kapitel 3.6.4 dargestellt. Besonders zu beachten ist, dass das Lymphknotenabflussgebiet der Hoden im Retroperitonealraum entlang der großen Gefäße liegt (entwicklungsgeschichtlicher Deszensus der Keimdrüsen von der Nierenanlage ins Skrotum!)

Skrotum und Penis dagegen dränieren sowohl über oberflächliche als auch tiefe Inguinallymphknoten. Das Lymphsystem von Harnblase und Prostata zirkuliert über Bahnen und Lymphknoten entlang der Iliakalgefäße und der Fossa obturatoria, präsakral und schließlich paraaortal.

Cave:

Besonders bei Nierenzellkarzinomen (Nierenparenchymtumore) werden Metastasen in allen Körperregionen beobachtet, so dass Lymphknotenmetatstasen auch supraklavikulär oder im Zervikalbereich auftreten können. Lymphknotenmetastasen beim malignen Hodentumor treten retroperitonel auf, können hier beträchtliche Größe erreichen und werden dann als „bulky disease" bezeichnet. Bei fortgeschrittenen Hodentumoren werden ebenfalls supraklavikuläre („Virchow'sche Drüsen") und mediastinale Lymphknotenmetastasen beobachtet. Bei retroperitonealen Lymphomen, besonders bei jungen Männern, besteht immer Verdacht auf Keimzelltumoren!

7.4 Untersuchung des äußeren Genitale

Viele Patienten empfinden die Untersuchung des Genitale als „unangenehm". Scham und Angst vor Schmerzen, insbesondere bei Kindern, müssen deshalb berücksichtigt werden. Bei der Untersuchung des äußeren Genitale können viele Erkrankungen oder Fehlbildungen im Bereich von Penis, Skrotum und Hoden bereits inspektorisch und palpatorisch erfasst werden. Das Zurückstreifen der Vorhaut und die Inspektion der Glans penis ist dabei obligat. Die Sonographie zur weiterführenden Beurteilung des Skrotalinhaltes ist mittlerweile das bildgebende Verfahren der Wahl und bietet schnell und noninvasiv eine Differenzialdiagnose beim „akuten Skrotum“.

7.4.1 Inspektion und Palpation des Penis

Allgemein werden zunächst die Entwicklung und Altersentsprechung des äußeren Genitale beurteilt. Eine Unterentwicklung bzw. „Frühreife“ kann Hinweise auf endokrinologische Dysregulationen oder genetische Erkrankungen geben.

Lässt sich die Vorhaut nicht zurückstreifen, liegt eine Phimose (Vorhautverengung) vor. Sie ist im Kleinkindalter noch physiologisch, jedoch bei Persistenz ab dem 3. Lebensjahr behandlungsbedürftig.

Eine Paraphimose („spanischer Kragen“; s. Abb. 7.2) resultiert aus einer Zirkulationsstörung durch eine zurückgestreifte Vorhaut mit Schnürring und führt schließlich zu einer progredienten ödematösen Schwellung von Vorhaut und Glans.

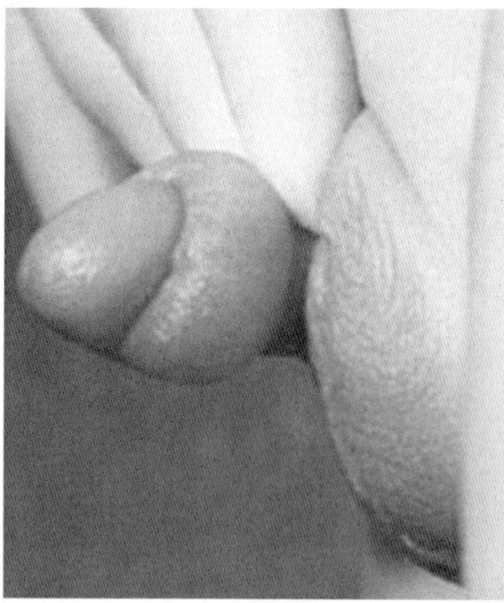

Abb. 7.2 Paraphimose bei einem 5-jährigen Kind.

Cave:

Häufig entsteht eine Paraphimose im klinischen Alltag, nachdem das Zurückstreifen der Vorhaut nach Katheterisierung oder Körperpflege vergessen wurde. Eine manifeste Paraphimose ist ein urologischer Notfall und bedarf der umgehenden Redression! Ist dies manuell nicht möglich, kann eine dorsale Spaltung der Vorhaut notwendig sein, da eine Glansnekrose bei Fortbestehen der Zikulationstörung resultieren kann.

Andere Hautveränderungen, wie Schleimhauterosionen, Bläschen (z. B. bei Herpes genitalis) oder Condylome (Genitalwarzen), müssen ebenfalls dokumentiert werden und bedürfen meist einer weiteren differenzialdiagnostischen Abklärung durch einen Urologen oder Dermatologen.

Berichtet der Patient anamnestisch über Harnröhrenausfluss, kann dieser durch Ausstreichen der Harnröhre von proximal nach distal exprimiert und zur weiteren mikrobiologischen Untersuchung eingesandt werden.

Auf eine korrekte Lage und Größe der äußeren Harnröhrenmündung (Meatus externus urethrae) und eventuelle hypospade oder epispade Fehlmündungen ist zu achten:

- Hypospadie: Fehlmündung an der Unterseite (ventral) des Penis (s. Abb. 7.3).
- Epispadie: Fehlmündung an der Oberseite (dorsal) des Penis).

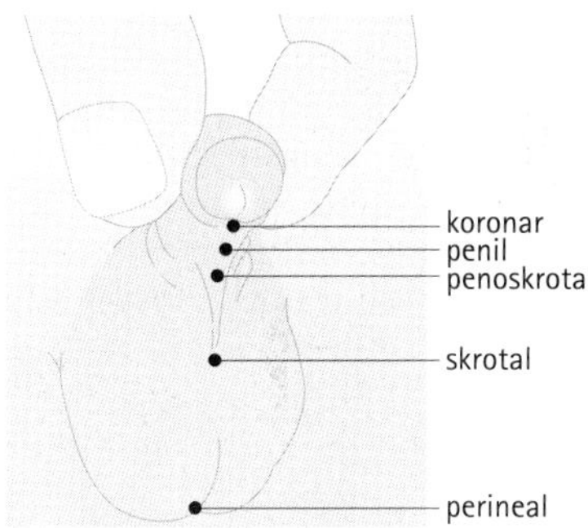

Abb. 7.3 Mögliche Formen der Hypospadie.

Eine Verengung des Harnröhreneingangs (Meatusstenose) kann sowohl angeboren als auch im Rahmen einer erworbenen Hautveränderung, dem Lichen sklerosus et athrophicus, und häufig auch bei Patienten mit Diabetes mellitus auftreten.

Das Peniskarzinom macht sich durch eine leicht verletzliche, ulzeröse Induration an der Glans, die in den Penisschaft übergreifen kann, bemerkbar.

Isolierte Verhärtungen in der Tunica albuginea der Penischwellkörper (Corpora cavernosa) können aber auch für eine Induratio penis plastica sprechen. Bei diesem Krankheitsbild führen Fibrose und kalzifizierende Plaques in der Tunica mitunter zu einer schmerzhaften Deviation des erigierten Gliedes.

7.4.2 Untersuchung von Skrotum und Hoden

Inspektorisch ist neben Hautveränderungen auf eine Größenzunahme/ Schwellung, Ödem, Rötung oder deutliche Seitendifferenz zu achten. Da die Skrotalhaut sowohl Haarfolikel als auch Schweißdrüsen enthält, bilden sich häufiger Infektherde, Atherome und – bei herabgesetzter Immunkommpetenz – auch Skrotalabszesse, die als schmerzhafte Fluktuation an der Skrotalhaut imponieren können.

Anschließend wird der „Skrotalinhalt" sowohl im Liegen als auch im Stehen untersucht und beurteilt. Bei klinisch leerem Skrotum ist zu klären, ob eine Lageanomalie (Hodendystopie) vorliegt oder ob eventuell die Hoden operativ entfernt worden sind.

Normalerweise sollten beide Hoden bereits nach der Geburt, spätestens jedoch bis zum Ende des 1. Lebensjahres bis ins Skrotum deszendiert sein, da sonst eine behandlungsbedürftige Hodendystopie (s. Abb. 7.4) vorliegt.

Hoden und Nebenhoden werden nach Größe, Seitendifferenz, Oberfläche und Abgrenzbarkeit beurteilt, indem man den Hoden vorsichtig zwischen Daumen und Zeige- und Mittelfinger gleiten lässt.

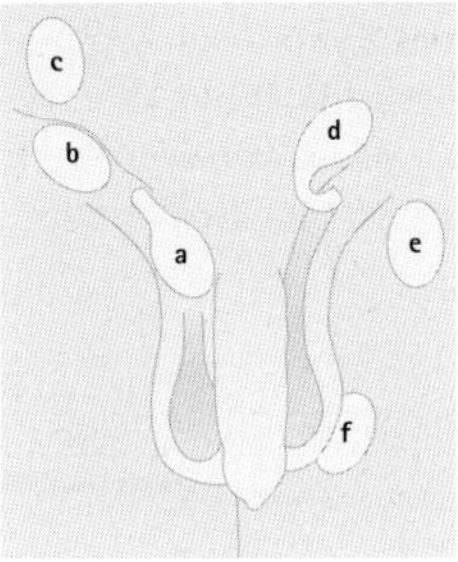

Abb. 7.4 Lokalisationen für Hodendystopien.

Cave:

Eine schmerzlose oder wenig schmerzhafte Verhärtung (Induration) im oder am Hoden ist immer verdächtig auf einen bösartigen Hodentumor und muss innerhalb kürzester Zeit abgeklärt werden. Wichtigstes Untersuchungsverfahren ist auch hier die Sonographie.

Der Nebenhoden verläuft entlang der posterolateralen Hodenkonvexität. Kugelige Raumforderungen in diesem Bereich sind häufig Spermatozelen oder Nebenhodenzysten. Eine maligne Entartung des Nebenhodens dagegen ist extrem selten.

Bei der Nebenhodenentzündung (Epididymitis) ist der Nebenhoden stark geschwollen und lässt sich nur schwer vom Hoden abgrenzen. Das Skrotum ist an der betroffenen Seite gerötet, überwärmt und der gesamte Bereich stark druckempfindlich. Nicht selten berichten die Patienten über Fieber. Es besteht also ein „akutes Skrotum". In dieser Situation ist ein weiterer urologischer Notfall – die Hodentorsion –, bei der es zu einer Torquierung des Samenstrangs kommt, klinisch nicht immer eindeutig zu unterscheiden. Die differenzialdiagnostische Abklärung muss dann umgehend mittels Dopplersonographie durch einen erfahrenen Untersucher erfolgen.

Cave:

Bei einer manifesten Hodentorsion bleiben oft nur wenige Stunden (6!) vom Auftreten der ersten Symptome bis zur irreparablen hämorrhagisch-ischämischen Hodenschädigung, die das Entfernen des betroffen Hodens nach sich zöge. Deshalb kann im Zweifelsfall nur die operative Freilegung Gewissheit schaffen und muss dann notfallmäßig erfolgen.

Bei deutlicher Vermehrung des Skrotalinhalts kann die Palpation erschwert sein. Als Ursache kommen in Frage:

- Hydrozele (vermehrte Flüssigkeitsansammlung zwischen den Hodenhüllen; s. Abb. 7.5).
- Hämatozele (durch Einblutung in die Hodenhüllen).
- Skrotalhernie.
- Ein großer Hodentumor.

Die Unterscheidung zwischen Flüssigkeitsansammlung und solider Raumforderung ist mittels der Sonographie möglich. Auch die Diaphanoskopie, bei der das Skrotum mit einer Lampe durchleuchtet wird, kann zur Anwendung kommen.

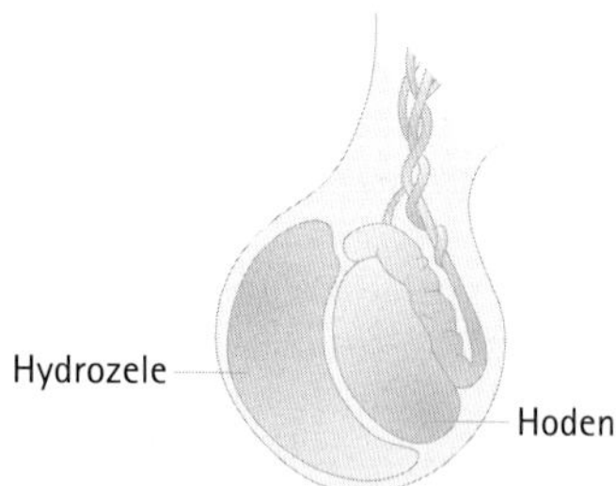

Abb. 7.5 Hydrozele.

Bei der Palpation des Samenstrangs hat der Samenleiter (Ductus deferens) eine typische „drahtige" Konsistenz.

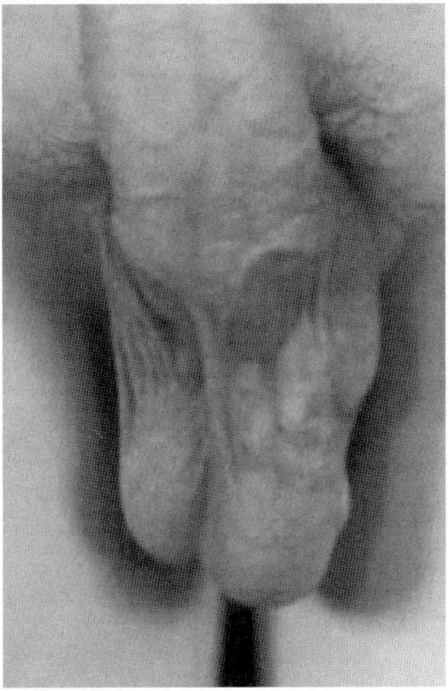

Abb. 7.6 Varikozele II° bei einem 21-jährigen Patienten.

Eine Varikozele (s. Abb. 7.6) besteht bei einer Erweiterung des Plexus pampiniformis im Bereich des Samenstrangs, typischerweise links. Charakteristisch sind die vermehrte venöse Füllung im Stehen und beim Valsalva-Manöver sowie der „wurmartige" Tastbefund. Klinisch bedeutsam ist die Unterscheidung zwischen idiopatischer und symptomatischer Varikozele:

- Bei der Untersuchung im Liegen entleeren sich bei einer *idiopatischen* Varikozele die Venen des Plexus pampiniformis. Das Krankheitsbild kann intermittierende Schmerzen verursachen und für eine Fertilitätsstörung des Betroffenen verantwortlich sein.
- Bei einer *symptomatischen* Varikozle links, die durch Fortbestehen der Plexusvenenfüllung gekennzeichnet ist, muss an einen linksseitigen Nierentumor mit Tumorthrombus in der Nierenvene und Rückstau gedacht werden!

7.5 Digital-rektale Untersuchung der Prostata

Die Indikation zur rektalen Untersuchung besteht bei allen Miktionsstörungen sowie im Rahmen der urologischen Vorsorgeuntersuchung ab dem 50. Lebensjahr und gehört schließlich auch bei chirurgischen und gynäkologischen Patienten zur Aufnahmeuntersuchung (s. Teil 1, Kap. 3.5).

Die Prostata befindet sich unterhalb der Harnblase und oberhalb der Beckenbodenmuskulatur mit dem externen Schließmuskelapparat. Nur die Dorsalfläche der Drüse ist somit der Palpation zugänglich.

Für die rektale Palpation eignen sich mehrere Untersuchungspositionen (s. Abb. 7.7). Häufig wird sie in Seitenlage mit angezogenen bzw. angewinkelten Beinen auf einer festen Unterlage/Untersuchungsliege durchgeführt. Auch die Untersuchung im Stehen (nach Völker) mit gebeugter Hüfte und auf die Liege aufgestützten Unterarmen ist möglich und für Patient und Untersucher unkompliziert.

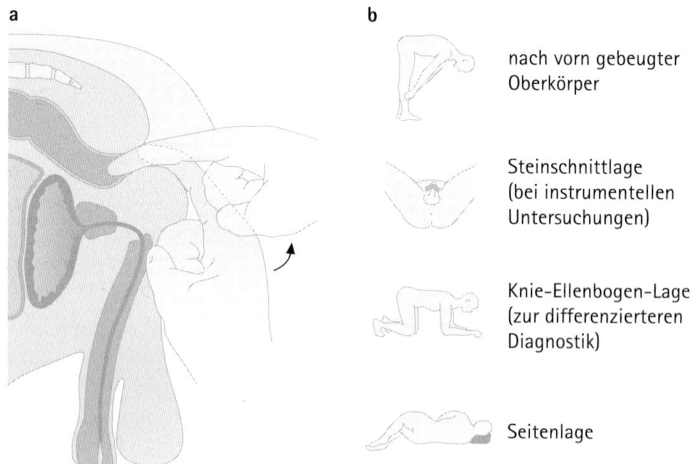

Abb. 7.7 Untersuchung der Prostata (**a**) und des Rektums (**b**).

Wichtig ist, dem Patienten jeden einzelnen Untersuchungsschritt zu erläutern. Die Bitte: „...sich bei der Untersuchung zu entspannen" ist oft wenig hilfreich und wird von manchen Patienten sogar missverstanden. Es sollte vor allem ausreichend Gleitmittel (Vaseline oder Ultraschallgel) verwandt werden. Der tastende Finger wird zunächst am Anus aufgelegt. Der Sphinktertonus kann beim Einführen des Fingers mit dem Hinweis für den Patienten, leicht zu pressen (wie bei der Defäkation), herabgesetzt werden.

Die normale Prostata ist etwa kastaniengroß, angedeutet herzförmig und seitlich abgrenzbar. In der Mitte findet sich der Sulcus, der eine Unterteilung in linken und rechten Seitelappen möglich macht. Die normale Konsistenz ist prall-elastisch und entspricht etwa dem Tonus der leicht angespannten Thenarmuskulatur am Daumengrundgelenk. Die Darmschleimhaut über der Drüse ist leicht verschieblich.

Ein deutlicher Druckschmerz oder eine palpable Fluktuation weisen auf eine Entzündung (Prostatitis) bzw. einen Prostataabszess hin. Bei der gutartigen Prostatavergrößerung (BPH – benigne Prostatahyperplasie) ist die Konsistenz prall-elastisch, und durch die Vergrößerung ist die Drüse nach kranial (zur Prostatabasis) nicht mehr umfahrbar. Eine genaue Aussage über die Größe der Prostatadrüse ist allerdings nur mit Hilfe der transrektalen Ultraschalluntersuchung möglich.

Eine deutlich verhärtete Konsistenz oder ein Knoten in der Prostata sind immer karzinomverdächtig. Bei fortgeschrittenen Tumoren findet sich eine höckerige Oberfläche. Die Verschieblichkeit der Rektumschleimhaut kann dann deutlich eingeschränkt oder aufgehoben sein. Differenzialdiagnostisch kommen bei einer umschriebenen Verhärtung jedoch auch Verkalkungen oder granulomatöse Entzündungsherde innerhalb der Prostata in Frage.

Tab. 7.1 Untersuchung des äußeren Genitalorgane beim Mann – Übersicht.

Organbereich	Befund
Harnröhrenöffnung	An typischer Stelle? Stenosierung? Blutung aus der Öffnung? Ausfluss?
Präputium (Vorhaut)	Über die Eichel zurückstreifbar? Entzündungszeichen? Hautveränderungen? Zu kurzes oder narbiges Frenulum?
Glans penis	Entzündung (Balanitis)? Indurationen? Geschwulst? Beläge (z. B. Leukoplakie)? Condylomata?
Penisschaft	Hautveränderungen? Deviation (Verkrümmung?) Verhärtungen? Geschwulst?
Skrotum und Skrotalinhalt	Hautveränderungen? Beide Hoden im Skrotum? Hodengröße? Konsistenz? Indurationen? (Tumor?) Nebenhoden abgrenzbar? Druckdolenz? Varikozele? Hydrozele? Veränderungen des Samenstrangs? Samenleiter abgrenzbar?
Digital rektale Untersuchung	Hautveränderungen im Analbereich? Sphinktertonus? Veränderungen der Rektumschleimhaut? Abgrenzbarkeit der Prostata? Konsistenz? Oberfläche? Sulcus? Indurationen? Knoten? Druckdolenz? Schleimhautverschieblichkeit?

8 Psychiatrische Untersuchung

M. Schäfer

Die psychiatrische Untersuchung beinhaltet eine zeitlich sehr umfangreiche Exploration. Es sind neben der Ermittlung der psychischen Befindlichkeit mit Erhebung eines psychopathologischen Befundes auch sehr viele Hintergrundinformationen zu erfragen. Außerdem muss auch ein internistischer und neurologischer Status erhoben werden. Erst dann ist eine psychiatrische Aufnahme abgeschlossen. Je nach den im Vordergrund stehenden Problemen kann eine solche Untersuchung aber mehrzeitig erfolgen, etwa wenn die Erhebung der biographischen und detaillierten sozialen Informationen zu einem späteren Zeitpunkt erfolgt. Praktisches Ziel sollte sein, den psychopathologischen Befund innerhalb von 30 Minuten erfassen zu können, um dann noch in 30–60 min die wichtigsten psychosozialen und anamnestischen Parameter sowie den körperlichen Befund zu erheben.

8.1 Gesprächsvorbereitung und -führung

Für die erfolgreiche Durchführung der psychiatrischen Exploration ist eine gute Gesprächsvorbereitung mit Wahl der richtigen Position der Gesprächsteilnehmer und Schaffung einer empathischen und situationsgerechten Atmosphäre sehr wichtig. Patienten haben oft Berührungsängste mit der Psychiatrie. Neben dem Wissen, Hilfe zu benötigen, stehen of Ängste, in der Psychiatrischen Klinik bleiben zu müssen.

8.1.1 Raum

Grundsätzlich sollte ein heller und offener Raum gewählt werden, der je nach Situation sowohl dem Patienten als auch dem Arzt jederzeit die Möglichkeit gibt, ihn zu verlassen.

8.1.2 Sitzposition und Körpersprache

Zu empfehlen sind eine offene Sitzposition und eine Körperhaltung, die Zurückhaltung, aber auch deutliches Interesse signalisiert. Oberkörper und Gesicht sollten freundlich dem Patienten zugewandt sein. Auch die Körpersprache ist wichtig, so z. B. beruhigende Gesten.

8.1.3 Gesprächsführung

Die Stimme bei der Exploration sollte bestimmt, ruhig und klar auf den Patienten wirken. Die Sätze sind möglichst eindeutig und für den Patienten verständlich zu formulieren. Das Verständnis kann man im Zweifel überprüfen, in dem man die Frage wiederholen lässt. Im Gespräch kann es auch hilfreich sein, das vom Patienten Gesagte zu wiederholen, um festzustellen, ob man selbst den Patienten ebenfalls richtig verstanden hat, z. B.: „Wenn ich recht verstanden habe, entwickeln sich bei Ihnen nur Ängste, wenn Sie sich in größeren Menschenmengen aufhalten".

8.1.4 Gesprächseröffnung

Im Idealfall ist der Untersucher vorab darüber informiert, weswegen der Patient kommt. Falls nicht, erfolgt eine möglichst offene Anfangsfrage, die dem Patienten alle Möglichkeiten lässt, über seine Probleme zu berichten, z. B.: „Was kann ich für Sie tun?". Die Basis dafür ist eine offene, „empathische" Haltung. Empathisch bedeutet dabei eine „professionelle", positive, auf den Patienten gerichtete Grundhaltung, die dieser auch spüren kann.

Cave:

- Paranoide Patienten können während der Exploration Angst haben, beobachtet oder abgehört zu werden. Man sollte beruhigend einwirken, Ängste ernst nehmen und versuchen, das Vertrauen des Patienten zu gewinnen
- Depressive Patienten sind oft unruhig und ängstlich. Eine ruhige Gesprächsführung hilft und kann ausgleichend wirken.

- Patienten mit Angststörungen und Panikattacken können sich beengt fühlen. Mann kann hier in größere Zimmer ausweichen.
- Manche Patienten werden in der Psychiatrie schon als selbstmordgefährdet oder auch gereizt und erregt angekündigt. Ähnlich wie in der Notfallmedizin sollten diese Personen in einem sicheren Bereich (z.B. auf einer geschützten psychiatrischen Station) exploriert werden, da die Situation hier für alle Beteiligten sicherer ist und man auf unerwartete Handlungen des Patienten besser reagieren kann.

8.2 Der psychopathologische Befund

8.2.1 Grundlagen

Zu einer vollständigen psychiatrischen Exploration gehören:

1. Erhebung des psychopathologischen Befundes.
2. Erhebung der Eigenanamnese des Patienten (aktuelle psychiatrische Situation).
3. Frühere psychiatrische Anamnese des Patienten.
4. Suchtanamnese des Patienten.
5. Körperliche Erkrankungen und aktuelle Medikamentenanamnese.
6. Familienanamnese bzgl. psychiatrischer Erkrankungen.
7. Familienanamnese auch bzgl. organischer Erkrankungen.
8. Kindheitsentwicklung (Laufen, Sprechen etc.).
9. Spätere schulische Entwicklung und die Schulabschlüsse mit nachfolgenden Berufsausbildungen und beruflichem Werdegang.
10. Allgemeine soziale Anamnese mit familiärer Situation und Beziehungen sowie Freundeskreis.
11. Erfassung schwer wiegender Lebensereignisse sowie mögliche Schulden oder belastende Situationen.

Nicht immer ist es angebracht, alle benötigten Informationen im ersten Gespräch zu erfragen. Oft wird es notwendig sein, zunächst die in der Akutsituation oder im Erstgespräch wirklich notwenigen Daten zu erheben. Die Bereiche Kindheits- und Schulentwicklung sowie alle biografischen Details lassen sich dann oft problemlos in weiteren Explorationsterminen erfassen.

Wichtig:

Konzentrieren Sie sich nicht nur auf die aktuelle Analyse eines psychopathologischen Befundes, sondern beziehen Sie möglichst das gesamte Leben des Patienten und die psychiatrischen Symptome vor dem jetzigen Zustand in die Diagnose ein!

Wichtig ist, beim Erheben des psychopathologischen Befundes einem klaren Konzept bzw. einer Struktur zu folgen. Je erfahrener der Untersucher ist, desto mehr wird es möglich sein, in einem relativ frei geführten Gespräch alle wichtigen Informationen zu erhalten. Bei jeder psychiatrischen Exploration müssen verschiedene Symptome und Symptomgruppen systematisch erfragt werden. Dabei ist darauf zu achten, dass der Untersucher verschiedene Symptome nicht beurteilen kann, ohne konkret danach zu fragen. So kann der Untersucher bei Halluzinationen diese höchstens erahnen.

Nachfolgend sind die wesentlichen Bereiche aufgeführt, die in einer psychopathologischen Befunderhebung exploriert und anschließend auch dargestellt werden sollten. Innerhalb der psychiatrischen Befunderhebung ist es vorteilhaft, wenn dem Patienten Rückzugsmöglichkeiten oder Pausen angeboten werden. Ebenso kann es aber bei weitschweifigen, inkohärenten Patienten notwendig sein, das Gespräch stark zu strukturieren und zu führen.

Bereiche der psychopathologischen Befunderhebung

- Bewusstseinsstörung.
- Orientierungsstörung.
- Störung der Aufmerksamkeit, der Konzentration und der Auffassung.
- Störung von Merkfähigkeit und des Altgedächtnisses.
- Störung der Intelligenz.
- Zwänge, Phobien, Ängste.
- Formale Denkstörungen.
- Wahn.

- Sinnestäuschungen (Halluzinationen).
- Störung der Affektivität.
- Störung des Antriebs und der Psychomotorik.
- Suizidalität.
- Krankheitseinsicht und Behandlungsbereitschaft.
- Vegetative Störung.

Weitere wichtige Informationen sind der Krankheitsbeginn und mögliche Auslöser oder begleitende Umstände für die Episode. Jedoch sind klar nachvollziehbare Auslöser für eine psychiatrische Krankheitsepisode nicht immer zu finden.

Wichtig:

Die Erhebung aktueller und früherer körperlicher Erkrankungen als mögliche Ursache psychiatrischer Symptome sowie die feine Erhebung der Medikamentenanamnese gerade bei älteren Menschen sind bedeutsam, um mögliche organische Ursachen für psychische Veränderungen zu ermitteln.

8.2.2 Bewusstseinsstörungen

Die Bewusstseinsstörungen werden unterteilt in:

- Quantitative Bewusstseinsstörungen (Bewusstseinsveränderungen im Sinne einer Schlaf-Wach-Skala)
- Qualitative Bewusstseinsveränderungen (Bewusstseinseinengung, Bewusstseinsverschiebung oder Bewusstseinstrübung).

Die quantitativen Bewusstseinsstörungen werden im Gespräch sehr schnell deutlich, da bei einem benommenen, somnolenten, stuporösen oder komatösen Patienten eine normale Gesprächssituation nicht entstehen wird. Ursachen quantitativer Bewusstseinsstörungen werden in Teil 1, Kapitel 4.2 dargestellt).

Schwieriger sind die Ermittlung und Einschätzung qualitativer Bewusstseinsstörungen (Bewusstseinstrübung, Bewusstseinseinengung und Bewusstseinsverschiebung). Bewusstseinsverschiebungen kommen z.B. innerhalb einer Psychose oder innerhalb von medikamentösen oder drogeninduzierten Zuständen vor.

Wichtig:

Nach folgenden Symptomen sollte bei Verdacht direkt gefragt werden:

- Bewusstseinstrübung (mangelnde Klarheit der Vergegenwärtigung des Erlebens im Eigenbereich oder in der Umwelt mit Verwirrtheit des Denkens und Handelns).
- Bewusstseinseinengung (Einengung zum Umfang des Bewusstseins, z. B. durch Fokussierung auf ein bestimmtes Erleben).
- Bewusstseinsverschiebung (z. B. das Gefühl von Intensitäts- oder Helligkeitssteigerungen oder auch Vergrößerungen einer Raumtiefe oder Raumhöhe).

8.2.3 Orientierungsstörung

Die Orientierung ist gezeichnet durch:

- die zeitliche, örtliche, situative Orientierung und
- die Orientierung zur eigenen Person.

Diese Orientierung muss im Einzelfall geprüft werden, soweit sie sich aus dem allgemeinen Gespräch nicht ergibt.

Beispielfragen zur Diagnostik der Orientierungsstörung

- Welches Datum haben wir heute?
- Welche Jahreszeit haben wir?
- In welcher Stadt sind wir?
- Nennen Sie bitte Ihr Geburtsdatum.
- In welcher Klinik bzw. an welchem Ort befinden Sie sich?
- Beschreiben Sie bitte, wie Sie hierher gekommen sind.

Typisch bei psychiatrischen Störungen ist, dass sich zunächst die zeitliche Orientierung verschlechtert. Gerade bei einem Krankenhausaufenthalt ist es jedoch unwichtig, ob der Patient das genaue Datum und den genauen Wochentag noch weiß, da einzelne Tage im Krankenhausablauf keine Rolle spielen. Wichtiger sind hier der Monat und das Jahr. Die örtliche und situative Orientierung geben schon Hinweise auf eine deutlichere Störung der Orientierungsfähigkeit, wobei die stärksten Probleme dann anzunehmen sind, wenn der Patient nicht mehr über seine eigene Person (Wer ist er? Wann wurde er geboren?) informiert ist.

8.2.4 Störung der Aufmerksamkeit und der Konzentration

Häufig sind Gedächtnisstörungen, v.a. des Kurzzeitgedächtnisses, durch mangelnde Konzentrationsfähigkeit bedingt. Im allgemeinen Gespräch ist darauf zu achten:

- ob der Patient die Fragen adäquat beantwortet und
- ob er in der Gesprächssituation bleibt.

Bei fehlender Aufmerksamkeit kommt es vielfach zu Nachfragen oder der Patient unterbricht immer wieder seine Antworten, da er den Faden verloren hat.

Beispielfragen bzw. -aufgaben zur Aufmerksamkeits- und Konzentrationstestung

- Objektive Prüfung der Konzentrationsfähigkeit anhand standardisierter Aufgaben:
  - Rechenaufgaben (z.B. 13 von 200 fortlaufend abziehen)
  - Monatsnamen rückwärts aufsagen lassen
  - längere Worte vorwärts und rückwärts buchstabieren lassen.
- Subjektive Beispiele aus dem Leben/Alltag des Patienten:
  - Können Sie sich noch auf das Zeitungs- und Bücherlesen konzentrieren?
  - Schauen Sie Nachrichten?
  - Kennen Sie aktuelle Ereignisse, und können Sie mir diese wiedergeben?

8.2.5 Auffassungsstörung

Die Auffassungsstörung ist eine Beeinträchtigung der Fähigkeit, Wahrnehmungserlebnisse in ihrer Bedeutung zu begreifen und miteinander zu verbinden. Vom Untersucher ist zu beurteilen, ob die Auffassung unauffällig, verlangsamt oder gestört ist. Ein Hinweis auf eine Auffassungsstörung besteht z.B. dann, wenn der Patient die Frage trotz fehlender sprachlicher Divergenzen mehrfach nicht versteht und auch ein Nachfragen, ob er den Sinn oder Inhalt der Frage verstanden habe, nicht zum Verständnis führt. Die grobe Prüfung einer Auffassungsstörung kann z.B. erfolgen, indem man die Abstraktionsfähigkeit prüft und den Patienten eine Fabel nacherzählen oder den Sinn eines Sprichwortes wiedergeben lässt.

8.2.6 Gedächtnisstörung

Die Gedächtnisstörung kann ebenfalls am besten durch gezielte Aufgabenstellungen überprüft werden. Hier unterscheidet man frische und alte Erfahrungen.

- Merkfähigkeit ist die Fähigkeit, sich Ereignisse etwa der letzten 10 min zu merken.
- Altgedächtnis ist die Fähigkeit, sich an länger als etwa 10 min zurückliegende Eindrücke oder Ereignisse zu erinnern.

Die Merkfähigkeit ist somit eine Funktionsprüfung des Kurzzeitgedächtnis, das Altgedächtnis könnte auch als Langzeitgedächtnis bezeichnet werden. Einstiegsfragen können sein, ob dem Patienten selbst Gedächtnisstörungen im Kurzzeitbereich oder Langzeitbereich aufgefallen sind.

Beispielfragen bei Gedächtnisstörung (Merkfähigkeit)

- Können Sie sich im Gespräch die eben gesagten Sätze merken?
- Vergessen Sie im Supermarkt häufig, was Sie eigentlich besorgen wollten?
- Verlegen Sie zu Hause oft Dinge?

Zur Prüfung der Merkfähigkeit können Sie dem Patienten drei Worte (z.B. Fahrrad, Auto, Hamburg) vorsprechen und sofort sowie einige Minuten später, nachdem Sie in der Exploration etwas völlig Anderes besprochen haben, noch einmal wiederholen lassen. Ähnliches ist mit Telefonnummern oder auch mit dem Nacherzählen von Geschichten möglich.

Die Störung des Altgedächtnisses betrifft wesentliche Ereignisse im Leben des Patienten. So kann man sich Daten bzgl. der Heirat, des eigenen Geburtstags, der Geburtstage der Kinder oder anderer wesentlicher Lebensereignisse erzählen lassen.

Ist das Gedächtnis elementar gestört, wird der Patient entweder keine Angaben machen können oder konfabulieren.

Beispiele für Gedächtnisstörungen

- Konfabulationen: Erinnerungslücken des Patienten werden im Laufe weniger Tage mit unterschiedlichen Angaben gefüllt. Beispiel – ein 52-jähriger Mann mit Alkohol-Demenz: Angabe Montag = Patient sei Schreiner, verheiratet, zwei Kinder. Angabe Dienstag = Patient sei Ingenieur und ledig. Angabe Donnerstag = Patient sei selbstständiger Geschäftsmann, habe eine Freundin, drei uneheliche Kinder.
- Paramnesien: Wahnerinnerungen. Darunter zählen Erlebnisse des falschen Wiedererkennens (Déja-vu), obwohl man tatsächlich die Situation nie erlebt hatte („Das kommt mir so bekannt vor"). Bei älteren Personen, insbesondere mit preseniler Demenz, werden teilweise vergangene Erinnerungen gegenwärtig erlebt (Ekmnesien) oder man hat das Gefühl, sich an alles erinnern zu können (Hypermnesien: „Ich weiß genau, was ich als Baby gefühlt habe und was meine Mutter zu mir gesagt hat"). Oft treten diese Symptome bei gestörten Bewusstseinzuständen (unter Drogen, Fieber) oder im Rahmen von Demenzen auf.

8.2.7 Formale Denkstörungen

Unter formalen Denkstörungen versteht man Störungen des Denkablaufs. Teilweise kann man diese Denkstörung im Gespräch erkennen. Häufig muss aber nachgefragt werden, da der Untersucher selbst die Denkstörungen nicht genau einschätzen kann. Der Patient berichtet z. B. auf Nachfrage, dass er seinen Denkfluss als gehemmt empfindet. Der Untersucher hatte es aber zuvor nicht als „Veränderung" wahrgenommen. Wichtig sind Basisfragen, mit denen man im geeigneten Moment innerhalb des Gesprächs gezielt nach den einzelnen Formen der formalen Denkstörung fragen kann.

Beispiele für Denkstörungen

- Umständliches Denken: Der Patient kann Wichtiges von Nebensächlichem nicht trennen. Dies kann auch in ein weitschweifiges

Denken übergehen, bei dem der Patient nicht beim Thema bleibt, sondern deutlich mehr erzählt, als der Untersucher erfragt hat.[1]

- Eingeengtes Denken: Einschränkung auf einen bestimmten inhaltlichen Denkumfang, das heißt, nur wenige Themen oder ein Thema wird vom Patienten trotz variierender Fragestellung des Untersuchers geschildert. Im Extremfall kann dies in perseverierendes Denken, d.h. eine ständige Wiederholung der gleichen Gedanken, übergehen.[1]
- Vorbeireden: Der Patient geht nicht mehr auf die Fragen des Untersuchers ein, sondern erzählt ganz andere Dinge, die für ihn in diesem Moment relevant sind.[1]
- Sperrung oder Gedankenabreißen: Der Patient bricht z.B. plötzlich mitten im Satz ab und spricht nicht mehr weiter, ohne dass ein ersichtlicher Grund vorhanden ist. Hier kann es sein, dass der Patient auf Grund akustischer Halluzinationen den begonnenen Gedanken nicht zu Ende führen kann. Zwar kann der Untersucher dieses Abreißen bemerken, die Ursache muss aber beim Patienten erfragt werden.[1]
- Neologismen sind Wortneuschöpfungen (z.B. „Gesundheitshütermann" statt Arzt).[1]
- Als ideenflüchtig oder sprunghaft bezeichnet man eine Denkstörung, die durch immer neue, weiter gehende Schilderungen von Ideen oder durch schnelles, unpassendes Springen von einem Thema zum anderen charakterisiert ist.[1]
- Eine der schwersten Denkstörungen ist die Inkohärenz oder Zerfahrenheit, bei der kein sinnvoller Zusammenhang in den Worten des Patienten mehr zu finden ist. Oft sind die Sätze nur noch in Bruchstücken erhalten.[1]
- Grübeln (Grübelzwang) – diese Denkstörung kann der Patient nur selbst beschreiben und muss daher gezielt danach gefragt werden.[2]
- Gedankendrängen: Der übertriebene Druck des Patienten, ständig neue Einfälle im Kopf zu haben oder sich ständig wiederkehrenden

1 Die Denkstörung kann vom Untersucher selbst erkannt und eingeschätzt werden.
2 Die Denkstörung muss gezielt beim Patienten erfragt oder zusätzlich durch den Patienten bestätigt werden.

Gedanken hingeben zu müssen, wird vom Patienten auf Nachfrage geschildert und als unangenehm empfunden.[1]

8.2.8 Wahn

Der Wahn ist definiert als krankhaft falsche Beurteilung der Realität, die erfahrungsunabhängig mit subjektiver Gewissheit auftritt und festgehalten wird. Entscheidend ist hier, dass die eigene Überzeugung im Widerspruch zur Wirklichkeit und zur Überzeugung von Mitmenschen steht.

Meist muss nach Wahnerlebnissen gezielt gefragt werden. Dies sollte aber so vorsichtig erfolgen, dass der Patient nicht das Gefühl hat, ausgefragt zu werden oder dass schon bestehende paranoide Wahninhalte verstärkt werden und Misstrauen erzeugt wird.

- Wahnstimmung: ein wichtiger Beginn von Wahnerleben. Hier kann der Untersucher z. B. erfragen, ob dem Patienten aufgefallen sei, dass sich in letzter Zeit ungewöhnliche, unheimliche oder bedrohliche, die Welt verändernde Dinge ankündigen („Es liegt etwas in der Luft", „Da geht irgendwas ganz Großes vor sich").
- Wahnwahrnehmung: wahnhafte Fehlinterpretation einer tatsächlichen Gegebenheit („Dass der Nachbar mir zugewunken hat heißt, dass er mich auch verfolgt und töten will").
- Wahneinfall: rein gedankliche Konstruktion („Gestern ist mir plötzlich klar geworden, dass ich etwas Besonderes bin und die Welt retten muss").
- Wahngedanken: Denken, das die Wahnkriterien erfüllt („Ich werde verfolgt, der Geheimdienst ist hinter mir her"). Hierbei ist zu unterscheiden, ob es nur einzelne Erlebnisse sind, die vom Patienten geschildert werden, oder verschiedene Wahnerlebnisse zu einem Gesamtsystem zusammengefügt werden, in dem ein Stein auf den anderen passt.

---

1 Die Denkstörung muss gezielt beim Patienten erfragt oder zusätzlich durch den Patienten bestätigt werden.

- Beziehungswahn: Der Patient bezieht verschiedene Ereignisse auf sich. So berichtet er z. B. dass alle Menschen ihn ansehen, Autos seinetwegen anhalten, politische Ereignisse mit ihm zu tun haben etc.
- Beeinträchtigungs- und Verfolgungswahn: Der Patient ist überzeugt, beobachtet oder z. B. abgehört zu werden. Andere manipulieren ihn. Teilweise entsteht die Überzeugung, systematisch verfolgt zu werden.

Beziehungsideen bis hin zum Verfolgungswahn können vorsichtig exploriert werden, indem man zudem die kleinste Variante wählt, nämlich ob der Patient das Gefühl hat, auf der Straße von anderen Passanten besonders häufig beobachtet zu werden, ob diese ihm Signale zusenden oder ob sogar bestimmte Personen systematisch nach ihm schauen. Ist der Patient nicht zu misstrauisch und zu ängstlich, wird er bei diesem Anlass meist einen hohen Drang verspüren, die bisherigen Erlebnisse zu erzählen. Berichtet der Patient wahnhafte Ereignisse, so ist zu differenzieren, ob es sich um einen Wahneinfall, eine Wahnwahrnehmung, Wahngedanken oder sogar ein systematisiertes Wahnsystem handelt.

Weitere Wahninhalte sind z. B.:
- Schuldwahn.
- Verarmungswahn.
- Hypochondrischer Wahn.
- Größenwahn.
- Eifersuchtswahn.

Sie sind je nach ihrem Inhalt vermehrt bei Depressionen, bei Manien oder bei Alkoholikern zu finden.

8.2.9 Sinnestäuschungen (Halluzinationen)

Halluzinationen sind Wahrnehmungen ohne äußere entsprechende Reize, die von dem Patienten jedoch als wahr, tatsächlich und oft auch als bedrohlich empfunden werden. Wird vom Patienten erkannt, dass es sich nicht um tatsächliche Ereignisse handelt, spricht man von *Pseudohalluzinationen.* Dagegen versteht man unter *illusionären Verkennungen* eine Missdeutung von tatsächlich vorhandenen Gegenständen bzw. Sinneseindrücken.

Unter den Halluzinationen unterscheidet man:

- Akustische Halluzinationen: z. B. Stimmenhören, oft beschrieben als:
  - kommentierend („Da geht sie schon wieder in die Küche“)
  - imperativ („Du darfst nicht mit dem Arzt sprechen“)
  - dialogisierend (d. h. die Stimmen unterhalten sich untereinander)
  - Akustische Halluzinationen können aber auch Geräusche sein.
- Optische Halluzinationen: Der Patient sieht z. B. nicht vorhandene Wesen im Raum (Zwerge, Teufel, Tiere, Verwandte etc.).
- Olfaktorische Halluzinationen: nicht vorhandene Gerüche.
- Gustatorische Halluzinationen: ein seltsamer Geschmack.
- Zönästhetische Halluzinationen: Hautveränderungen (Kribbeln, Kratzen; das Gefühl, dass sich z. B. Ungeziefer auf der Haut befindet).

Wichtig:

Optische Halluzinationen sind fast immer ein Hinweis auf ein organisches Geschehen (z. B. Tumor, Alkoholdelir). Von Patienten mit Schizophrenien angegebene optische Halluzinationen sind meist Pseudohalluzinationen, die bei genauem Hinterfragen eher erahnt als tatsächlich wahrgenommen werden.
Olfaktorische Halluzinationen und gustatorische Halluzinationen sieht man gehäuft nach Schlaganfällen

Gedankenabreißen, fehlende Aufmerksamkeit und Konzentrationsfähigkeit sowie ein ständig abgelenktes Verhalten des Patienten im Gespräch können indirekte Hinweise auf akustische oder optische Halluzinationen sein. In jedem Fall sind aber diese Halluzinationen zu erfragen. Wichtig ist, die Frage so zu formulieren, dass der Patient sie nicht falsch verstehen kann bzw. mehrfach nachzufragen, ob z. B. diese Stimmen tatsächlich auch dann auftreten, wenn er nachweislich allein in einem Raum sei. Das Erfragen von dialogisierenden, kommentierenden oder imperativen Stimmen ist für die Diagnose einer Schizophrenie entscheidend, darf aber in der psychiatrischen Untersuchung prinzipiell nicht fehlen, da hier auch für den Patienten mit einem Gefährdungspotenzial zu rechnen ist, insbesondere dann, wenn imperative Stimmen dem Patienten befehlen, sich etwas anzutun.

Fragenbeispiele bei Halluzinationen

- Wenn Sie allein im Zimmer sind, hören Sie gelegentlich Stimmen, die miteinander über Sie sprechen oder Ihnen Dinge befehlen?
- Kennen Sie diese Stimmen, und haben diese einen unangenehmen Charakter?
- Sehen Sie auch merkwürdige Dinge in leeren Räumen oder nehmen Sie seltsame Gerüche wahr?

8.2.10 Ich-Störungen

Ich-Störungen sind elementare Bestandteile der meisten psychotischen bzw. schizophreniformen Störungen und gehören zur Erstellung eines psychopathologischen Befundes. Unterschieden werden:

- Depersonalisationserleben: Gefühl, neben sich zu stehen und sich selbst fremd vorzukommen.
- Derealisationserleben: Gefühl, die Welt sei unwirklich.
- Gedankenausbreitung, Gedankenentzug, Gedankeneingebung: Gefühl, die eigenen Gedanken würden sich auf andere ausbreiten, man habe selbst fremde Gedanken im Kopf oder man bekomme die eigenen Gedanken von anderen entzogen.
- Fremdbeeinflussungserlebnisse: Andere steuern, lenken oder beeinflussen direkt das eigene Denken und Handeln.

Man kann den Patienten direkt fragen, ob er das Gefühl habe, dass er „das eigene Ich als fremd erlebe bzw. neben sich stehe". Neben dieser Depersonalisation kann man bzgl. der Derealisation fragen, ob sich „die Umgebung des Patienten seltsam verändert habe, er sich wie in einem Film vorkäme". Man sollte dann fortfahren mit Fremdbeeinflussungserlebnissen, also mit der Frage, ob der Patient möglicherweise in letzter Zeit „das Gefühl hatte, dass er von außen gelenkt oder gesteuert bzw. beeinflusst würde". Weiterhin kann man direkt fragen, ob er das Gefühl habe, „dass andere seine Gedanken lesen können, dass er andere steuern könne, dass ihm andere seine Gedanken entziehen oder dass er fremde Gedanken in seinem Kopf habe".

8.2.11 Affektstörung

Die Affekte eines Menschen – wie Traurigkeit, Wut, Hass, aber auch Euphorie – können bei manchen psychischen Störungen extrem ausgeprägt sein. Genauso gut können Affekte völlig fehlen. Beides muss aktiv vom Untersucher erfragt werden, da die tatsächliche Affektlage aus dem Gespräch nicht immer deutlich wird. Teils aus Schamgefühlen, teils aus Selbstdisziplin überspielen z. B. depressive Patienten die depressiven Symptome, um nach außen möglichst „intakt" zu erscheinen.

- Affektarmut (Mangel an Gefühlen): Hierbei moduliert der Patient im Gespräch wenig, er zeigt auf freudige ebenso wie auf traurige Ereignisse wenig Reaktionen. Hier ist genaues Nachfragen zu empfehlen, ob der Patient wirklich noch Gefühle empfinden kann.
- Affektlabilität (schnelle, unkontrollierbare Wechsel zwischen Weinen und Lachen): sieht man gehäuft bei älteren, hirnorganisch geschädigten oder dementen Patienten. Spricht der Untersucher die Patienten auf freudige Lebensereignisse an, so lachen sie im Überschwang, um sofort zu weinen, wenn man etwas Trauriges erwähnt.
- Affektstarre und das Gefühl der Gefühllosigkeit: Steigerungen dieser negativen Gefühle, indem sie ein Erstarren oder sogar den subjektiven Verlust jeglicher Affekte bedeuten.

- Gehobene Stimmungslage mit Euphorie ist auffällig und einfach zu diagnostizieren. Ein gesteigertes Selbstwertgefühl kann mit Euphorie verbunden sein und ist aktiv zu erfragen („Fühlen Sie sich bisweilen zu gut?“).
- Dysphorische oder gereizte Stimmungslagen: Der Patient im ist Gespräch missmutig, abwehrend, schlecht gelaunt bis aggressiv.
- Ambivalenz: Der Patient ist nicht in der Lage, auch einfachere Entscheidungen zu treffen.

8.2.12 Antrieb und Psychomotorik

Die Psychomotorik ist meist eine an die psychische Situation gekoppelte motorische Bewegungssituation. Hat man den Affekt beurteilt, so ist im Gesamtkontext auch noch die Einschätzung des Antriebs und der Psychomotorik zu nennen. Der Patient kann selbst schildern, ob er das Gefühl hat, ausreichend, zu wenig oder zu viel Antrieb zu haben. So beschreiben depressive Patienten eher eine Antriebshemmung. Sie kommen morgens schlecht aus dem Bett und können sich selbst zu alltäglichen Handlungen kaum durchringen. Eine extreme Verarmung der Psychomotorik ist der „Mutismus“. Hierbei sprechen die Patienten kaum noch und nehmen nur wenig oder keinen Kontakt mehr mit der Umwelt auf.

Weitere spezielle psychomotorische Auffälligkeiten, die im Gespräch zu beobachten sind:

- Tick-Handlungen (z. B. ständiges Augenblinkern, Zucken mit dem Mundwickel, etc.).
- Manierismen (eigenartige Bewegungen oder Sprechweisen).
- Theatralisches Verhalten (übertriebenes, expansives Verhalten, um Aufmerksamkeit zu bekommen).
- Bizarres Verhalten (seltsame, „eigenbrödlerische“ Verhaltensformen oder z. B. das Tragen seltsamer Kleidungsstücke).
- Stereotypien (sich kontinuierlich wiederholende Handlungen).

Viele solcher Verhaltensauffälligkeiten sind Folge einer chronischen Schizophrenie. Sozialer Rückzug oder soziale Umtriebigkeit müssen dagegen erfragt und eventuell fremdanamnestisch gesichert werden.

Beim Rückzug werden oft Hobbys und der Freundeskreis vernachlässigt. Bei Umtriebigkeit ist man im Vergleich zu früher selten zu Hause und häufig auch zu ungewöhnlichen Zeiten (z.B. nachts) und an ungewöhnlichen Orten unterwegs.

8.2.13 Ängste, Phobien, Hypochondrie, Zwänge

- Spezifische Ängste (Phobien): stark ausgeprägte Angst vor bestimmten Situationen (Menschenmengen, Prüfungen, Flug, enge Räume oder Fahrstühle, Spinnen etc).
- Unspezifische Ängste: gelegentlich oder regelmäßig bis dauernd auftretende, nicht definierbare Ängste ohne situative Auslöser.
- Hypochondrie: übertriebene Sorge, an Krankheiten zu leiden.
- Zwänge: sich immer wieder gegen den inneren Widerstand aufdrängende Ideen, Gedanken oder Handlungen.

Die Ängste eines Patienten, insbesondere, ob es sich dabei um spezifisch gerichtete Ängste handelt oder um unspezifische Ängste, z.B. im Sinne einer Angst vor öffentlichen Plätzen oder einer Angst unter Menschen zu gehen, muss direkt erfragt werden. Auch Angstattacken bei Herzklopfen bis hin zu Panikattacken mit Herzsensationen, Schwitzen, Atemnot, Zittern, Mundtrockenheit und Magendruck sollten direkt erfragt werden. Beispielhaft sollten einige Phobien genannt werden („Haben Sie in engen Räumen Angst?").

Zwangsideen, Zwangshandlungen bzw. Zwangsgedanken können nur direkt exploriert werden. Bei Zwangsgedanken kann erfragt werden, ob der Patient über bestimmte Dinge, die ihm eigentlich unsinnig vorkommen, wiederholt nachdenken müsse. Ebenso kann man fragen, ob der Patient bestimmte Dinge, wie Händewaschen oder den Herd kontrollieren, immer wiederholen müsse, obwohl es ihm unangenehm sei oder unsinnig vorkäme.

8.2.14 Suizidalität, Krankheitseinsicht und Behandlungsbereitschaft

Krankheitseinsicht meint, ob der Patient tatsächlich das Gefühl hat, bezogen auf die psychiatrische Erkrankung krank zu sein oder sich verändert zu haben.

Eine ganz andere Frage ist, ob der Patient bereit ist, diese Erkrankung medikamentös oder nichtmedikamentös behandeln zu lassen. Hier sollte getrennt der Grad der Krankheitseinsichtigkeit und der Behandlungsbereitschaft definiert werden:

- Nicht einsichtig.
- Teilweise einsichtig.
- Einsichtig.

Suizidalität: Zu jeder Befunderhebung gehört die Frage, ob der Patient in irgendeiner Weise Selbstmordgedanken hat. Selbstmordgedanken treten in der Allgemeinbevölkerung relativ häufig auf. Man unterscheidet hier gelegentlich eine aktive und passive Suizidalität. So kann man hinterfragen:

- ob der Patient tatsächlich die feste Absicht hat sich aktuell umbringen zu wollen (aktive Suizidalität) oder
- ob er sich eigentlich nur wünsche, die jetzige Situation möge sich verbessern oder einfach enden und er den Tod nur als eine Möglichkeit der „Flucht aus der Situation“ sehe (passive Suizidalität).

Als Hinweise auf aktive Suizidalität gelten auf jeden Fall:

- Vorbereitungen.
- Abschiedsbriefe.
- Kündigen von Versicherungen.
- Beschaffen entsprechender Instrumente/Hilfsmittel zum Suizid (Seil, Waffen, Tabletten etc.).

Wichtig:

- Die Frage nach Suizidalität löst keine Suizidalität aus. Sucht der Patient Hilfe, so wird er meist dankbar Auskunft geben, um seine Not zu verdeutlichen.
- Eine Verweigerung der Auskunft oder empörte und übertriebene Reaktionen erhärten eher den Verdacht, dass eine Suizidalität nicht auszuschließen ist.
- Eine Frage nach Suizidalität sollte prinzipiell nicht isoliert gestellt werden und einfach so „im Raum stehen bleiben“. Nach dem Gesprächspunkt sollte erneut über allgemeine Themen gesprochen und das Thema (möglichst in konkrete Hilfsangebote) umgelenkt werden.

8.2.15 Psychovegetative Symptome

Psychovegetative Symptome sollten im Anschluss an den psychopathologischen Befund erfasst werden, insbesondere:
- Schlafstörungen.
- Appetitstörungen.
- Gewichtsveränderungen.

8.3 Der psychopathologische Befund in seiner Endform

Idealerweise werden also die notwendigen Information in einem „lockeren" Gespräch erfasst, das sich inhaltlich um allgemeine Themen aus dem Leben des Patienten dreht. Man sollte jedoch immer wieder während des Gesprächs überprüfen, welche von den vorher genannten Punkten man tatsächlich abgefragt hat und in einem psychopathologischen Befund auch ausreichend wiedergeben kann. Nach dem Gespräch sollte der psychopathologische Befund in einer Kurzform niedergeschrieben werden.

Beispiel für den psychopathologischen Befund eines maniformen Patienten
- Der Patient war gut gekleidet und adäquat im Gespräch.
- Er war zum Zeitpunkt der Exploration wach und allseits orientiert.
- Auffassungs- und Konzentrationsfähigkeit waren leicht eingeschränkt.
- Die Gedächtnisprüfung ergab keine Störung der Merkfähigkeit oder des Langzeitgedächtnisses.
- Im formalen Denken fielen Weitschweifigkeit und Sprunghaftigkeit auf.
- Der Affekt war euphorisch bis deutlich gehoben, psychomotorisch war der Patient in Antrieb und Aktivität deutlich gesteigert.
- Er berichtet über Wahnideen, am ehesten im Sinne eines Größenwahns (er habe „Kontakt zum Bundeskanzler, zu Gott, zu allen wichtigen Menschen der Welt").
- Akustische und optische Halluzinationen wurden glaubhaft verneint.

- Es bestanden keine Hinweise auf Ängste oder Zwänge.
- Es bestanden zum Zeitpunkt der Exploration kein Krankheitsgefühl, keine Krankheitseinsicht und nur eine bedingte Behandlungsbereitschaft.
- Der Patient war glaubhaft von aktueller Suizidalität distanziert.
- Psychovegetativ bestanden deutliche Ein- und Durchschlafstörungen und eine Schlafverkürzung. Der Appetit war leicht gesteigert.

Der psychopathologische Befund gibt nur ein momentanes Untersuchungsergebnis im Sinne einer Momentaufnahme wieder und kann am nächsten Tag ganz anders aussehen. Der schwerste psychopathologische Befund während eines stationären Aufenthaltes kann dabei aber für die Diagnosestellung sehr relevant sein, da er den Patienten in seiner stärksten Krankheitsphase charakterisiert.

Wichtig:

Der psychopathologische Befund ist beim Patienten als Therapiekontrolle regelmäßig neu zu erheben, und einzelne Veränderungen von Symptomen sind zu dokumentieren. Je nach Erkrankung kann das täglich (z. B. beim Alkoholdelir) oder 1- bis 2-mal wöchentlich (bei Depression) sinnvoll sein.

8.4 Biografie und psychosoziale Situation

Die ausführliche biografische Anamnese umfasst Geburtskomplikationen, die frühkindliche Entwicklung, die Zeiten der Einschulung, der entsprechenden Schulabschlüsse und die Beziehung zu Eltern und Geschwistern während der Kleinkindzeit. Um ein genaues Bild vom Patienten zu bekommen, sollte man auch nach den Lebensgewohnheiten und nach der eigenen Einschätzung der Primärpersönlichkeit des Patienten fragen. Die wesentlichen Eckpunkte der Biografie sollten ebenfalls erfragt werden (schulischer Werdegang, Berufsausbildung, Arbeit, Heirat, Kinder). In der Biografie besonders wichtig sind auffällige Einschnitte (z. B. plötzlicher Leistungsknick in der Schule, Verlust sozialer Kontakte, Arbeitsplatzverlust, Wohnungsverlust).

Familienanamnestisch sind die soziale Stellung und der Beruf der Eltern interessant. Besonders wichtig ist die Frage nach psychischen Erkrankungen im nächsten Verwandtenkreis.

Nicht zu unterschätzen ist die Bedeutung der aktuellen psychosozialen Situation, d.h. die Frage nach dem derzeitigen Beruf, derzeitigen Beziehungen bzw. sozialen Kontakten sowie der aktuellen Wohnsituation. Allein aus diesen Angaben lassen sich bei schwierigen Verhältnissen Rückschlüsse auf die wahrscheinliche Vorgeschichte bzw. den Werdegang des Patienten ziehen.

9 Kinderheilkundliche Untersuchungen

K. Sostmann, G. Gaedicke

Im pädiatrischen Teil dieses Leitfadens wird auf die grundlegenden Unterschiede in den Untersuchungstechniken der verschiedenen pädiatrischen Altersgruppen eingegangen. Der Schwerpunkt liegt auf dem Neugeborenen-, Säuglings- und Kleinkindalter. In diesen Altersgruppen unterscheiden sich die praktischen Vorgehensweisen und die Interaktion zwischen dem Patienten, der Familie des Patienten und dem Untersucher wesentlich von denen des Erwachsenalters. Für die besonderen Untersuchungs- und Gesprächstechniken bei Adoleszenten sei auf die entsprechenden Kapitel dieses Buches verwiesen.

Obwohl sich der Untersuchungsgang beim Kind im Schulkindalter und beim Adoleszenten immer mehr dem beim Erwachsenen angleicht, müssen die psychologischen Besonderheiten der verschiedenen Altersstufen dennoch berücksichtigt werden. Die Anamneseerhebung unterscheidet sich von der bei Erwachsenen. Wir gliedern die Altersgruppen wie folgt:

- Neugeborenes (Lebenstag 1 bis 28).
- Säugling (2. bis 12. Lebensmonat).
- Kleinkind (1. bis 4. Lebensjahr).
- Vorschul-/Schulkind/Adoleszent (5–6/7–12/12–18 Jahre).

9.1 Allgemeines

Nehmen Sie die Aussagen der Eltern, meistens der Mutter, ernst! Denken Sie daran, dass beim ersten Kontakt mit dem/der kleinen PatientenIn die Weichenstellung für den weiteren Umgang zwischen der Dreier-Konstellation Kind-Eltern-Arzt erfolgt. Dies wird für das Gelingen der Anamnese, der körperlichen Untersuchung und der vielleicht später notwendigen Behandlung von entscheidender Bedeutung sein. Die Kontaktaufnahme zu dem Kind und den Eltern muss behutsam und feinfühlig erfolgen.

Versuchen Sie das Vertrauen des Kindes und seiner Eltern zu gewinnen. Das Kind muss in jeder Altersgruppe als eigenständige Persönlichkeit mit ausgeprägtem Schutzbedürfnis und dem Recht auf Wahrung seiner Privatsphäre verstanden werden.

Der direkte körperliche Kontakt zu dem Kind sollte besonders in der Altersgruppe von 8 bis 24 Monaten (Zirka-Angaben, die den Zeitraum des „Fremdelns“ umfassen) nicht gleich zu Beginn der Untersuchung erfolgen. Nehmen Sie sich Zeit bei der Annäherung, wenden Sie sich dem Kind freundlich zu, sprechen Sie mit ihm, und lenken Sie es ab, am Besten nach der Anamneseerhebung, z.B. mit einem interessanten Spielzeug oder einem anderen Gegenstand, den Sie bei sich tragen.

Unterschätzen Sie niemals die Auffassungsgabe der Kinder. Erklären Sie ihnen grundsätzlich alle Untersuchungen vor Beginn. Kündigen Sie Ihren nächsten Schritt und die zu verwendenden Instrumente an, vor allem, wenn es sich um unangenehme Untersuchungstechniken handelt.

Waschen Sie Ihre Hände vor Beginn der Untersuchung, und achten Sie darauf, dass Ihre Hände und das Stethoskop möglichst warm sind, damit Sie Ihren Patient nicht unnötig erschrecken.

Beginnen Sie mit den angenehmen Untersuchungen. Lassen Sie das Kind so lange wie nötig und so nah wie möglich bei seiner Bezugsperson sitzen. Dies gilt besonders für Säuglinge und Kleinkinder. Ab dem Schulkindesalter können Sie die Kinder aktiv in die Untersuchung einbeziehen.

9.2 Messdaten

Die kontinuierliche Messung der Länge, des Gewichts und des Kopfumfangs sind ein grundlegender Aspekt der Kinderheilkunde. Die Werte werden in Perzentilenkurven eingetragen. Werte zwischen der 3. und 97. Perzentile bilden den Normbereich der Entwicklung für die gemessenen Parameter im Vergleich zur Altersgruppe (unterhalb der 3. Perzentile sind 3 % der Kinder der entsprechenden Altersgruppe).

9.2.1 Größe, Gewicht, Maße

Die Messung der Größe, des Gewichts und des Kopfumfangs (größter okzipitofrontaler Umfang) sowie der Körpertemperatur gehören zu den immer zu erfassenden Kenngrößen. Diese werden mit der Altersnorm verglichen, indem sie fortlaufend auf Perzentilenkurven eingetragen werden. Abweichungen vom bisherigen Verlauf sind dadurch leicht zu erkennen und lassen Rückschlüsse auf Wachstums- oder Gedeihstörungen zu.

9.2.2 Körpertemperatur

Die sicherste Methode zur Messung der Körpertemperatur stellt die rektale Messung dar. Absolute Vorsicht ist beim rektalen Einführen des zur Vermeidung von Verletzungen mit Creme versehenen Thermometers geboten. Die Körpertemperaturen schwanken besonders bei Säuglingen und Neugeborenen stärker als bei Erwachsenen (37,2–38,0 °C, selten unter 37,0 °C). Durch die zirkadiane Schwankungsbreite lassen sich nachmittags bis zu 0,5 °C mehr messen als in den Morgenstunden.

9.2.3 Blutdruck

Die Blutdruckmessung führt man in allen Altersgruppen mit einer Manschette durch, die der Größe des Oberarms angepasst ist und mehr als 2/3 der Armlänge abdecken sollte. Eine zu kleine Manschette misst zu hoch und umgekehrt. Die Normwerte werden geschlechtsspezifisch mit den Altersperzentilen verglichen.

Normwert-Beispiele im Mittel (syst./diast.):

- Neugeborene 70/50 mmHg.
- Säuglinge 90/55 mmHg.
- Kleinkinder 90/60 mmHg.
- Schulkinder 110/70 mmHg.

9.3 Meilensteine der Entwicklung, Vorsorgeuntersuchungen

Die Meilensteine repräsentieren Fixpunkte psychomotorischer und sozialer Entwicklungsabschnitte. Deren Testung erfolgt mit einer Reihe von Methoden, von denen der Denver-Test sehr häufig Verwendung findet. Innerhalb einer definierten Schwankungsbreite müssen Kinder einer Altersgruppe bestimmte fein- und grobmotorische, sprachliche und soziale Entwicklungspunkte erreicht haben. Sie werden durch den Kinderarzt während der Vorsorgeuntersuchungen U1 bis U10/J1 (s. Tab. 9.1) in dem gelben Untersuchungsheft dokumentiert.

Tabelle 9.1 enthält die wichtigsten Entwicklungsaspekte, die zum jeweiligen Termin im Mittelpunkt der Untersuchung stehen. Alle Details der Untersuchungen sind in den gelben Untersuchungsheften einsehbar. Tabelle 9.1 sind auch die Schwerpunkte der jeweiligen Untersuchungen zu entnehmen.

9.4 Neugeborene (Lebenstag 1 bis 28)

Da viele Untersuchungstechniken und Aspekte der Beurteilung Neugeborener auch im späteren Säuglingsalter angewendet werden können und auf Grund der besonderen Gefährdung dieser Altersgruppe durch die inkomplette Immunkompetenz ist dieser Abschnitt ausführlicher.

Einen wichtigen Hinweis auf eine schwer wiegende Erkrankung in der Neugeborenen- und Säuglingsperiode gibt das Trinkverhalten. Nach dem Ausschluss von Stillproblemen seitens der Mutter muss Trinkschwäche immer als ernst zu nehmendes Warnsignal aufgefasst werden.

Tab. 9.1 Entwicklungsaspekte bei Vorsorgeuntersuchungen.

Vorsorgeuntersuchung	Zeitpunkt	Untersuchungsschwerpunkte
U1	unmittelbar nach der Geburt	APGAR, Reifezeichen, Maße, Fehlbildungen, Vitamin-K-Gabe, Anpassungsstörungen, Reflexe
U2	3.–10. Tag	Akuterkrankungen, Fehlbildungen, Stoffwechsel-Screening, Hüftsonografie, Empfehlung Vitamin-D-Prophylaxe, Reflexe, Hör-Screening
U3	4.–6. Lebenswoche	Maße, Ernährung, Entwicklung (motorisch, Verhalten, Sprache), Organstatus, Reflexstatus, Vitamin-K-Gabe, Beginn d. Impfungen
U4	3.–4. Lebensmonat	Maße, Ernährung, Entwicklung, Organstatus, Reflexstatus, (Spiel-, Sozial-)Verhalten
U5	6.–7. Lebensmonat	Maße, Ernährung, Entwicklung, Organstatus, Reflexstatus, Verhalten
U6	10.–12. Lebensmonat	Maße, Ernährung, Entwicklung vor allem der Sinnesorgane, Organstatus, Verhalten
U7	21.–24. Lebensmonat	Maße, Entwicklung, Organstatus, Verhalten
U8	43.–48. Lebensmonat	Maße, Entwicklung, Organstatus, Sprache, Verhalten
U9	60.–64. Lebensmonat	Maße, Entwicklung, Schulreife, Organstatus, Verhalten und Sprache
U10/J1	10.–13. Lebensjahr	Maße, Entwicklung, Organstatus, Hörtest, Jugendgesundheitsberatung (Suchtprävention, Sexualberatung) Cholesterin

9.4.1 Genereller Aspekt, Inspektion

Neugeborene werden entsprechend ihrem Geburtsgewicht, ihrem Gestationsalter und den Reifezeichen direkt nach der Geburt beurteilt. Die Vitalität des Neugeborenen wird u. a. anhand des APGAR-Schemas (s. Kap. 9.4.3) bestimmt. Weitere wichtige prognostische Aspekte werden anhand der Rektaltemperatur und des Nabelschnur-pH-Wertes dargestellt.

Für diese Untersuchung gilt wie in allen anderen Altersgruppen: Beginnen Sie mit den angenehmeren Untersuchungsgängen, und stellen Sie die für das Neugeborene unangenehmsten an den Schluss.

9.4.2 Wärmeregulation

Da die Fähigkeit des Neugeborenen zur Wärmeregulation unausgereift ist, muss das Kind nach der Geburt und vor der ersten Untersuchung abgetrocknet werden und darf nur unter einer Wärmelampe (32–35 °C Umgebungstemperatur) untersucht werden. Das Abtrocknen dient gleichzeitig der Stimulation des Neugeborenen direkt nach der Geburt. Ein gesundes, reifes Neugeborenes sollte bei ausreichender Vitalität möglichst schnell nach der Geburt der Mutter zurückgegeben werden.

9.4.3 Das APGAR-Schema

Der Zustand des Neugeborenen nach der Geburt wird durch das APGAR-Schema obligatorisch in einem Zeitraum von 1, 5 und 10 min nach der Geburt erfasst. Dabei wird die Summe der erreichten Einzelwerte pro Untersuchung gebildet. Innerhalb der ersten Lebensstunde wird bei einem gesunden Reifgeborenen die erste Vorsorgeuntersuchung (U1) durchgeführt. Eventuelle Anpassungsstörungen müssen in dieser Phase durch Beobachtung der Vigilanz und der Vitalitätszeichen (Atmungsanstrengungen, exspiratorisches Stöhnen, periphere Durchblutung) rasch erkannt und behandelt werden.

Tab. 9.2 Der APGAR-Score – Normwerte: 1-Minuten-APGAR: 7–10, Herzfrequenz > 120/min.

Untersuchung	Score		
	0	1	2
Herzfrequenz	nicht vorhanden	< 100/min	> 100/min
Atmung	keine	schwaches Schreien	starkes Schreien
Muskeltonus	schlaff	gebeugte Extremitäten	aktive Bewegung
Reflexbereitschaft (Sondierung Nase)	keine Reaktion	schwaches Grimassieren	Husten, Niesen, Schreien
Haut	blass, blau	Zyanose	komplett rosig

9.4.4 Gestationsalter

Für die Erfassung der möglichen Risiken des Neugeborenen während der Perinatalperiode (28. Schwangerschaftswoche bis 7. Lebenstag) sind Kenntnisse zur Bestimmung des Gestationsalters wichtig, und zwar nach folgenden Faktoren:

1. Schwangerschaftsdauer.
2. Gewicht, Länge und Kopfumfang.
3. Morphologische Reifezeichen.
4. Neurologischer Reifegrad.

Daraus leitet sich ab, ob das Kind eingestuft wird als:

- Eutrophes (Geburtsgewicht 10.–90. Perzentile).
- Hypotrophes (Geburtsgewicht < 10. Perzentile).
- Hypertrophes (Geburtsgewicht > 90. Perzentile) Frühgeborenes.
- Reifes Neugeborenes.
- Übertragenes Neugeborenes.

9.4.5 Kriterien der Reifebestimmung

Entkleiden Sie das Neugeborene komplett, und achten Sie auf:

- Wachheitsgrad.
- Tonus.
- Spontanes Bewegungsmuster.
- Atemlage.
- Hautbeschaffenheit/-farbe.
- Lanugobehaarung.
- Ohrform/-ausprägung (Inspektion der Ausprägung der Ohrmuschel, Palpation der Knorpelkonsistenz).
- Brustdrüsengröße/Brustwarzen.
- Fußsohlenfurchung.

9.4.6 Kopf

Der Kopf der Neugeborenen stellt auf Grund seiner Größe und der noch nicht miteinander verwachsenen Schädelnähte (vorzeitigen Nahtschluss beachten) und der Fontanellen eine Besonderheit dar.

Achten Sie auf:

- Kopfform, Symmetrie, Größe (z.B. großer Kopfumfang Hinweis auf Hydrozephalus).
- Große Fontanelle, Beschaffenheit der Schädelnähte, Größe, Spannung (intrakranieller Druck = stärkere Spannung).
- Art der Schädelnähte (z.B.: vorzeitiger Schluss der Nähte).
- Kopfumfang (gemessen mit einem flexiblen Zentimetermaß über die ausladensten Partien der Stirn, der Schläfen und des Hinterkopfes).
- Schwellungen.
- Hämatome.
- Petechiale Hautblutungen.
- Rötungen.
- Zystenbildung.

9.4.7 Augen

Da Neugeborene die Augen meist geschlossen halten, sollte man nicht versuchen, die Lidspalte zu öffnen, sondern mit beiden Händen den Kopf hoch nehmen und in die Senkrechte bringen. Die Augenöffnung erfolgt in der Mehrzahl der Fälle automatisch.

Beurteilung:

- Pupillenweite und Rundung.
- Konjunktivale Lichtreaktion.
- Irisfehlbildungen (z.B. Kolobome).
- Skleren (Sklerenikterus, blau bei Osteogenesis imperfecta).
- Schielen (ab 6. Lebensmonat behandlungsbedürftig, Ausbildung des binokularen Sehens).
- Augenstand (z.B. Sonnenuntergangsphänomen – Trisomie 21, Augenabstand).
- Epikanthus (täuscht Schielen vor).

9.4.8 Ohren

Achten Sie auf:

- Form der Ohrmuscheln.
- Dysplasien.

- Ohrmuschelanomalien.
- Ausbildung der Knorpel.
- Helix, Anthelix, Tragus.
- Beurteilung des Trommelfells.

9.4.9 Hals

Der Hals sollte zum Ausschluss von Fehlbildungen (Fisteln und Zysten) unter Einbezug der Schilddrüse sorgfältig inspiziert und palpiert werden.

9.4.10 Atmung, Lunge, Thorax

Inspektion, Palpation

Zählen Sie bei der Inspektion des Thorax die Atemfrequenz (Norm: 40–60/min), und achten Sie auf gleichmäßige Thoraxexkursionen und die Atemlage des Kindes. An den Lippen können Sie eine Zyanose erkennen.

Atemnot erkennen Sie in der frühen Phase an den Nasenflügeln, in späteren Stadien an Einziehungen in verschiedenen Lokalisationen (interkostal, suprasternal, jugulär).

Exspiratorische Geräusche, wie dezentes Stöhnen oder Knorksen, weisen schon früh auf eine starke Beeinträchtigung des Säuglings hin.

Begutachten Sie die Nasenatmung und die oberen Atemwege auf Durchgängigkeit (Rhinitis, Stridor, Choanalatresie, fortgeleitete Rasselgeräusche).

Perkussion

Wird bei Neugeborenen eher selten durch geführt, sinnvoller ist hier eine Diaphanoskopie (Durchleuchtung mittels Kaltlichtquelle) des Thorax bei Verdacht auf Pneumothorax. Die Technik ist dieselbe wie beim Erwachsenen.

Auskultation

Generell ist zur Auskultation bei Kindern verschiedener Altersstufen anzumerken, dass der Einsatz von membranbestückten Trichterkopfstethoskopen wie in der Erwachsenenmedizin sinnvoll ist. Die Durchmesser sollten kleiner sein.

Beginnen Sie in den oberen Quadranten des Thorax, und gehen Sie von kranial nach kaudal vor. Vergleichen Sie beide Lungenseiten auf der jeweils gleichen Höhe. Dies geschieht sowohl im Rücken- als auch im Brustbereich.

Achten Sie auf:
- Abschwächung oder Verstärkung des Atemgeräusches.
- Seitengleiche Belüftung.
- Physiologisches Vesikuläratmen oder Rasselgeräusche (RG, Typ der RG).
- Fortleitung der Atemgeräusche (Stethoskop vor die Nase halten und die Geräusche mit den pulmonalen vergleichen).
- Verhältnis von Inspirium zu Exspirium.
- Stridor, Differenzierung:
  - inspiratorisch (eher obere Atemwege, d.h. Verlängerung der Inspiration)
  - exspiratorisch (untere Atemwege = Verlängerung der Exspiration).

Cave:

Exspiratorisches Stöhnen kann der erste Hinweis auf eine Anpassungsstörung des Neugeborenen darstellen. Dies erscheint manchmal nur als dezentes Stöhnen (verlängertes Exspirium). Differenzialdiagnostisch können sich hinter diesem Symptom beispielsweise eine Sepsis, ein Pneumothorax oder ein Vitium cordis verbergen.

9.4.11 Herz, Kreislauf

Inspektion, Palpation

Nehmen Sie körperlichen Kontakt zu dem/der PatientenIn durch Auflegen der flachen Hand auf der unteren linken Brustkorbhälfte, parasternal auf. So lassen sich die Atemexkursionen, Palpitationen (Schwirren) oder ein Herzbuckel feststellen.
- Herzfrequenz (Schläge/min: 65–180, Mittelwert 120).
- Blutdruck (50/35–75/50 mmHg, wichtig ist, auf die Manschettenbreite zu achten, max. 2/3 der Oberarmlänge, nicht kleiner).

- Pulsstatus rechts- und linksseitig, obere und untere Extremität:
  - A. brachialis
  - A. femoralis
  - A. tibialis
  - A. dorsalis pedis.

Auskultation des Herzens

Die Auskultation erfolgt im 2. und dann abwärts bis zum 5. ICR rechts und links parasternal, sowie über dem Herzspitzenstoß und auf dem Rücken (Ausschluss einer Aortenisthmusstenose). Rhythmus der Herzaktion, akzidenzielle und pathologische Herzgeräusche werden mit Punctum maximum und Charakteristik sowie zeitlicher Zuordnung (systolisch/diastolisch) beschrieben. Die Fortleitung pathologischer Geräusche wird über dem Thorax, dem Rücken und den großen Arterien bestimmt. Deren Lautstärke wird in Sechs-Sechstel-Schritten mit Charakteristik, Atemabhängigkeit und Verhalten bei Lageänderung beschrieben. Für den differenzierten Einsatz des Stethoskops verweisen wir auf Kapitel 3.3 in Teil 1.

Herzgeräusche stellen bei Neugeborenen auf Grund des bis zu 72 Stunden offenen Ductus Botalli keinen sicheren Hinweis auf einen Herzfehler dar, sollten aber kontrolliert werden.

Eine Besonderheit im Kindesalter ist das Auftreten akzidenzieller Herzgeräusche. Vor allem bei Kleinkindern und Schulkindern treten diese Geräusche auf Grund von Strömungsunregelmäßigkeiten am ansonsten gesunden Herz auf. Betroffen sind bis zu 50 % der Kinder dieser Altersgruppe. Allerdings muss vor dem Stellen dieser Ausschlussdiagnose ein chronischer Herzfehler ausgeschlossen werden.

Charakteristik: Systolikum, < 3/6, kein Schwirren, im Stehen leiser als im Liegen, nicht fortgeleitet, 2.–3. ICR links.

9.4.12 Haut, Schleimhäute

Zyanose bei Neugeborenen ist ein wichtiger Hinweis auf einen angeborenen Herzfehler. Hier muss das Verteilungsmuster (Lippen, Akren, generalisiert) beachtet werden.

Inspektion, Palpation

Gaumen und Mund sollten am Ende der Untersuchung mit einem kleineren Finger ausgetastet werden, um Spaltbildungen auszuschließen, außerdem erfolgt die visuelle Beurteilung der Tonsillen und des Rachens einschließlich Rachenhinterwand:

- Rosig, zyanotisch, marmoriert.
- Schwitzen (Herzinsuffizienz, Schilddrüse).
- Ödeme.
- Ikterus (bei Tageslicht beurteilen).
- Hämatome, Verletzungen, Blasenbildung.
- Naevi.
- Anhängsel.
- Käseschmiere, Lanugobehaarung.
- Turgor.
- Schuppung.
- Erytheme, Exantheme.
- Brustdrüsen (Größe, Konsistenz, Seitendifferenz).
- Speichelfluss, Schluckreflex (z. B. zum Ausschluss einer Ösophagusatresie).
- Palmar-, Plantarerythem (Immundefekt).
- Petechien.

Rekapillarisationszeit:

Wird durch leichten Druck auf Haut oder Fingernägel des Kindes geprüft. Nach dem Loslassen sollten sich die Gefäße innerhalb von 2–3 s wieder füllen. Verlängerung weist auf Zentralisation hin (z. B. Sepsis).

9.4.13 Verdauungsapparat, Abdomen

Inspektion

Beurteilen Sie Größe und Form (gleichmäßig, Vorwölbungen) des Abdominalbereichs am liegenden Kind. Auf Grund der schwach entwickelten Abdominalmuskulatur liegt das Abdomen beim Neugeborenen und Säugling über dem Thoraxniveau.

Achten Sie auf:
- Nabelschnur (zwei Arterien, eine Vene).
- Bruchpforten (M. Rektusdiastase, Nabelhernien, Leistenhernien).
- Testes.
- Beurteilung des Damms.
- Urinabgang.
- Abgang von Mekonium.

Palpation

Die Palpation sollte möglichst feinfühlig vom kleinen Becken ausgehend durchgeführt werden. Bei Neugeborenen und Säuglingen reichen meist eine Hand oder wenige Finger aus. Qualitativ beurteilen Sie Konsistenz der Bauchdecken, eine Schmerzsymptomatik (Druckdolenz, Lokalisation) und suchen nach Bruchpforten.

Palpiert werden:
- Leber (bis ca. 2 cm unterhalb des Rippenbogens physiologisch beim Neugeborenen und Säugling tastbar).
- Milz (eine Hand palpiert, die zweite Hand hält vom Rücken aus gegen; nicht mehr als der Milzpol sollte palpabel sein).
- Nieren (beidhändig durch leichten Druck der einen Hand von oben und der zweiten Hand in den Nierenlogen).
- Harnblase unterhalb des Nabels.
- Pathologische abdominelle Massen.

Auskultation, Perkussion

Die Auskultation erfolgt über allen vier Quadranten. Beurteilung der Verteilung und der Qualität der Darmgeräusche. Klopfschall-Beurteilung zeigt bei Säuglingen meist einen größeren Luftanteil (tympanische Qualität).

9.4.14 Harnwege, Genitale

Achten Sie auf:
- Anlage der äußeren Geschlechtsorgane.
- Urethramündung (Hypospadie).
- Klitoris, große und kleine Labien.
- Introitus vaginae (übermäßige Größe).

- Hymen.
- Pigmentierung.
- Penislänge, -pigmentierung.
- Hodengröße, -pigmentierung.
- Hodenanlage (Hodentorsion). Teilweise befinden sich die Hoden im Leistenkanal und sind durch sanftes Ausstreichen des Leistenkanals nach kaudal in das Skrotum führbar.
- Skrotum auf Resistenzen neben den Hoden (Hydrozele).
- Hodenposition (Kryptorchismus, Deszension).
- Leistenhernien (s. Erwachsene, Teil 1, Kap. 3.4).

9.4.15 Bewegungsapparat

Allgemeines

Achten Sie auf:

- Regelrechte Ausbildung aller Extremitäten sowie deren Symmetrie in Rückenlage
- Eventuelle Schonhaltungen oder Bewegungseinschränkung nach Geburtstraumata.

Dabei ist immer die Geburtslage (Beckenend-, Schädel-, Hinterhauptslage etc.) in Betracht zu ziehen, um Beeinträchtigungen des Neugeborenen vorausschauend abschätzen zu können.

Achten Sie ferner auf:

- Intakte Claviculae (Crepitatio).
- Hüftstatus (Abduktionshemmung, Hüftdysplasie).
- Gesäß, Faltenasymmetrie.
- Gelenkstatus (freie Beweglichkeit in allen Gelenken).
- Vierfingerfurche.
- Fußform, Zehenanordnung (z. B. Sandalenzehe).
- Fehlstellungen der Gelenke.
- Angeborene Lähmungen.
- Poly-/Syndaktylie.

- Wirbelsäule:
  - Skoliose
  - Kyphose
  - Mittelliniendefekte (z. B. Meningozelen).

9.4.16 Neugeborenenreflexe

Die neurologische Untersuchung des Neugeborenen und des Säuglings unterscheiden sich vor allem in den ersten Lebensmonaten wesentlich von den anderen Altersgruppen. Dies liegt in der Unreife des Zentralnervensystems begründet. Bewerten Sie die Vigilanz des Neugeborenen durch die adäquate Reaktion auf audiovisuelle Stimuli.

Das Kind sollte lebhafte oder träge, seitengleiche alternierende Spontanmotorik zeigen. Der Muskeltonus (Beugetonus vorherrschend) kann gleichzeitig mit der Prüfung der angeführten Reflexe (s. Tab. 9.3) eingeschätzt werden. Achten Sie außerdem auf Schiefhaltungen und Asymetrien.

9.5 Säugling

Bei der Untersuchung von Säuglingen kann nicht von einer grundsätzlichen Bereitschaft des Kindes zur Kooperation mit dem Untersucher ausgegangen werden. Es kann zu starker Gegenwehr des Säuglings, vor allem mit zunehmendem Alter (Fremdeln) gegen die Untersuchung kommen. Nehmen Sie behutsam mit dem Säugling Kontakt auf, belassen Sie das Kind solange wie möglich im Schutz der elterlichen Arme. Starten Sie mit den Untersuchungen, die am meisten durch ein Schreien des Kindes gestört würden (Herz, Lunge, Abdomen).

Säuglinge müssen komplett, einschließlich der Windel, entkleidet werden. Sie werden in Bauch- und Rückenlage untersucht.

Stellen Sie das Trinkverhalten, den Gewichtsverlauf und den Impfstatus fest.

Tab. 9.3 Reflexe beim Neugeborenen.

Reflextyp	Motorik
Greifreflex	Umgreift einen Finger bei Kontakt plantar und palmar
Suchreflex	Streichen der Lippen/Wange führt zu Suchreaktion des Mundes
Saugreflex	Finger an Mund und Lippe führt zu Saugbewegungen
Schluckreflex	Bei Berührung des Zungengrundes ausgelöster Schluckakt
Magnetreflex	Beinstreckung bei Druck auf die Fußsohle
Schreitreaktion	Bein auf Unterlage gedrückt, Gegenseite angewinkelt und umgekehrt
Glabellareflex	Augenschluss bei Druck auf Stirnmitte zwischen die Augen
Galant-Reaktion	Biegung der Wirbelsäule in Richtung der gestrichenen Seite, Anheben des Beckens, Arm- und Beinstreckung der betreffenden Seite
Babinski-Reflex	Dorsalflexion große Zehe, Spreizung der übrigen Zehen nach Bestreichen des lateralen Fußrandes
Asymmetrisch-tonischer Nackenreflex (ATNR)	Drehen des Kopfes nach links: Streckung linker Arm und Bein, Anwinklung Gegenseite
Labyrinth-Stellreflex	Bauchlage führt zu Ausrichtung des Kopfes im Raum
Bauer-Reaktion	Bauchlage und Druck auf Fußsohle führen zu Kriechreaktion
Schulterzugreflex	Zug an den Händen aus Rückenlage führt zum Anwinkeln von Ellbogen, Schulterspannung, Kopfhaltung
Pupillenreaktion	Plötzlicher Lichteinfall führt zu Miosis, Isokorie, Geschwindigkeit der Lichtreaktion (schwierig darstellbar)

9.5.1 Genereller Aspekt, Inspektion

Der Pflege- und Allgemeinzustand des Kindes muss eingeschätzt werden. Der Körpergeruch, aber auch der Foetor ex ore (z.B. fruchtiger Geruch bei Ketoazidose, faulig bei Tonsillitis) kann Ihnen wichtige Hinweise auf bestimmte Krankheitsbilder geben. An der Art der Lautäußerung des Säuglings (z.B. weinerlich, schwach und apathisch bei schwerer Dehydratation oder Sepsis [Temperatur!]) gewinnen Sie einen Eindruck von dem klinischen Zustand des Kindes.

9.5.2 Haut, Haare

Achten Sie auf:

- Hautfarbe (blass, rosig, Anzeichen für Zyanose).
- Erytheme.
- Exantheme (Charakterisierung s. Teil 2, Kap. 1).
- Haarverteilung, -dichte, Haaransatz (hoch, tief).
- Rekapillarisationszeit (nicht länger als 2–3 s): Zeit der kapillären, peripheren Gefäßfüllung bei Druck auf Fingerkuppe, Ohrläppchen, Ferse.
- Petechien.
- Exantheme, Erytheme.
- Hämatome.

Lokalisation der Hämatome:

ungewöhnliche Lage (Rücken, Oberarme, Oberkörper, Bauch, Gesäß, Beinrückseiten) kann einen Hinweis auf Misshandlungen geben.

- Ödeme.
- Leberhautzeichen (Ikterus, Spider naevi, vermehrte Venenzeichnung).
- Marmorierung, Feuchtigkeit, Schwitzen, Konsistenz (straff, schlaff, teigig).

Auffällig große, schlaffe Hautfalten im Gesäßbereich lassen sich als Zeichen starker Dehydratation interpretieren (Tabaksbeutelgesäß, Zeichen eines starken Gewichtsverlustes der Gesäßbacken, Dystrophiezeichen).

Turgor

Der Turgor lässt sich an den Hautfalten in verschiedenen Körperregionen (Bauch, Gesäß, Handrücken) messen. In der Regel kehrt die Haut, wenn sie zwischen Zeigefinger und Daumen eingeklemmt und leicht angehoben wird, schnell in ihre Ausgangsposition zurück. Bei fortgeschrittener Dehydratation lässt sich eine stehende Hautfaltung darstellen.

9.5.3 Lymphknotenstationen

Palpation

Beurteilung der Größe in Millimetern und Form, Konsistenz sowie Verschieblichkeit auf dem Untergrund in folgenden Regionen:

- Schädel
- Hals
- subklavikulär
- axillär
- inguinal (beidseitis inguinale Lymphknotenschwellungen sind immer suspekt und erfordern weiteren Diagnostik).

9.5.4 Kopf, Hals

Größe, Umfang, Form und Symmetrie. Durch sanftes Streicheln über die vordere, große Fontanelle (sollte weich und im Niveau im Liegen und leicht unter Niveau im Sitzen sein), kann man sich einen Überblick über deren Spannungszustand verschaffen. Deren Schluss erfolgt zwischen dem 10. und 15. Monat. Sie gibt Hinweise auf den Hydratationszustand des Säuglings, intrakranielle Raumforderungen oder entzündliche Prozesse des ZNS.

Außerdem hat das sanfte Streicheln eine beruhigende Wirkung auf den Säugling. Auskultation der Fontanelle kann Hinweise auf Gefäßmalformationen geben (Strömungsgeräusch).

Schwellungen im Halsbereich weisen auf Struma, Verletzungen, Lymphadenitis oder Zystenbildung hin.

9.5.5 Augen

Achten Sie auf:

- Skleren (ikterisch, gerötet oder mit eitrigem Exsudat belegt).
- Konjunktiven (blass [Anämiezeichen], gut durchblutet, ikterisch).
- Pupillen (reagieren, prompt, verzögert, konsensuell auf Licht [in den ersten 4–5 Lebensmonaten eher schwach ausgeprägt]).
- Bulbusmotilität (prüft man mit vorgehaltenen und dann nach rechts und links sowie unten und oben bewegten Gegenständen; z.B. Abduzensparese).

- Achse der Lidspalten, Epikanthusfalte.
- Lider (Schwellungen, Ödeme).
- Orbitae.

9.5.6 Mund, Rachen

Diese Untersuchung sollte, wie die gesamte Untersuchung des Kopfes, unbedingt zuletzt vorgenommen werden, da sie den umfassendsten Eingriff in die Privatsphäre des Säuglings darstellt.

Praktische Durchführung

Das Kind liegt auf der Liege und der Elternteil oder eine Pflegeperson legt die beiden Arme des Kindes eng um den Kopf hinter dem Kopf zusammen, sodass der Kopf zwischen den Armen eng eingespannt ist. In der zweiten Variante sitzt das Kind auf dem Schoß der Mutter, schaut den Untersucher an, die Mutter oder Schwester fixiert mit einer Hand den Kopf gegen ihren Brustkorb, während die andere Hand die Ärmchen kurz festhält. Meist wehrt sich das Kind jetzt schon, sodass der hintere Rachenbereich während des Schreiens mit einer bereit zu haltenden Lampe inspiziert werden kann. Es ist wichtig in diesen 1–2 Sekunden alle Aspekte der Mundschleimhaut zu erfassen. Dabei führt der Untersucher den Spatel zuerst von der Zunge flach in die Wangentaschen. Anschließend, unter Herabdrücken des vorderen Drittels der Zunge, erfolgt die Darstellung des Rachenbereichs.

Mundschleimhaut, Zunge

Achten Sie auf:

- Feuchtigkeit (z.B. Exsikkose).
- Beläge, Farbe (z.B. weiße, nicht abwischbare Beläge: Soor).
- Ulzera.
- Durchblutung der Schleimhaut (z.B. Anämie).
- Gaumenbeurteilung (z.B. Enanthem, Petechien).
- Zahnfleisch.
- Zahnstatus (z.B. Karies).
- Zunge und Zungengrund (z.B. Himbeer-/Erdbeerzunge: Scharlach).

Zähne

Als erste Zähne erscheinen die vorderen Schneidezähne im Alter von 4–6 Monaten.

Rachenring mit Tonsillen

Achten Sie auf:

- Rachen, Rachenring, Rachenhinterwand (z. B. belegt/blande, Protrusio tonsillae).
- Charakteristika des Belags (z. B. Stippchen, flächige Membranen, eitrig, Detritus).
- Tonsillen.
- Epiglottis.
- Uvula.

9.5.7 Verdauungsapparat, Harnwege, Abdomen

Inspektion Abdomen

Achten Sie auf:

- gleichmäßige Form des Abdomens.

Eine gleichmäßige Vorwölbung des Abdomens über Thoraxniveau ist physiologisch.

Auskultation (s. Kap. 9.4.13)

- Darmgeräusche charakterisieren.
- Gleichmäßige Verteilung der Darmgeräusche über allen vier Quadranten prüfen.

Palpation

Bei der Untersuchung des Abdomens sollte der Säugling möglichst entspannt sein. Besonders ängstliche Kinder können Sie ausgestreckt auf dem Schoß des Elternteils liegen lassen. Die Hände und das Stethoskop sollten nicht kalt sein, da auch dies eine Schrecksekunde für das Kind darstellt. Ein heftig schreiendes, sich wehrendes Kind macht eine Palpation oder Auskultation des Abdomens sehr schwierig. Man kann bei Säuglingen die Beine an den Füßen anheben und leicht in den Knien anwinkeln, um so eine Entspannung der Bauchmuskulatur zu erreichen.

Anschließend kann der Befund durch vorsichtiges, flaches Austasten des Abdomens mit einem oder mehreren Fingern (je nach Größe des Kindes) zuerst flach, dann tiefer erhoben werden.

Cave:

Vorsicht beim Palpieren der Magengegend, hier kann man das Kind sehr leicht bei zu heftigem Druck auf die gefüllte Magenblase zum Erbrechen bringen (Aspirationsgefahr). Daher sollte die Untersuchung in ausreichendem Abstand zur letzten eingenommenen Mahlzeit erfolgen.

Achten Sie auf:

- Spannungszustand der Bauchdecken.
- Tastbare Resistenzen (Lokalisation, Form, Beweglichkeit, z.B. Pylorusstenose und Ileus).
- Niere und ableitende Harnwege (z.B. Tumoren).
- Organomegalien (z.B. Herz-Kreislauf-Erkrankungen, Stoffwechselerkrankungen, Erkrankungen des Blut bildenden Systems).
- Schmerzlokalisation (Tiefe und Charakter).
- Loslassschmerz (Appendizitis).
- Pulsationen (Hernien).
- Rektale Untersuchung mit kleinem Finger (Blut am Fingerling, Stuhl, Resistenzen tastbar, Analfissuren) nur durchführen, wenn im Rahmen der Grundsymptomatik indiziert, da diese Untersuchung eine sehr traumatische Erfahrung für das Kind darstellen kann.

Perkussion

Die Technik entspricht der im internistischen Teil des Leitfadens beschriebenen (s. Teil 1, Kap. 3.4.2).

Achten Sie besonders auf:

- Hypersonoren Klopfschall (Gas).
- Aszites (Undulationen auslösbar, Flankendämpfung bei Perkussion).
- Palpieren der Gallenblase.

9.5.8 Leber

Der untere Leberrand wird in der Medioklavikularlinie durch flaches Herantasten der Fingerkuppen aus der Leistengegend nach kranial in seinem Abstand zum unteren Rippenbogen dargestellt. Bis zum Alter von 2 Jahren kann der normalerweise weiche untere Leberrand 1–2 cm unterhalb des Rippenbogens ertastet werden. Der obere Rand kann perkutiert werden. Bei Unsicherheit über den ertasteten Befund kann das Ergebnis mittels Kratzauskultation validiert werden.

9.5.9 Milz

Die Milz wird bei auf dem Rücken liegenden Kind vom linken Mittelbauch ausgehend nach kranial getastet. Im Sitzen kann das Zwerchfell bei tiefer Inspiration die Milz den Fingern des Untersuchers entgegendrücken, im Liegen kann Gegendruck im Bereich des unteren, hinteren Rippenbogens hilfreich sein.

9.5.10 Nieren

Nur bei schlanken Kindern sind die Nieren mit bimanueller Technik leicht zu tasten. Die Palpation der Nieren erfolgt durch sanften Druck einer Hand von der Rückseite im Bereich der Nierenspitze nach unten, bei gleichzeitigem Druck auf den unteren Nierenpol der anderen Hand nach oben.

Achten Sie auf:

- Nierenlager (klopfschmerzhaft).
- Nierengröße (genaue Bestimmung der Größe erfolgt sonografisch).

9.5.11 Genitale

Mädchen

- Anlage des äußeren und inneren Geschlechts (s. Kap. 9.4.14).
- Harnröhrenmündung (vorsichtiges Spreizen der großen Labien mit den Daumen jeder Hand).

Jungen

- Lage beider Hoden (Dezsension).

- Hodenvolumen (Messung mittels Orchidometer).
- Harnröhrenmündung.

Cave:

Bei der Inspektion des Penis sollte die Anlage der physiologischen Phimose (Präputialverklebung) beachtet werden. Es darf hier auf keinen Fall der Versuch der Mobilisierung der Vorhaut unternommen werden!

9.5.12 Ohren, Mastoid

Dies Untersuchung der Ohren und des Mastoid sollte zusammen mit der Racheninspektion am Schluss der gesamten körperlichen Untersuchung erfolgen. da die Untersuchung zur Vermeidung einer Verletzung des Kindes durch das Otoskop nur unter Fixierung des Kopfes erfolgen kann.

Wichtig ist, den Kopf des Säuglings festzuhalten. Dies kann gegen die Schulter oder den Brustkorb des Elternteils erfolgen, sodass sich das Kind nicht wegdrehen kann. Eine Hand der Mutter liegt oberhalb des Ohres auf dem Kopf des Kindes und drückt diesen sanft gegen ihre eigene Schulter. Die andere Hand fixiert die Hände des Kindes, die ansonsten versuchen, den irritierenden Fremdkörper im Ohr wegzustoßen. Das Otoskop muss mit einer Hand geführt, vorsichtig unter Abstützung durch Mittel- oder Ringfinger an der Maxilla bzw. Schläfenregion des Patienten in den Gehörgang eingeführt werden, so lassen sich Verletzungen bei plötzlichen Kopfbewegungen vermeiden. Trotz allem ist äußerste Vorsicht geboten, da Säuglinge sich häufig und heftig zur Wehr setzen können.

Inspektion

Zuerst den Gehörgang inspizieren, dann dem Verlauf des Gehörgangs folgend (beim Säugling von außen oben nach innen unten, das Ohr muss nach unten gezogen werden) bis zum Trommelfell vorgehen.

Achten Sie auf:

- Rötung, Überwärmung, Schmerzhaftigkeit (Warnzeichen).
- Ausfluss (Cerumen, Eiter, Blut).
- Kratzspuren, Wunden.

- Mastoidrötung.
- Trommelfell-Charakteristik (s. Teil 2, Kapitel 3.1.3).

Wichtig:

Palpation und Inspektion von Tragus und Mastoid jeweils zuerst auf der als nicht betroffen beschriebenen Seite, dann Untersuchung des erkrankten Ohres.

Wichtig ist die Abstützung des Kopfes während der Untersuchung, um Verletzungen des Patienten bei plötzlichen Bewegungen zu vermeiden.

9.5.13 Lunge, Thorax (s. Kap. 9.4.10)

Inspektion

- Thoraxform (z. B. Fassthorax).
- Atemfrequenz.
- Einziehungen (interkostal, sub-/suprasternal).
- Nasenflügeln.
- Zyanose.
- Atemphasen (Inspirium/Exspirium).

Auskultation

- Stridor (inspiratorisch/exspiratorisch).
- Obstruktion.
- Pathologische Geräusche.

9.5.14 Herz, Kreislauf, Thorax (s. Kap. 9.4.10)

Blutdruckmessung

Siehe Kapitel 9.2.3.

Inspektion

Beispiele für pathologische Befunde:

- Herzbuckel (Kardiomegalie).
- Sichtbare Palpitationen.

Palpation, Pulsstatus

Hand auf Thorax (li. Medioklavikularlinie, 4. ICR): Schwirren, Herzspitzenstoß (Lokalisation verändert? Linksherzhypertrophie). Pulsstatus rechts- und linksseitig zu tasten an A. brachialis, A. femoralis, A. tibialis und A. dorsalis pedis.

Pulsstatus auf jeden Fall an den Aa. radiales und den Aa. inguinales erfassen.

Da die beiden oben genannten Pulse in der Reanimationssituation nicht leicht zu tasten sind, sollte man sich an den Karotispulsen orientieren oder, falls die Größe des Kindes es zulässt, direkt ein Ohr auf den Brustkorb legen, um sich einen Überblick zu verschaffen.

Perkussion

Wird bei Säuglingen und Neugeborenen selten durchgeführt.

Auskultation

Siehe Kapitel 9.4.10.

Achten Sie auf:

- Frequenz (Mittel 110/min).
- Rhythmus.
- Herztöne (Doppelung, Spaltung, Lautstärke, Dauer, Charakteristik).
- Pathologische Geräusche (Ausstrahlung, Charakteristik, Fortleitung).

9.5.15 Bewegungsapparat/Extremitäten

Siehe Kapitel 9.4.15.

Achten Sie auf:

- Fingernägel (Akrozyanose, Tüpfelung, Uhrglasnägel).
- Bewegungseinschränkungen der Gelenke.
- Gelenkstatus.
- Ödeme.

9.5.16 Neurologie

Zu jeder neurologischen Untersuchung eines Säuglings (s. Tab. 9.4) gehört die Bestimmung der altersgerechten statomotorischen Entwicklung.

Achten Sie auf:
- Asymmetrische Bewegungsmuster.
- Asymmetrische Körperhaltungen.
- Die entsprechenden Altersmeilensteine (sollten erreicht sein).

Tab. 9.4 Neurologische Untersuchung eines Säuglings.

Zeichen	Hinweis
Irritabilität	Teilnahmslos, ruhig, reizbar, schreiend, zu beruhigen nach Aufregung
Spontanes Bewegungsmuster	auf Anheben oder Hinsetzen: Gleichmäßigkeit des Muskeltonus
Zeichen	Hinweis
Ausgangsposition in Ruhe	hypotone Rückenlage, je nach Altersgruppe proaktives Bewegungsmuster
Säuglingsreflexe	siehe Kapitel 9.4.16
Hirnnerven	siehe Teil 2, Kapitel 4.1

Meningismus-Prüfung

Prüfung der Nackensteifigkeit durch Beugen des Kopfes nach vorne (Opisthotonus). Dies kann auch bei kleineren Kindern unproblematisch durchgeführt werden.

Weitere Zeichen:
- Kernig-Zeichen positiv: Unfähigkeit zur Streckung des passiv gebeugten Beines und umgekehrt (Knie und Hüfte).
- Brudzinski-Zeichen positiv: Anziehen der Beine bei passiver Kopfbeugung.
- Lasègue-Zeichen positiv: gestrecktes Bein – Flexion im Hüftgelenk (normal 70–90°) schmerzhaft.

9.6 Kleinkind, Schulkind

Die Untersuchungsmethoden ähneln in vielen Punkten denen beim Säugling, daher werden hier nur die Abweichungen und Besonderheiten dargestellt.

9.6.1 Genereller Aspekt, Inspektion

Kontaktaufnahme mit dem Untersucher, soziales Verhaltensmuster, Distanz und Näheverhalten können in dieser Altersgruppe stark variieren, unter Kenntnis der Meilensteine für die Altersgruppe, aber dennoch Hinweise auf Verhaltensauffälligkeiten des Kindes geben. Kleinkinder haben ein ausgeprägtes Schamgefühl. Trotzdem muss eine Inspektion des gesamten Körpers erfolgen.

9.6.2 Haut, Schleimhäute

Wichtig ist zusätzlich zu den oben genannten Untersuchungen die Erhebung des Zahnstatus (Ausschluss von Karies).

9.6.3 Augen

Schielen ausschließen; Kind fixieren lassen, dabei ein Auge abdecken.

Achten Sie auf:
- Symmetrie der Hornhautreflexe.
- Augenmuskelparesen.
- Pupillen (Symmetrie und Rundung, Gleichzeitigkeit der Lichtreaktion).

9.6.4 Ohren, Nase

Das Vorgehen ähnelt dem beim Säugling, mit der Ausnahme, dass das Kind in den seltensten Fällen durch ein Elternteil fixiert werden muss. Trotzdem ist die Inspektion unangenehm, bei Affektionen des Ohres auch schmerzhaft, da das Ohr sehr sensibel auf Entzündungen reagiert. Daher sollte dieser Untersuchungsgang möglichst weit am

Schluss der gesamten Untersuchung liegen. Die Führung des Otoskops entspricht der beim Säugling.

Gegebenenfalls Untersuchung der Nase auf Fremdkörper.

Ohr

Zuerst den Gehörgang inspizieren, dann dem Verlauf des Gehörgangs folgend (beim Kleinkind/Schulkind von außen unten nach innen oben, das Ohr muss nach hinten und oben gezogen werden) behutsam bis zum Trommelfell vorschieben.

Achten Sie auf:

- Rötung, Überwärmung, Schmerzhaftigkeit (Warnzeichen).
- Ausfluss (Cerumen, Eiter, Blut).
- Kratzspuren.
- Wunden.

Nase

Beurteilung der Nasennebenhöhlen (erst ab 4.–6. Lebensjahr), Ethmoidalzellen bereits vorhanden.

9.6.5 Verdauungsapparat, Abdomen, Nieren, Genitale

Inspektion:

Siehe Kapitel 9.4.13.

Palpation:

Beginnen Sie in den offensichtlich nicht als schmerzhaft bezeichneten Quadranten, und untersuchen Sie den von dem Kind als schmerzhaft bezeichneten Bereich zuletzt. Beschreiben Sie den Spannungszustand (Abwehrspannung). Lokalisieren Sie den Schmerz und dessen Projektionsgebiet. Achten Sie bei der Untersuchung auf den Gesichtsausdruck des Kindes.

Auskultation:

Siehe Kapitel 9.4.13.

Leber

Darstellung des unteren Leberrandes analog zur Säuglingsuntersuchung (Messung in cm). Feststellung der Konsistenz des ertasteten

Randes (weich, derb, knotig). Auch in dieser Altersgruppe kann die Größe der Leber erheblich variieren (abhängig von Körpergröße und Gewicht des Kindes). Der obere Rand muss perkutiert werden, um die genaue Größe der Leber darzustellen. Bei Unsicherheit über den ertasteten Befund, kann das Ergebnis mittels Kratzauskultation gesichert werden.

Nieren
Nierenlager (Klopfschmerz).

Lymphknotenstationen
Palpation aller Stationen wie beim Säugling (beidseits inguinale Lymphknotenschwellungen sind immer suspekt und erfordern weiteren Diagnostik).

9.6.6 Bewegungsapparat

Beobachten Sie das Kind im Stehen und beim Laufen. Untersuchen Sie die Wirbelsäule (Vornüberbeugen) und die Symmetrie beider Körperhälften zueinander.

9.6.7 Neurologie

Erhebung des psycho- und statomotorischen Entwicklungsstandes, Hirnnerven, Reflexstatus: Muskeleigenreflexe, Fremdreflexe (s. Teil 2, Kap. 4).

Achten Sie auf:
- Asymmetrien.
- Fortbestehende oder fehlende Eigenreflexe.
- Erreichen der jeweiligen Altersmeilensteine.

9.7 Heranwachsende (Adoleszenten)

9.7.1 Körperlicher Status

Der körperliche Status entspricht in vielen Punkten dem des Erwachsenen. Kontrolle der statomotorischen Entwicklung und des Wachstumsverlaufs mit Eintrag in die Perzentilenkurven.

Die Merkmale der Geschlechtsreifung sind hier von besonderer Bedeutung. Wichtig sind die Einteilung in Pubertätsstadien der Schambehaarung, die Genitalstadien und die Brustentwicklung (n. Tanner).

Bei der Gesprächsführung müssen wichtige Themen wie Sexualberatung und Suchtprävention berücksichtigt werden.

9.7.2 Haut

Achten Sie auf:

- Akne.
- Striae.
- Bartwuchs.

9.7.3 Genitale

Achten Sie auf:

- Hodenvolumenmessung (mittels Orchidometer; Normgrößen: > 3 ml Volumen beginnende Pubertät).
- Schambehaarung.

10 Geriatrische Untersuchungen

R. Lenzen-Großimlinghaus, R.-J. Schulz

Besonderheiten des geriatrischen Patienten bestehen in erster Linie in dem gleichzeitigen Auftreten verschiedener Erkrankungen (Multimorbidität) bei eingeschränkter Anpassungsfähigkeit des Organismus, der bereits durch den Alterungsprozess „physiologische" Veränderungen aufweist. Infolge der Multimorbidität besteht bei den meisten geriatrischen Patienten eine differenzierte Verordnung verschiedenster Medikamente (Polypharmakotherapie), die ihrerseits durch Interaktionen und Nebenwirkungen die Symptomatik des alten Patienten beeinflussen.

Die Geriatrie orientiert sich vor allem an den Fähigkeiten des alten Patienten, weniger an den klinischen Symptomen und strebt die Verbesserung der Selbständigkeit und die Entlassung möglichst in die häusliche Umgebung an. Daher steht im Mittelpunkt der klinischen Untersuchung des alten Patienten die Erkennung von „Funktionsdefiziten".

Generell orientiert sich die geriatrische Anamnese an der allgemeinen Anamnese (siehe Kapitel 1.2). Hier soll nur auf die Besonderheiten bei alten Patienten eingegangen werden.

10.1 Besonderheiten im Rahmen der Anamnese

Die Anamneseerhebung muss die Besonderheiten des Alters von Anfang an berücksichtigen: Schwerhörigkeit, eingeschränkte Aufnahmefähigkeit, Oligosymptomatik oder durch gute Fassade verborgene kognitive Defizite. Daher ist neben der aktuellen und eigenen Anamnese immer eine detaillierte psychosoziale Anamnese sowie eine genaue Medikamenten-Anamnese und eine Fremdanamnese durch die Angehörigen wichtig.

10.1.1 Schwerhörigkeit, Aufnahmefähigkeit

Die Anamneseerhebung beim geriatrischen Patienten kann den Untersucher oft vor besondere Herausforderungen stellen. Zum einen ist das Verständnis für die Fragen häufig durch fortgeschrittene Schwerhörigkeit und fehlende bzw. nicht funktionierende Hörgeräte beeinträchtigt, zum anderen ist die geistige Aufnahme- und Umsetzungsfähigkeit des älteren Menschen reduziert. Daher werden vom Untersucher eine behutsame, flexible Umgangsweise einerseits und eine äußerst kritische Wertung der Äußerungen des geriatrischen Patienten andererseits gefordert. Selbstverständlich ist der respektvolle Umgang mit dem betagten Menschen, und zwar mit korrekter Anrede! Anreden wie „Oma", „Tantchen" oder der Vorname sind während der gesamten Behandlungszeit nicht zugelassen.

10.1.2 Hinterfragen

Wichtig ist das Hinterfragen offensichtlich klarer Angaben, da oft eine unterschiedliche Wertung oder Verständnis von Begriffen besteht. So geben die Patienten gern den Begriff „Durchfall" an, wenn sie verschiedenste Störungen des Stuhlgangs, wie Inkontinenz, häufigen Stuhlgang oder Schmerzen beim Stuhlgang beschreiben möchten, ohne dass die Konsistenz des Stuhls tatsächlich verändert sein muss.

10.1.3 Schwindel

Ein weiteres klassisches Beispiel für die Interpretierbarkeit von Angaben ist der Begriff „Schwindel": mögliche Symptome, die oft mit „Schwindel" umschrieben werden:

- „Unsicherheit beim Laufen"
- „Missempfindungen in den Beinen"
- „Leere im Kopf"
- „Allgemeines Unwohlsein".

Typische Schwindelsymptome, wie Drehen oder Schwanken des Bildes bei Körperlagewechsel, fehlen oft. Oft fehlen auch typische Angaben zu Organschmerzen, z.B. beim akuten Myokardinfarkt, beim Blasenhochstand oder bei der Appendizitis.

Weiterhin können atypische Beschwerden angegeben werden, die das Erkennen der Grunderkrankung verschleiern, so z. B. akutes Delir bei akutem Infekt oder bei Anämie. Die begleitende Schwäche und eine Verschlechterung des Allgemeinzustandes dominieren häufig akute Krankheitsbilder ohne spezifische Symptome.

Weiterhin ist die ausgeprägte Somatisierungstendenz bei der Altersdepression zu erwähnen. Diese psychische Störung äußert sich oft in Schmerzen, Inappetenz, Schlaflosigkeit oder Übelkeit mit Erbrechen, ohne dass der Patient eine depressive Stimmungslage beschreibt.

10.1.4 Verschleiern kognitiver Defizite

Eine wichtige Stolperfalle im Rahmen der geriatrischen Anamnese ist die Rückgabe von Fragen an den Untersucher zur Verschleierung von kognitiven Defiziten. Wichtig ist hierbei, offene und konkrete Fragen zu stellen.

Beispiel:

Frage:	„Frau Meier, welcher Wochentag ist heute?"
Antwort:	„Herr Doktor, das wissen Sie doch selbst!" *oder*
	„Das können Sie doch viel besser sagen!" *oder*
	„Im Moment komme ich nicht drauf, aber nachher sage ich es Ihnen!"

Bei derartigen Antworten ist es zur Klärung der zeitlichen bzw. örtlichen Orientierung unerlässlich, auf der korrekten Beantwortung mit Respekt und ggf. einigen Erklärungen zum Sinn der Frage zu bestehen.

Kontakt zu den Angehörigen

ist neben der Befragung des Patienten unerlässlich bei der Anamneseerhebung!

10.1.5 Kontakt zu den Angehörigen

Häufig stellen sich die Angaben des Patienten in einem völlig anderen Licht dar. So kann die Ausrichtung der geriatrischen Behandlung wesentlich beeinflusst werden. Wichtige Fragen an die Angehörigen sollten folgende Themen umfassen:

- Stürze.
- Vergesslichkeit.
- Inkontinenz (Stuhl, Urin).
- Knochenbrüche.
- Hilfsmittelgebrauch.
- Umfang der bisher erforderlichen Hilfestellungen (finanziell, im Haushalt, bei der Pflege).
- Persönliche Belastung durch die notwendige Unterstützung des Patienten.
- Hören.
- Sehen.
- Selbstversorgung.

10.1.6 Eigen- und Fremdanamnese

Des Weiteren ist eine möglichst klar strukturierte Eigen- und Fremdanamnese unter besonderer Berücksichtigung psychosozialer Aspekte zu erheben.

10.1.6.1 Eigenanamnese

Psychosoziale Anamnese

Fragen Sie nach:

- Schwierigkeiten bei Alltagsaktivitäten.
- Anzahl und Leistungsbereitschaft der Mitglieder des sozialen Netzes.
- Angaben zur Wohnsituation (Etage, Treppen, Heizungsart, Toilettenausstattung).

Medikamentenanamnese

Klären Sie folgende Fragen:

- Welche Medikamente werden regelmäßig eingenommen?

- Welche Medikamente nimmt der Patient nur bei Bedarf ein? Wie oft?
- Welche Medikamente/Stärkungsmittel besorgt sich der Patient aus der Apotheke ohne Verordnung (z.B. Beruhigungsmittel, Schmerzmittel)?
- Welche Medikamente wurden abgesetzt? Warum?
- Sind die Beschwerden evt. medikamentös bedingt (verlängerte Halbwertzeit der Pharmaka berücksichtigen, die eine geringere therapeutische Breite haben)?

Ernährungsanamnese

Achten Sie auf:
- Soziales Umfeld.
- Gewichtsverlust.
- Appetit.
- Spezialdiäten (Diabetes, BE).
- Alkoholkonsum.
- Essgewohnheiten:
  - Ort der Mahlzeitenaufnahme
  - Anzahl der Mahlzeiten am Tag
  - Wer bereitet das Essen zu?
  - Werden die Portionen vollständig verzehrt?
  - Welche Speisen werden gemieden?
  - Schluckprobleme
  - Zahn-/Prothesenprobleme
  - Symptome des Gastrointestinaltraktes (Schmerzen, Aufstoßen, Brennen).

Defäkation/Kontinenzanamnese

Achten Sie auf:
- Dauer der Beschwerden.
- Stuhlfrequenz.
- Konsistenz, Menge.
- Vermehrtes Pressen.
- Prolaps.
- Symptome beim Stuhlgang (Blut, Schmerzen, Pruritus).
- Operation/Koloskopie in der Vorgeschichte.

Urininkontinenz

Achten Sie auf:

- Beginn, Zeitpunkt.
- Häufigkeit.
- Auslösende Faktoren.
- Menge des Urinverlustes.
- Beschaffenheit des Harnstrahls.
- Begleitsymptome (Dranggefühl, Brennen, Schmerz).

10.1.6.2 Fremdanamnese

Die oben genannten Aspekte müssen bei unvollständigen oder unzuverlässigen Angaben durch den Patienten im Rahmen eines Gesprächs mit den Angehörigen weiter abgeklärt werden. Auch bei orientierten Patienten müssen die Angehörigen in den Aufnahme- und später in den Entlassungsprozess einbezogen werden. Hier sind vor allem psychosoziale und versorgungsrechtliche Aspekte (s. o.) von besonderer Bedeutung.

10.1.6.3 Schmerzanamnese

Die Schmerzanamnese ist bei geriatrischen Patienten häufig unpräzise und erfordert viel Geduld sowie konkrete Fragen. Es besteht eine deutlich höhere Gefahr der Bagatellisierung oder Überbewertung der Beschwerden als in anderen Altersgruppen.

Klar strukturierte Leitfragen sind:

- Wo lokalisiert?
- Wann (Belastung, Tag, Nacht)?
- Wie lange?
- Welche Art von Schmerz?
- Wodurch entstehen die Schmerzen?
- Warum?
- Begleitbeschwerden (Übelkeit, Obstipation).

10.2 Besonderheiten der klinischen Untersuchung

Die klinische Untersuchung des geriatrischen Patienten sollte immer über die anamnese- und symptomorientierte Untersuchung einzelner Körperregionen hinausgehen. Auffällige Befunde ohne Krankheitswert (s. Tab. 10.1) müssen ebenso erkannt werden wie Skelettveränderungen, Gang- und Koordinationsstörungen, Hautveränderungen, Sprach-, Sprech- und Schluckstörungen sowie Auffälligkeiten des Ernährungs- und Flüssigkeitshaushalts, die zu einer Einschränkung der Selbstständigkeit und Selbsthilfefähigkeit des älteren Patienten führen können und mitbehandelt werden müssen, um eine dauerhafte Entlassung zu gewährleisten.

10.2.1 Allgemeiner Aspekt und geriatrischer Minimal-Status

Schon die bewusste Erfassung des allgemeinen Aspektes und die Durchführung eines geriatrischen Minimal-Status können wichtige Hinweise auf den Zustand und die Versorgungssituation des geriatrischen Patienten geben. Achten Sie auf:

- Hygienezustand und Kleidung.
- Ernährungszustand.
- Schmerzverhalten.
- Gesichtsausdruck.
- Körperhaltung.
- Hydratation.
- Temperatur.

Alle entsprechenden Beobachtungen sollten explizit notiert werden.

Die motorischen Fähigkeiten können auf Grund der spontanen Körperhaltung, der Transferaktivitäten vom Liegen zum Sitzen und weiter zum Stand und zurück gut und schnell erfasst werden. Jeder geriatrische Patient sollte nicht nur im Liegen untersucht, sondern auch zu einer kleinen Gehprobe aufgefordert werden. Hierbei kann gleichzeitig die kardiopulmonale Regulationsfähigkeit getestet werden (Orthostase-Test!).

Neben der Auskultation von Herz und Lunge müssen die peripheren Pulse an den Extremitäten seitengleich erfasst werden.

Bei der Untersuchung des Abdomens sollte neben der rektalen Untersuchung eine Inspektion der Unterwäsche erfolgen, um Hinweise auf Stuhl- oder Urininkontinenz zu erhalten, da diese Defizite noch immer tabuisiert sind und nicht freiwillig preisgegeben werden.

Eine orientierende neurologische Untersuchung gehört ebenso dazu (s. Kap. 4). Zur gezielten Erfassung funktioneller Defizite bietet sich der Einsatz des geriatrischen Basis-Assessments nach Lachs (s. u.) an.

Tab. 10.1 Befunde gesunder Betagter ohne zwingenden Krankheitswert.

Untersuchte Körperregion	Befund
Lunge	Auskultation: trockene, hypostatische Nebengeräusche sind ohne Bedeutung, wenn sie nach mehrmaligem Husten verschwinden
Herz	Auskultation: > 70 % der Hochbetagten haben ein Systolikum, vom 1. Herzton abgesetzt (Aortensklerose).
Haut	Trockene Haut, Lentigo seniles (braune Stellen), seborrhoische Keratosen (warzige, dunkle Hautveränderungen), Alterskeratosen, Haarverlust am Stamm.
Augen	Arcus senilis, Zurücksinken der Augäpfel in der Orbita (Fettumverteilung!).
Nervensystem (Die Bewertung von neurologischen Befunden ist nur im Gesamtzusammenhang diagnostisch relevant. Isolierte Zeichen sind ohne Krankheitswert.)	■ Schnauzreflex (primitiver Hirnstammreflex mit Kau-, Saug- und Schluckbewegungen bei Bestreichen der Lippen und Zunge, kommt häufig beim apallischen Syndrom vor). ■ Beidseits fehlender Achillessehnenreflex. ■ Ruhetremor. ■ Vibrationsverlust der unteren Extremität. ■ PSR und ASR beidseits fehlend. ■ Parkinsonoid.

10.2.2 Skelettveränderungen, Motorik

Bei der Untersuchung des Skelettsystems sollte auf Deformitäten der Extremitäten und der Wirbelsäule geachtet sowie die Koordination und das Gangbild überprüft werden.

Da die Mobilität und Selbstständigkeit in der häuslichen Umgebung die wesentlichen Ziele der geriatrischen Interventionen darstellen, muss bei der klinischen Untersuchung dem Skelettsystem besondere Aufmerksamkeit geschenkt werden. Häufig liegen chronische Erkrankungen, wie z.B. Osteoporose oder Arthrose vor, die durch ein akutes Ereignis wie einen Sturz zur stationären Einweisung führen.

Bei der Aufnahmeuntersuchung sollte gerade bei geriatrischen Patienten auf Deformitäten der Hände und Füße (s. Abb. 10.1), auf Gibbusbildung (s. Abb. 10.2) oder auf das typische Tannenbaum-Phänomen am Rücken (s. Abb. 10.3) als Zeichen der fortgeschrittenen Osteoporose geachtet werden.

Weiterhin kann ein Beckenschiefstand auf eine Beinlängendifferenz hindeuten, die Folge eines früheren Sturzes oder degenerativer Veränderungen ist und häufig durch chronische Schmerzen die Lebensqualität des älteren Menschen deutlich beeinträchtigt.

a b

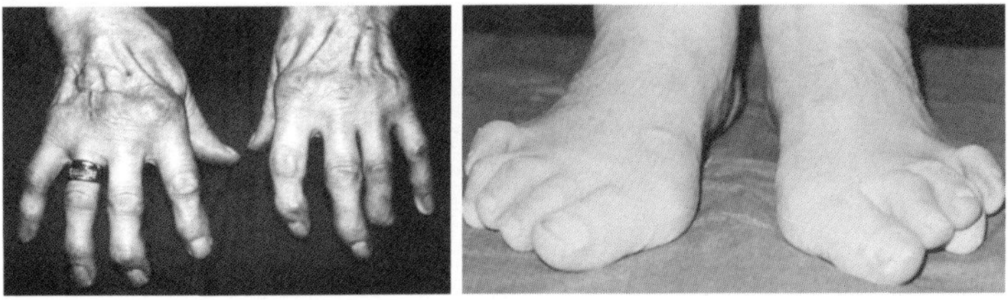

Abb. 10.1 Typische Deformitäten der Hände **(a)** und Füße **(b)** bei rheumatoider Arthritis.

Bei der Untersuchung des Skelettsystems darf die Gang- und Gleichgewichtsprüfung nicht fehlen, da hierbei leicht Sturzneigung und Koordinationsstörungen aufgedeckt werden können. Zur Prüfung der Standfestigkeit lässt man den Patienten stehen, zunächst mit offenen, später mit geschlossenen Augen. Letzteres wird auch als Romberg-Versuch bezeichnet. Eine Rumpfataxie zeigt sich durch grobes Schwanken des Rumpfes beim Stehen und Gehen und weist auf eine Kleinhirnstörung hin.

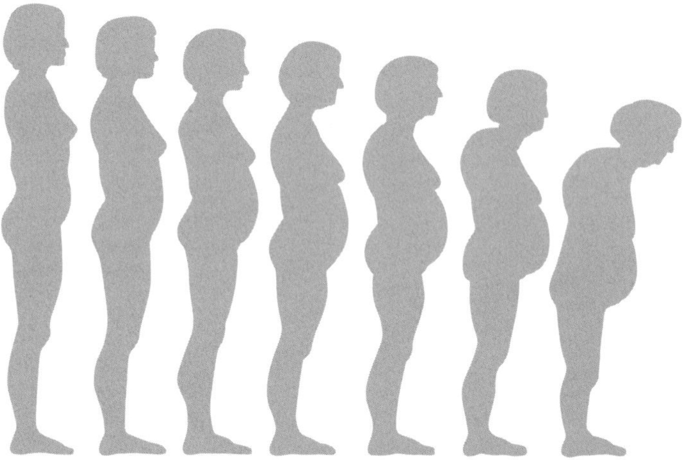

Abb. 10.2 Veränderungen der Körpergröße und des Habitus durch Osteoporose.

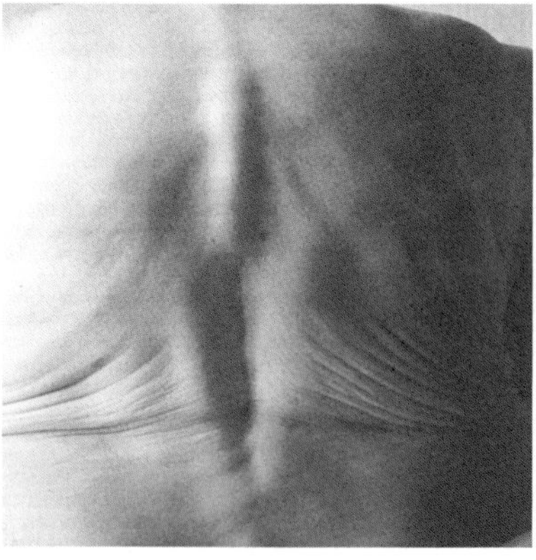

Abb. 10.3 Tannenbaum-Phänomen bei Osteoporose.

Eine zerebelläre Erkrankung führt darüber hinaus zu einem ataktischen, meistens breitbeinigem Gang.

Nach einem Schlaganfall mit Hemiparese imponiert dagegen häufig das typische „Wernicke-Mann-Bild“ mit Beugespastik in der oberen Extremität und Streckspastik in der unteren Extremität (s. Abb. 10.4).

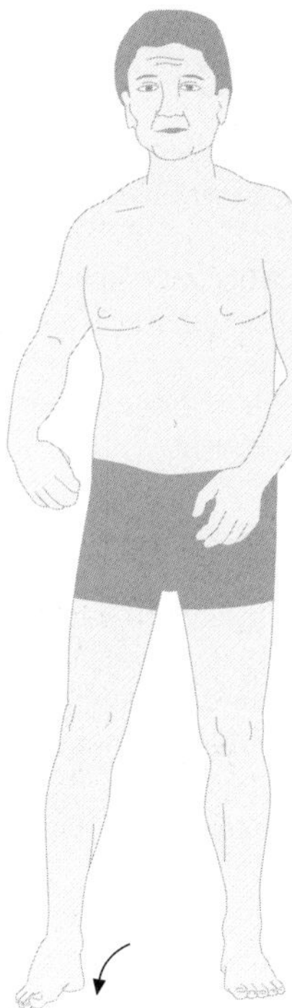

Abb. 10.4 „Wernicke-Mann" nach Schlaganfall.

Bei Insuffizienz der Glutäalmuskulatur – häufig nach Schenkelhalsfrakturen – kommt es beim Einbeinstand und auch beim Laufen zum Absinken des angehobenen Beines und des Beckens (Trendelenburg-Zeichen, s. a. Teil 2, Kap. 5.2.8.1, Abb. 5.24).

In Zusammenhang mit Veränderungen des Skelettsystems muss immer die Frage nach Schmerz- und Beruhigungsmitteln gestellt werden, insbesondere nach freiverkäuflichen Präparaten. Des Weiteren sind Fragen zur spontanen Körperhaltung, zu Spontanbewegungen und zur Haltung allgemein zu stellen.

10.2.3 Hautveränderungen

Dekubitus, Misshandlungen, Sturzhinweise

→ Hautveränderungen geben gute Hinweise auf den Ernährungs- und Pflegezustand eines geriatrischen Patienten. Die Erfassung von Hautveränderungen sollte immer durch eine Fotodokumentation unterstützt werden, um später eventuell auch Haftungsfragen sicher beantworten zu können.

Ein Dekubitus entsteht durch Druck infolge von Durchblutungsstörungen an besonders exponierten Körperstellen. Hierzu zählen die Kreuzbeinregion, die Trochanteren, die Fersen und der Hinterkopf (s. Abb. 10.5). Bei der Aufnahmeuntersuchung bettlägeriger Patienten müssen diese Körperregionen zwingend inspiziert, und der Befund muss eindeutig, am besten mit Foto, dokumentiert werden. Dazu gehört neben der Angabe der Größe und Tiefe (Stadieneinteilung nach Seiler, s. Tab. 10.2) die Beschreibung der Wunde (trocken, serös, eitirig, nekrotisch) und ihrer Umgebung.

Inspektion der Haut
Insbesondere beim bettlägerigen Patienten ist eine sorgfältige Inspektion der Haut notwendig, um die Entstehung von Dekubiti (s. Abb. 10.5) zu vermeiden oder – falls schon vorhanden – den Aufnahmezustand auch aus juristischen Gründen (Pflegefehler) eindeutig zu dokumentieren (Foto!).

Tab. 10.2 Stadieneinteilung der Dekubitalulzera nach Seiler (s. a. Seiler, W. O.; Stähelin, H. B.: Dekubitus; in: Sedlarik, K. M.; Wundheilung. Gustav Fischer Verlag, Jena – Stuttgart, 1993; S. 192–212).

Stadium	Betroffene Schichten
I	▪ konstante Rötung ohne Verletzung des Integuments klinisch: Ödem, Verhärtung, Überwärmung
II	▪ Verletzung der Oberhaut bis zur Lederhaut ▪ klinisch: Abschürfung, Blase, flaches Geschwür
III	▪ Einbeziehung von subkutanem Fettgewebe bis zur darunter liegenden Faszie, nicht darüber hinaus ▪ klinisch: Tiefes, offenes Geschwür
IV	▪ Verlust aller Hautschichten mit ausgedehnter Zerstörung, Gewebsnekrose oder Schädigung von Muskeln, Knochen, Sehnen und Gelenkkapseln

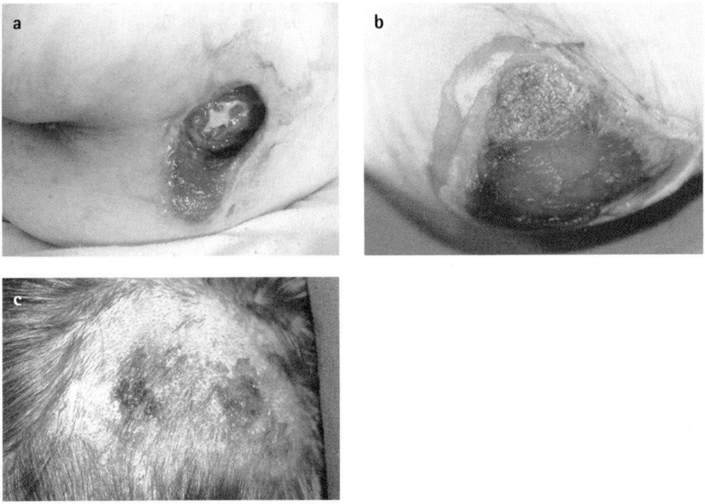

Abb. 10.5 Prädilektionsstellen für Dekubitalgeschwüre. **a)** Kreuzbein; **b)** Ferse, **c)** Hinterkopf

Wichtig:

Der Befund einer trockenen Nekroseplatte kann die genaue Einstufung des Dekubitus erschweren, da erst nach Abtragung der Nekrose die genaue Tiefe des Dekubitus festgestellt werden kann.

Weiterhin sollten Hautverletzungen (Abrasionen, Narben, Suffusionen) und Hämatome genau erfasst werden, ggf. ebenfalls durch Fotodokumentation, um Hinweise auf Stürze und eventuell Misshandlungen zu erhalten. Besonders der Hinterkopf muss genau untersucht werden.

10.2.4 Sprach- und Sprechstörungen

Bei geriatrischen Patienten sind oft die Sprache und das Sprechen beeinträchtigt. Die Ursachen sind sehr vielfältig und müssen differenziert abgeklärt werden. Hier soll vor allem auf die Differenzierung von Aphasie (zentrale Sprachstörung), Dysarthrie (Sprechstörung) und Sprachstörungen im Rahmen einer demenziellen Entwicklung hingewiesen werden.

Die *Aphasie* umfasst Störungen der Sprache, des Verstehens, des Lesens und des Schreibens. Abhängig von den betroffenen Qualitäten unterscheidet man die:

- Globale Aphasie
- Motorische Aphasie
- Wernicke Aphasie
- Amnestische Aphasie.

Im Rahmen einer Aufnahmeuntersuchung sollte zumindest eine grobe Orientierung erfolgen, ob bei einem Patienten eine motorische Sprachstörung mit oder ohne Beeinträchtigung des Verständnisses vorliegt. Die genaue Klassifikation erfolgt durch Neurologen oder Logopäden.

Unerfahrene Untersucher und Laien unterschätzen meist das Ausmaß des Sprachverständnisses, da viele Aphasiker ihr erhaltenes Situationsverständnis kompensierend in der Kommunikation einsetzen und sich viele Untersucher und Laien nicht klar machen, wie viel Informationen gerade in der strukturierten Arzt- oder Krankenhausumgebung im situativen Arrangement enthalten sind. Für eine orientierende klinische Prüfung ist zu beachten, dass das Sprachverständnis ohne situative, mimische und gestische Hinweise und nicht nur auf der Wortebene geprüft werden sollte.

Motorische Sprachstörung

Eine motorische Sprachstörung ist durch die falsche zentralnervöse Produktion von Wörtern und Sätzen bei erhaltener Artikulation (Mundmotorik) gekennzeichnet. Die Patienten sprechen meist stockend, in vollständigen Sätzen mit vielen Lautverwechslungen bei langsamer und monotoner Artikulation (expressive Aphasie).

Das Sprachverständnis ist von Fall zu Fall mehr oder weniger beeinträchtigt und kann bei einer motorischen Sprachstörung über das Umsetzen von Handlungsaufträgen oder durch nonverbale Ja-Nein-Demonstration überprüft werden.

Beispiel:
Schlaganfall-Patient mit Hemiparese rechts und motorischer Sprachstörung

Frage:	„Wie hat Ihre Krankheit angefangen?“
Antwort:	„Eh, Hirnschlag ... und Krankenhaus.“
Auftrag:	„Geben Sie mir die linke Hand!“
Reaktion:	Patient gibt die linke Hand.
Frage:	„Haben Sie Probleme beim Sprechen?“
Geste:	„Ja!“

Störung des Sprachverständnisses

Das Sprachverständnis kann durch eine Reihe körperbezogener Fragen oder Aufträge und deren Umsetzung (im näheren Umfeld) getestet werden.

Beispiel:
Schlaganfallpatient mit Hemiparese rechts und Verdacht auf Sprachverständnisstörung.

Frage:	„Haben Sie eine rote Bluse an?“
Antwort:	„Kann man ... eh nicht so sagen, so genau.“

Auftrag (rein verbal, ohne hinweisende Geste!):
„Geben Sie mir die linke (nichtgelähmte!) Hand!“

Aktion: Patient gibt die linke Hand, d.h. vermutlich keine Verständnisstörung

Aktion: Patient legt die linke Hand auf den Tisch, d.h. vermutlich Verständnisstörung.

Weitere Beispielfragen und Aufträge

- Haben Sie zwei Augen?
- Haben Sie zwei Nasen?
- Zeigen Sie die Tür.
- Zeigen Sie Ihre Zunge.

Wernicke-Aphasie

Die Wernicke-Aphasie (rezeptive Aphasie) weist als Leitsymptom oft massive Sprachverständnisstörungen und Störungen der Grammatik und Semantik bei relativ flüssiger Sprechweise auf. Die Rede ist inhaltsarm.

Beispiel:

Frage: „Wie hat Ihre Krankheit angefangen?“

Antwort: „Ich weiß wenn ich das sagen müsste ach ja es könnte schon und so kann es kommen aber ich sag nicht mehr.“

Auftrag: „Zeigen Sie den Stift.“

Aktion: „Ach ja der Stift zum le ... nein schreiben habe ich.“

Gestörte Ja-Nein-Diskrimination

Prinzip der Abklärung der Ja-Nein-Diskrimination: inhaltlich gleiche Fragen stellen, die mit Ja oder Nein beantwortet werden müssen.

Beispiel:

Frage: „Haben Sie Schmerzen?“

Antwort: „Ja.“

Frage: „Tut es Ihnen irgendwo weh?“

Antwort: „Nein.“ Das heißt, es besteht vermutlich eine Verständnisstörung mit eingeschränkter Ja-Nein-Diskrimination.

Weitere Fragen zur Ja-Nein-Abklärung:

- Ist der August im Winter?
- Sind Sie ein Mann?
- Können Hunde fliegen?
- Sind Sie verheiratet?
- Sind Sie eine Tante?

Aphasie

Die Verdachtsdiagnose einer Aphasie sollte immer durch das *mehrmalige* Abprüfen verschiedener Sätze oder Aufträge gestellt werden.

Dysarthrie

Die Dysarthrie bezeichnet im Gegensatz zur Aphasie Störungen der Artikulation ohne Störungen der zentralen Sprachproduktion oder des Sprachverständnisses. Der Patient spricht undeutlich, kann aber wiederholt sinnvoll antworten. Es liegt keine Störung des Lesens und Schreibens vor.

Die Differenzialdiagnose zur Demenz mit Sprachzerfall sollte über Fragen zur Orientierung (zeitlich, örtlich, zur Person) und eine kleine Gedächtnisaufgabe (s. Geriatrisches Basis-Assessment nach Lachs) erfolgen. Demenz-Patienten zeigen häufig Wortfindungsstörungen.

10.2.5 Schluckstörungen (Dysphagie)

Schluckstörungen sind häufige Ursachen für Mangelernährung und rezidivierende Infekte bei geriatrischen Patienten. Daher sollte im Rahmen der klinischen Untersuchung immer eine Schluckprüfung mit einem Glas Wasser am wachen, aufrecht sitzenden älteren Patienten erfolgen, da korrektes Schlucken im Liegen unmöglich ist.

Im Rahmen der Abklärung von Ernährungsstörungen ist die Frage nach Schluckstörungen sehr wichtig. Untersuchungen zufolge leiden 12–30 % der geriatrischen Krankenhauspatienten und ca. 50 % der Bewohner von Alten- und Pflegeheimen an einer Dysphagie. Schluckstörungen können zur Obstruktion der oberen Luftwege, zur Aspirationspneumonie und langfristig zur Malnutrition führen.

Kognitiv unauffällige Patienten können meist angeben, ob sie sich beim Essen und/oder Trinken verschlucken. Häufig können allerdings diskrete Zeichen für Dysphagie, wie Räuspern und spätes Husten, nach dem Schlucken von den Patienten nicht angegeben werden. Daher sollte im Rahmen der Aufnahmeuntersuchung eines geriatrischen Patienten immer eine Schluckprobe mit einen Glas Wasser erfolgen!

Das Glas mit dem Wasser sollte der Patient selbst zum Mund führen und den Schluck selbst initiieren. Der Untersucher kann allenfalls die Aktion vorsichtig unterstützen, ohne den Patienten zu drängen. Nach Aufnahme des Wassers in den Mund muss der Ablauf des Schluckaktes genau beobachtet werden. Geriatrische Patienten schlucken häufig sehr verzögert! Bei Aspiration kann der Husten ebenfalls deutlich verspätet (bis zu 30 s) erfolgen. Wenn der erste Schluck gut abgelaufen ist, sollte zur Sicherheit ein zweiter Schluck erfolgen! Hierbei ist unbedingt auf Ruhe zu achten!

Typische Symptome von Schluckstörungen sind:

- Husten, direkt im Zusammenhang mit dem Schluckakt, aber auch verzögert.
- Räuspern nach dem Schlucken.
- Belegte Stimme nach dem Schlucken.
- Brodeln nach dem Schlucken.

10.2.6 Ernährungs- und Flüssigkeitshaushalt

Der Ernährungs- und Flüssigkeitshaushalt des geriatrischen Patienten ist schon durch die „altersphysiologischen" Veränderungen sehr anfällig und muss besonders sorgfältig erfasst werden, weil sich daraus weit reichende Symptome und Funktionseinschränkungen ergeben können, die zum Teil durch gezielten Ausgleich der Defizite leicht zu beheben sind.

Mit zunehmendem Alter kommt es zu einer schleichenden Veränderung der Körperzusammensetzung und der Regulation von Appetit und Durst. Während der Wassergehalt eines Säuglings bei ca. 70 % liegt, beträgt dieses Kompartiment im Alter ca. 50 %. Es nehmen sowohl der extra- als auch der intrazelluläre Wassergehalt ab. Zusätzlich gehen die Kompartimente der Muskulatur und der Knochen zurück, was vor allem auf die reduzierte Mobilität (Inaktivitätsatrophie) zurückzuführen ist. Parallel steigt der relative Fettgehalt des Körpers an. Diese relative Zunahme des Fettgewebes bleibt meist unerkannt, da es gleichzeitig zu einer Umverteilung des subkutanen Fetts in viszerale Körperregionen wie Nierenkapsel, Mesenterium oder Perikard kommt. In der klinischen Untersuchung kann diese Veränderung der Körperkompartimente nur schwer wahrgenommen werden. Entsprechend ist die Einschätzung des Ernährungs- und Hydratationszustandes erschwert.

In diesem Zusammenhang sei auf die genaue Inspektion der Hände hingewiesen (s. Abb. 10.6).

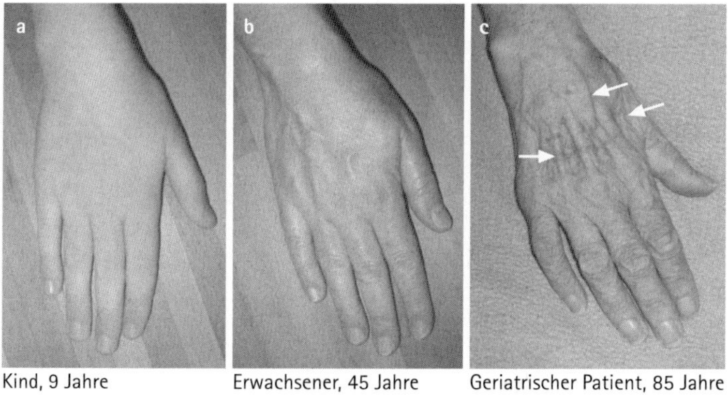

Abb. 10.6 Das Handrelief im Laufe des Alternsprozesses. **a)** Kind, 9 Jahre; **b)** Erwachsener, 45 Jahre; **c)** geriatrischscher Patiente, 85 Jahre

Am zunehmenden Faltenrelief lässt sich der Alternsprozess gut nachvollziehen. Beim geriatrischen Patienten lassen sich deutlich die Sehnen des Handrückens und die gut gefüllten Venen erkennen (rechte Pfeile in Abb. 10.6c). Ebenso auffällig ist der Verlust der Muskulatur im Bereich zwischen Daumen und Zeigefinger (linker Pfeil in Abb. 10.6c). Die Fingernägel erscheinen glatt, nicht brüchig, nicht getüpfelt.

Allein die genaue Betrachtung dieser Hand lässt folgende Rückschlüsse zu:

- Deutliche Muskelatrophie im Bereich der Hände, wahrscheinlich dann auch am gesamten Körper.
- Bei gut gefüllten Venen *kein Anhalt* für Exsikkose.
- Bei unauffälligen Fingernägeln kein sicherer Hinweis auf Mangelernährung.

Cave:

Der häufig erwähnte Hautfaltentest am Handrücken zur Klärung einer Exsikkose wird bei einem geriatrischen Patienten immer positiv sein, da die Hautfalten allein auf Grund des fehlenden subkutanen Fettgewebes stehen bleiben werden. Daher ist der Hautfaltentest am Handrücken in der Geriatrie nicht aussagekräftig!

Zur klinischen Einschätzung des Hydratationszustandes eines geriatrischen Patienten sollte besser die Zunge (Cave: Mundatmung!) oder die Stirnhaut und deren Faltenrelief herangezogen werden. Insbesondere im Bereich der Stirn ist das subkutane Fettgewebe immer sehr gering ausgeprägt, sodass hier der Hautfaltentest bei Exsikkose richtig-positiv ausfällt.

Sollte der Patient einen Dauerkatheter tragen, so gibt auch die Farbe des Urins häufig Auskunft über den Flüssigkeitshaushalt. Neben einer Oligurie spricht hoch gestellter, dunkler Urin für Flüssigkeitsmangel.

Ernährungszustand

Einen guten Hinweis auf den Ernährungszustand eines geriatrischen Patienten gibt die Inspektion des abgespreizten Oberarms oder der angewinkelten Beine im Bett. Bei Mangelernährung hängt der „Hautmantel" schlaff an der Extremität, da die darunter liegende Muskulatur und das Fettgewebe im Rahmen der Malnutrition stark zurückgegangen sind. Patienten mit derartigen Befunden bedürfen einer genauen Analyse der Selbsthilfefähigkeit, da diese entscheidend vom Zustand der Muskulatur abhängt!

Selbstverständlich muss auch beim geriatrischen Patienten im Rahmen der Anamnese nach Appetitveränderungen und Gewichtsverlust gefragt und unbedingt das Körpergewicht festgestellt werden. Allerdings ergeben sich bei diesen beiden Befunden häufig Probleme, da die Patienten bei kognitiven Abbauprozessen oft keine zuverlässigen Angaben machen können und das Wiegen auf Grund fehlender Mobilität erschwert ist.

Zu ermittelnde anthropometrische Parameter sind:
- Körpergewicht.
- Körpergröße.
- Body-Mass-Index.

10.3 Geriatrisches Screening nach Lachs

Das geriatrische Screening nach Lachs ermöglicht die schnelle orientierende Einschätzung verschiedenster Funktionsbereiche des geriatrischen Patienten, die während der anschließenden ärztlichen bzw. therapeutischen Betreuung besonders zu berücksichtigen und ggf. zu verbessern sind.

Das geriatrische Screening nach Lachs trägt dazu bei, aus einer Liste von Fragen und Aufgaben besondere Risiken und Probleme des alten Patienten zu erkennen. Dieses Assessment (Einschätzung) kann während der Erhebung der Anamnese und des klinischen Befundes leicht mit durchgeführt werden. Zum Teil ergeben sich die Antworten schon aus den erhobenen Angaben und Befunden.

Das Augenmerk des Untersuchers wird auf folgende Bereiche gerichtet:
- Sehen.
- Hören.
- Beweglichkeit der Arme.
- Beweglichkeit der Beine.

- Blasenkontinenz.
- Stuhlkontinenz.
- Ernährung.
- Kkognitiver Status.
- Aktivität.
- Depression.
- Soziale Unterstützung.
- Vorangegangener Krankenhausaufenthalt.
- Sturz.
- Medikamenteneinnahme.
- Schmerzen.

Die zugehörigen Fragen und kleinen Aufgaben sind in Tabelle 10.3 wiedergegeben.

Das geriatrische Screening deckt einzelne oder mehrere unterschiedliche Schwierigkeiten, Störungen oder Risiken auf, die während der anschließenden ärztlichen bzw. therapeutischen Betreuung des älteren Patienten zu beachten und möglichst zu verbessern sind. Alle Bereiche stehen in der Erfassung selbstständig nebeneinander. Die Fähigkeiten bzw. Einschränkungen des älteren Patienten werden durch das geriatrische Screening qualitativ, nicht quantitativ erfasst. Daher kann dieses Screening keinen Punkt- und Cut-off-Wert angeben, der das weitere Vorgehen bestimmt.

Die Durchführung des gesamten geriatrischen Screenings dauert ca. 5–10 min.

Tab. 10.3 Geriatrisches Screening nach Lachs (s. a. Lachs, M. S.; Feinstein, A. R.; Cooney, L. M.; Drickamer, M. A.; Marottoli, R. A.; Pannill, F. C.; Tinetti, M. E.: A simple procedure for general screening for functional disability in elderly patients. Ann. Intern. Med. 1990: 112; 699–706).

Problem	Aufgabe/Frage	Pathologisches Resultat
1. Sehen	Fingerzahl in 2 m Entfernung erkennen Nahvisus oder Lesen einer Überschrift	Kein korrektes Erkennen bzw. Lesen möglich.
	Frage: *Hat sich Ihre Sehfähigkeit in letzter Zeit verändert?*	Antwort: *Ja*
2. Hören	Flüstern der folgenden Zahlen in ca. 50 cm Entfernung in das angegebene Ohr, während das andere zuhalten wird: ▪ 6 1 9 – linkes Ohr. ▪ 2 7 3 – rechtes Ohr.	Mehr als eine Zahl wird falsch erkannt.
3. Arme	Aufgaben: 1. Legen Sie beide Hände hinter den Kopf. 2. Heben Sie den Kugelschreiber vom Tisch/Bett auf.	Mindestens eine Aufgabe wird nicht gelöst.
4. Beine	Aufgabe: Stehen Sie bitte auf, gehen Sie ein paar Schritte, und setzen Sie sich wieder hin.	Patient ist nicht in der Lage, eine dieser Tätigkeiten selbstständig auszuführen.
5. Blasenkontinenz	Frage: *Konnten Sie in letzter Zeit den Urin versehentlich nicht halten?*	Antwort: *Ja.*
6. Stuhlkontinenz	Frage: *Konnten Sie in letzter Zeit den Stuhl versehentlich nicht halten?*	Antwort: *Ja.*
7. Ernährung	Schätzen Sie das Patientengewicht.	Untergewichtig (klin. Eindruck)
8a. Kognitiver Status	Aufgabe: *Ich nenne Ihnen drei Begriffen, die Sie sich bitte merken und jetzt wiederholen:* Kerze – Blume – Stuhl	
9. Aktivität	Fragen: ▪ *Können Sie sich selbst anziehen?* ▪ *Können Sie mindestens eine Treppe steigen?* ▪ *Können Sie selbst einkaufen?*	Eine oder mehrere Fragen mit *Nein* beantwortet

Problem	Aufgabe/Frage	Pathologisches Resultat
10. Depression	Frage: *Fühlen Sie sich oft traurig oder niedergeschlagen?*	Antwort: *Ja.*
8b. Kognitiver Status	Fragen Sie die Begriffe aus 8a ab: Kerze – Blume – Stuhl	Einen oder mehrere Begriffe vergessen
11. Soziale Unterstützung	Frage: *Haben Sie Personen, auf die Sie sich verlassen und die Ihnen zu Hause regelmäßig helfen können?*	Antwort: *Nein.*
12. Allgemeine Risikofaktoren: Krankenhaus-aufenthalte	Frage: *Wann waren Sie zum letzten Mal im Krankenhaus?*	Antwort: *Vor weniger als drei Monaten* (ungeplant).
13. Allgemeine Risikofaktoren: Sturz	Frage: *Sind Sie in den letzten 3 Monaten gestürzt?*	Antwort: *Ja.*
14. Allgemeine Risikofaktoren: Medikamente	Frage: *Nehmen Sie regelmäßig mehr als fünf verschiedene Medikamente ein?*	Antwort: *Ja.*
15. Allgemeine Risikofaktoren: Schmerzen	Frage: *Leiden Sie häufig unter Schmerzen?*	Antwort: *Ja.*

Teil 3 Praktische Basisfertigkeiten

1 Venöse und arterielle Blutentnahme, Venenverweilkanüle

H. Dashti

Blutentnahme? Eine der ersten Tätigkeiten, vor der man als Studierender großen Respekt hat und die man unbedingt können möchte, und das zu Recht. Meist hängt es von der Technik, aber noch stärker von der Sicherheit des Blut Entnehmenden ab, ob es auch gelingt. Also, viel üben und ganz cool bleiben.

Trotz aller Vorsicht kann es jedoch zu einer Nadelstichverletzung oder anderen Verletzung kommen. Dann ist es entscheidend, dass die betriebsinternen Leitlinien für den Umgang mit solch einer Situation beachtet und befolgt werden.

Ein solcher Fall muss nach Erstversorgung unbedingt dem Betrieb und der Unfallkasse gemeldet werden, was meist durch die Rettungsstelle bzw. den D-Arzt im Krankenhaus übernommen wird.

Ein leichtfertiger Umgang in solch einer Situation kann verheerende Folgen haben!

Bevor es los geht:

- Patienteninformation und -identifikation.
- Ausreichend Materialien mitnehmen und unbedingt die Röhrchen vorher beschriften.
- Brauche ich noch jemanden, der mir hilft?

1.1 Venenpunktion

1.1.1 Vorbereitung

Patient

- Begrüßung des Patienten, Vorstellung der eigenen Person.
- Sichere Identifikation des Patienten:
  - Am besten jedes Mal nach dem Namen des Patienten fragen,

  Suggestivfragen vermeiden, also: „Wie heißen Sie?“ Und nicht: „Sind Sie Frau/Herr X?“
  - Bei Patienten, die keine Antwort geben können, Kollegen fragen; Name am Bettschild, Medikamentenschälchen oder an der Infusionsflasche beachten.
- Information: Erklären der Handlung und des Ablaufs und Begründen der Maßnahme.
- Abklären von Allergien oder Unverträglichkeiten (Pflaster-, Desinfektionsmittelallergie, Kreislauflabilität, Gerinnungsstörungen).

Räumlichkeit
- Abschirmung (Fenster und Türen schließen).
- Ausschluss von Störungen, Lärmquellen.
- Bereiten einer ruhigen Atmosphäre.

Eigene Vorbereitung
- Äußerlich:
  - Kittel (am besten vorne geschlossen)
  - Händereinigung, -desinfektion
  - Handschuhe
  - Stauschlauch.
- Innerlich:
  - Ruhe und Konzentration
  - bequeme Sitzgelegenheit – nicht auf dem Bett.

Material
- Handschuhe (auf richtige Größe achten!).
- Mehrere Kanülen, Butterflies™ und evtl. Adapter bereithalten, falls mehrmaliges Punktieren notwendig;
- Kanülenstärke Nr. 2, 21 G/grün (0,8 mm) oder Nr. 1, 20G/gelb (0,9 mm).
- Probenentnahmeröhrchen (spritzsichere Unterdrucksysteme), vorher eindeutig mit Patientennamen beschriftet. Auf ausreichend Röhrchen (Ersatzröhrchen!) für die jeweilige Untersuchung achten.
- Evtl. Unterarmkissen.
- Tupfer.
- Stauschlauch/-binde.

- Schutztuch, wasserdichte Unterlage zum Schutz der Umgebung (Bett, Bettwäsche, Patientenwäsche).
- Pflaster bzw. Binde für den Druckverband.
- Hautdesinfektionsmittel (alkoholisch).
- Abwurfbehälter für Kanülen und scharfe Gegenstände.
- Becher, Nierenschale zum Transport der Röhrchen, ggf. Kühlung.

1.1.2 Durchführung

- Nach bequemer Lagerung erfolgt Inspektion.
- Anlegen des Stauschlauches am Oberarm.
- Palpation der Punktionsstelle von distal (z. B. Handrücken) nach proximal.
- Bestimmung der Punktionsstelle:
  - Falls keine Vene zu palpieren ist, Patienten bitten, mit der Hand zu „pumpen", d. h. die Faust zu öffnen und zu schließen.
  - Eine Vene füllt sich besser, wenn man mit dem Zeigefinger leicht darauf „klopft". So lässt sich die Vene besser palpieren.
- Lockern des Stauschlauchs.
  - Es genügt, wenn der Stauschlauch etwa 5 cm oberhalb der Punktionsstelle anliegt.
- Desinfektion der Punktionsstelle
  - Sprühdesinfektion genügt. Die Haut mit Desinfektionsmittel befeuchten, sodass die vorgesehene Punktionsstelle und die Umgebung unter einem Desinfektionsmittelfilm liegen.
  - Die für das Desinfektionsmittel vorgeschriebene Wirkzeit abwarten.
  - Bei stärkerer Verunreinigung vor der Sprühdesinfektion zusätzlich eine Wischdesinfektion mit einem Tupfer durchführen. Desinfektionsmittel auf die zu desinfizierende Stelle aufbringen und unmittelbar mit einem sterilen Tupfer abwischen.
- Punktionsnadel, Adapter, Röhrchen, Tupfer und Pflaster bereitlegen bzw. aus der Verpackung herausnehmen.
- Handschuhe anziehen.
- Stauschlauch festziehen.
- Punktionsnadel in die Hand nehmen.

- Schutzkappe an der Punktionsnadel entfernen.
- Mit der freien Hand die Haut an der Punktionsstelle straffen.
- Die Vene kann direkt oder seitlich (indirekt) punktiert werden. Hier sollten eigene Erfahrungen gesammelt werden, welche Methode man besser beherrscht.
- Punktionswinkel möglichst flach zur Haut, etwa 30°, da sonst das Blutgefäß leicht durchstochen wird.
- Punktion der Vene mit nach oben gerichtetem Nadelschliff.
- Sobald die Vene punktiert ist, Fixieren der Kanüle mit der freien Hand oder durch Pflaster.
- Blutentnahmeröhrchen mit der Punktionsnadel je nach System verbinden:
  - Hier die Reihenfolge der Blutentnahme beachten.
  - Die Blutentnahmeröhrchen für empfindlichere Blutparameter sollten als Erstes abgenommen werden (z. B. zuerst Blutgerinnungsröhrchen, dann Elektrolytröhrchen usw.).
- Blutröhrchen entfernen.
- Blutröhrchen leicht schwingen, nicht schütteln.
- Sobald das letzte abzunehmende Blutröhrchen gefüllt ist, Stauschlauch öffnen.
  - Erst das letzte Blutröhrchen aus der Kanüle lösen, danach die Kanüle aus der Vene ziehen, da sonst das entnommene Blut aus dem Röhrchen leicht über die Nadel entweichen kann.
- Bei Verwendung von Butterflys™ gelten die gleichen Maßnahmen wie bei normalen Kanülen. Das Entnahmesystem kann direkt an die Flügelkanüle angeschlossen werden, der Entnahmeschlauch wird automatisch durch das einströmende Blut entlüftet – hier darauf achten, dass der Verschluss am Entnahmeschlauch locker bzw. geöffnet ist.
- Tupfer über Punktionsstelle legen.
- Nadel entfernen.
- Tupfer auf die Punktionsstelle drücken, evtl. Arm hochhalten (lassen). Arm nicht knicken, sonst ist der Rückfluss aus den peripheren Venen behindert. Dies führt zu einem hohen Druck an der Punktionsstelle, sodass es leichter zu einem Hämatom kommen kann.

Was kann schief gehen?

- Durchstechen des Gefäßes mit Hämatombildung und Gefäßwandschädigungen.
- Traumatisierung eines Nerven.
- Punktion des falschen Gefäßes (Arterie bzw. Vene).
- Arteriovenöse Fistel.
- Vertauschen der Röhrchen.

1.2 Anlegen einer Venenverweilkanüle

1.2.1 Vorbereitung

Siehe Kapitel 1.1.1 bis 1.1.3.

1.2.2 Material

- Handschuhe (richtige Größe).
- Mehrere Venenverweilkanülen, Kanülenstärke grün (1,3 mm), rosa (1,1 mm) oder blau (0,9 mm).
- Evtl. Unterarmkissen.
- Tupfer.
- Stauschlauch/-binde.
- Schutztuch, wasserdichte Unterlage.
- Fixationsmaterial (Pflaster).
- Hautdesinfektionsmittel (alkoholisch).
- Abwurfbehälter für Kanülen und scharfe Gegenstände.

1.2.3 Anlegen (s. Abb. 1.1 a bis h)

- Aufsuchen der Vene möglichst peripher (am Handrücken anfangen) und möglichst fern von Gelenken (Abb. 1.1 a).
- Stauschlauch anlegen und festziehen.
- Palpation der Vene (Abb. 1.1 b):
  - Es sollte eine im Verlauf gerade oder zumindest nicht „knickende“ Vene sein.

  - Meist werden Venen an Zuflussgebieten (Gabelungen) punktiert. Hier trifft man die Vene zwar leichter, der Patient hat aber mehr Schmerzen, da sich hier auch Venenklappen befinden.
  - Falls die Vene sich nicht gut füllt, mit einem Finger leicht beklopfen, bis sie sich besser palpieren lässt.
- Stauschlauch lockern.
- Hautdesinfektion. Auf jeden Fall die Einwirkzeit beachten, die Haut *muss* vor der Punktion trocken sein (s. Abb. 1.1 c)!
- Materialien bereitlegen.
- Handschuhe anziehen.
- Stauschlauch festziehen.
  - Es genügt, wenn der Stauschlauch etwa 5 cm oberhalb der zu punktierenden Stelle festgezogen wird, also nicht am Oberarm, wenn man am Handrücken punktiert.
- Hautstelle mit der freien Hand etwas straffen.
- Venenverweilkatheter mit dem Zeigefinger (am Injektionsventil) und mit dem Daumen (am Plastikansatz des Stahlmandrins) festhalten.
- Im Punktionswinkel möglichst flach zur Haut, etwa 30° in die Haut über der Vene durchstechen (s. Abb. 1.1 d).
- Sobald sich die Indikatorkammer mit Blut füllt, die Kanüle etwa 5 mm in die Haut vorschieben.
- Den Zeigefinger vor dem Injektionsventil platzieren.
- Mit Daumen und Mittelfinger um den Stahlmandrin fassen.
- Jetzt nur den Verweilkatheter am Injektionsventil mit dem Zeigefinger vorschieben (s. Abb. 1.1e).
- Stahlmandrin mit Daumen und Mittelfinger zurückziehen.
- Kanüle bis zum Anschlag in die Vene hineinschieben und mit dem Daumen der freien Hand am Kanülenflügel festhalten.
  - Um ein Herausfließen des Blutes nach dem nächsten Schritt zu vermeiden, kann schon jetzt der Arm hochgehalten oder die Vene mit dem Zeigefinger der freien Hand komprimiert werden.
- Stahlmandrin herausziehen (s. Abb. 1.1 f).

- Kanüle mit Verschlusskappe verschließen bzw. Infusion anschließen (s. Abb. 1.1 g).
- Fixierung durch Verbandmaterial (Pflaster) (s. Abb. 1.1 h).

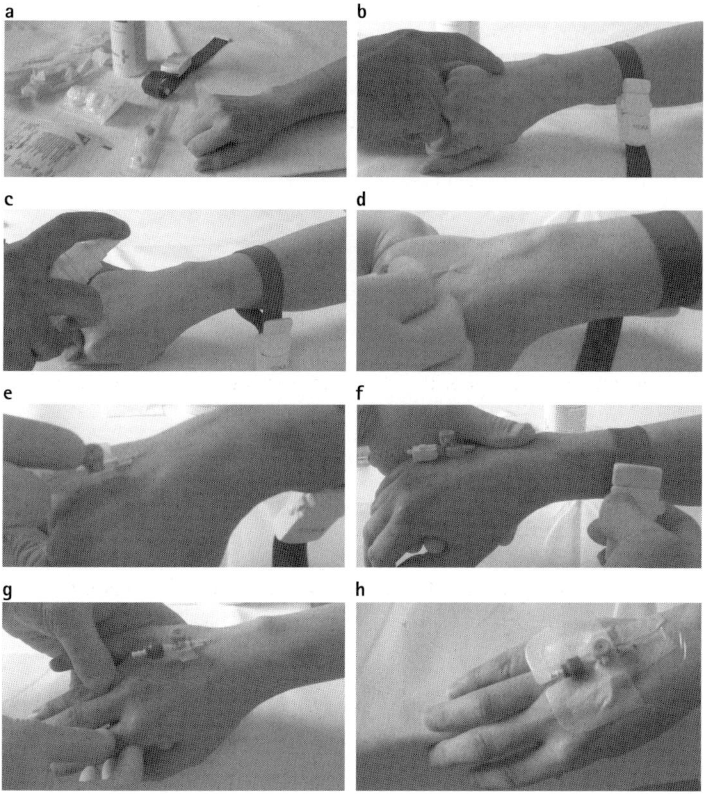

Abb. 1.1 Anlegen einer Venenverweilkanüle.

Wichtig:

Einen schlechten Tag hat jeder mal, also bitte nicht zu lange am Patienten herumexperimentieren. Am besten nach der 2. bzw. 3. erfolglosen Punktion um Hilfe bitten.

1.3 Arterienpunktion

Vor der Punktion muss der Allen-Test durchgeführt werden da sonst eine ausreichende Durchblutung der Hand nicht gewährleistet und die Punktion der A. radialis kontraindiziert ist.

1.3.1 Allen-Test (s. Abb. 1.2)

- Am Handgelenk die A. radialis und die A. ulnaris gleichzeitig abdrücken (s. Abb. 1.2a).
- Der Patient soll die Hand rhythmisch einige Male öffnen und schließen.
- Sobald die Hand blass und fahl aussieht, die A. ulnaris wieder freigeben und die A. radialis weiterhin komprimieren (s. Abb. 1.2b).
- Wenn es rasch zu einer normalen Rötung der Hand kommt, ist die Kollateraldurchblutung der Hand durch die A. ulnaris gegeben. Dieser Test garantiert jedoch keine sichere Aussage!

a

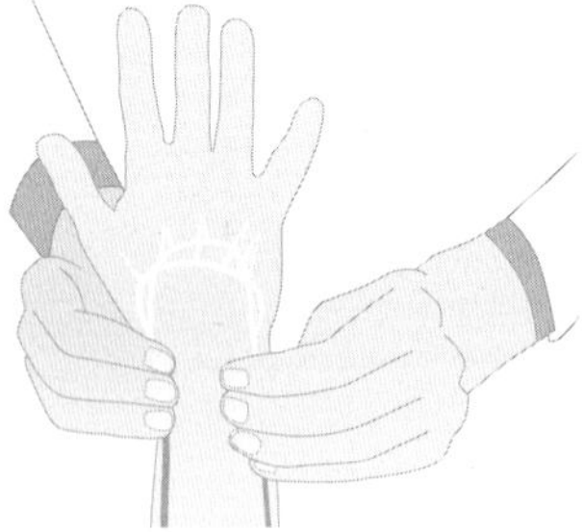

b

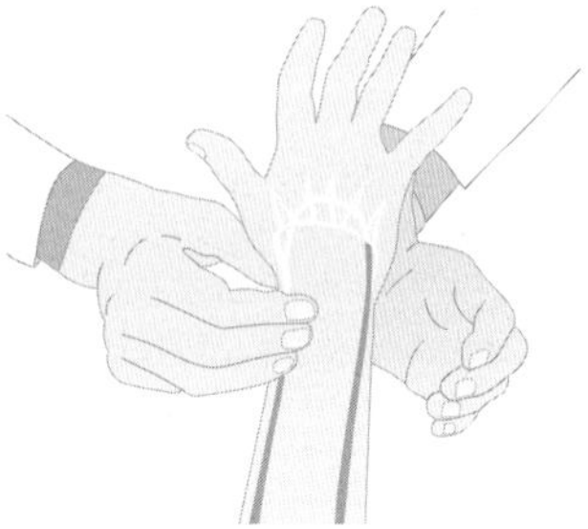

Abb. 1.2 Allen-Test.

1.3.2 Durchführung

- Palpation der vorgesehenen Punktionsstelle (A. radialis, A. femoralis, A. brachialis oder A. dorsalis pedis).
- Zur Orientierung mit mehreren Fingern gleichzeitig (Zeige-, Mittel-, Ring- und kleinen Finger) den Arterienverlauf palpieren (s. Abb. 1.3).
- Desinfektion wie bei venöser Blutentnahme (s. Kap. 1.1.1)

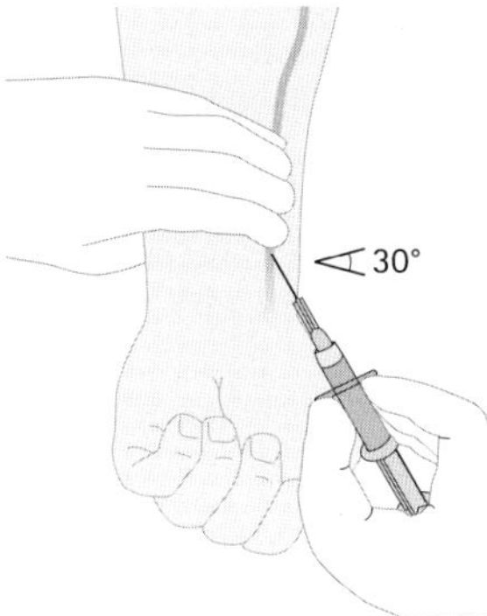

Abb. 1.3 Arterienpunktion.

- Proximal der vorgesehenen Punktionsstelle die A. radialis palpieren und die zu palpierenden Finger bis zum Ende der Punktion hier belassen.
- Etwa 1–2 cm distal der palpierten Stelle die Arterie punktieren.
  - Punktionswinkel möglichst flach zur Haut, etwa 30°, wählen.
- Punktion der Arterie mit nach oben gerichtetem Nadelschliff.
- Sobald die Arterie punktiert ist, die Nadel etwa 3–5 mm vorschieben und belassen.
- Fixieren der Kanüle mit der freien Hand.
- Aspiration des Blutes in die Entnahmespritze bzw. das Blutröhrchen.
- Tupfer über Punktionsstelle legen.

- Nadel entfernen.
- Tupfer sofort auf die Punktionsstelle aufdrücken, Arm hochhalten (lassen).
- Sofort Kompressionsverband anlegen und engmaschig auf Nachblutung kontrollieren.

1.3.3 Nachbereitung

- Röhrchen verschließen.
- Für Transport und Zentrifugation muss der Kolben im S-Monovetten™-Boden (bei Sarstedt-Monovetten™) eingerastet und die Kolbenstange abgebrochen werden.
- PatientInnen bequem lagern, nach Befinden fragen.
- Materialentsorgung, Kanüle wegen Stichverletzungsgefahr nicht in Hülle zurückführen, sondern im entsprechenden Abfallbehälter entsorgen (bei Vacutainer-System Kanülen-Schutzkappenhalter verwenden).
- Weitergabe der Probe/n zum Versand bzw. ans Labor.

Cave:

Die Blutungszeit bei Patienten mit Antikoagulanzientherapie bzw. Thrombopenie ist verlängert, daher längeres Abdrücken der Punktionsstelle notwendig!

1.4 Entnahmefehler

- Nichtbeachtung der Desinfektionswirkzeit.
- Punktion vor Abtrocknung der desinfizierten Punktionsstelle.
- Zu starke und zu lange Stauung mit Störung der arteriellen Versorgung, vor allem bei niedrigem Blutdruck (Blut läuft nicht). Die Stauung muss zwischenzeitlich gelockert oder gar geöffnet werden, vor allem bei lange dauernder Blutentnahme.
- Zu starker Sog bei der Aspiration (Hämolyse und erhöhter Kaliumwert!).

- Zu langes „Stochern" im Gewebe (Verfälschung der Gerinnungswerte).
- Alkoholisches Desinfektionsmittel bei Blutalkoholbestimmung (wässrige Desinfektionsmittel verwenden und auf längere Einwirkzeit achten).

1.5 Tipps für eine optimale Blutentnahme

Optimale Venenpunktionsstellen nach Rangfolge:

- am Handrücken
- am Unterarm
- in der Ellenbeuge.

Warum diese Rangfolge? Punktionen oder der Verbleib eines Fremdkörpers führen oft zu Reizungen, Entzündungen und Narbenbildungen der Punktionsstelle bzw. des Gefäßes. Daher sollte möglichst ein kleines Gefäß punktiert werden. Außerdem sollten für den Notfall die großen Gefäße – vor allem am Arm – gut zugänglich sein.

Falls an den Armen kein Zugang zur Punktion möglich ist, kann am Fußrücken oder am Unterschenkel punktiert werden – hier erhöht sich allerdings wegen des schlechteren venösen Rückflusses das Thromboserisiko!

Achten Sie auf Folgendes:

- Nach zweimaligem erfolglosem Punktionsversuch, erst eine Pause, dann:
  - Arm reiben und leicht beklopfen, nicht schlagen
  - mehrmals die Faust ballen lassen („pumpen")
  - Arm senken
  - Alkoholspray (wirkt vasodilatierend beim Sprühen auf die Haut)
  - warmes Wasserbad
  - Blutdruckmanschette benutzen und zwischen systolischem und diastolischem Druck einstellen
  - eine/n Kollegen/in für weiteren Versuch hinzuziehen.
- Bei Dialysepatienten nicht am Shunt-Arm Blut abnehmen.

- Bei Patienten mit Hemiplegie oder Ablatio mammae vorrangig an der nicht betroffenen Seite abnehmen.
- Möglichst nicht an Venenverweilkanülen abnehmen.

2 Sauerstoffgabe, Maskenbeatmung und endotracheale Intubation

H. Dashti, D. Dörschner, O. Ahlers

> **!** Das in diesem Kapitel beschriebene Vorgehen bei endotrachealer Intubation bezieht sich auf Reanimationssituationen und weicht daher vom Vorgehen bei einer geplanten Intubation, z. B. im OP, ab.

Beachte:

> Das wichtigste Notfallmedikament ist Sauerstoff!

2.1 Sauerstoffgabe

Bei spontan atmenden Patienten, welche die mechanische Arbeit der Atmung noch selbständig und effektiv übernehmen, erfolgt die Sauerstoffgabe über:

- Sauerstoffbrille.
- Sauerstoffmaske.
- Sauerstoffkatheter.

Wenn Sauerstoff über längere Zeit verabreicht werden muss, sollte er befeuchtet werden.

Cave:

Atmet der Patient nicht oder nicht ausreichend, ist die alleinige Sauerstoffgabe sinnlos, da der Sauerstoff nicht ins Bronchialsystem gelangt. Dann ist eine Übernahme der mechanischen Atemarbeit durch den Helfer mittels Beatmungsbeutel über eine Beatmungsmaske (bei insuffizient oder nicht atmenden Patienten) bzw. einen endotrachealen Tubus (bei tief bewusstlosen Patienten mit Atemstillstand) notwendig.

2.2 Maskenbeatmung beim Erwachsenen

2.2.1 Vorbereitung

Material

- Sauerstoff in der Flasche oder über den Wandanschluss.
- Sauerstoffverbindungsschlauch zum Beatmungsbeutel.
- Beatmungsbeutel mit Stutzen für den Sauerstoff und Reservoir.
- Beatmungsmaske.
- Guedel-Tubus.
- Absauggerät und -katheter.

Maßnahmen

- Den Beatmungsbeutel mittels Sauerstoffverbindungsschlauch mit dem Sauerstoffanschluss in der Wand oder an der Flasche verbinden und prüfen, ob das Reservoir an den Beatmungsbeutel angeschlossen ist, um eine Beatmung mit 100 % Sauerstoff zu ermöglichen.
- Die Beatmungsmaske auf das Ventil des Beatmungsbeutels stecken.
- Einen Absaugkatheter mit dem Absauggerät verbinden und die Funktion testen.

2.2.2 Durchführung

- Wenn nötig, Entfernen bzw. Absaugen von sichtbaren Fremdkörpern.

- Lagern des Kopfes (s. Abb. 2.1):
  - Den Kopf überstrecken.
  - Den Unterkiefer so an den Oberkiefer drücken, dass der Mund geschlossen ist. Dabei darauf achten, dass Zunge und Lippen nicht zwischen den Zähnen eingeklemmt werden.

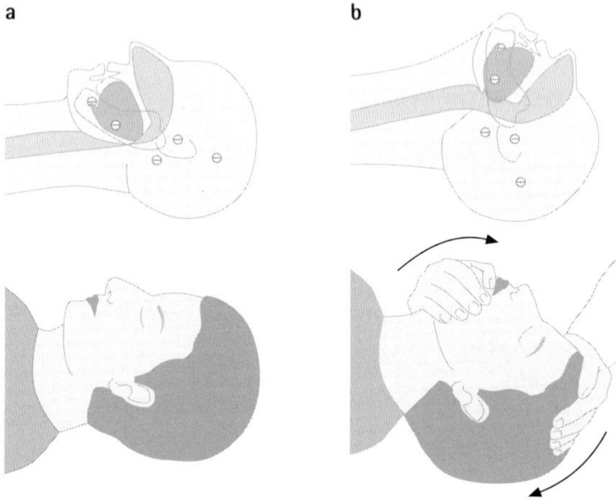

Abb. 2.1 Lagerung des Kopfes (Erläuterung im Text). a) Normale Lage; b) überstreckt

- Eine entsprechend große Beatmungsmaske wählen. Sie muss bei geschlossenem Mund vom Augenbrauenzwischenraum bis zum Unterlippen-Kinn-Zwischenraum reichen.
- Die Beatmungsmaske zuerst mit dem oberen, schmaleren Randwulst zwischen den Augenbrauen auf die Nasenwurzel und erst danach mit dem breiteren, unteren Randwulst zwischen Unterlippe und Kinn platzieren.
- Den Hartplastikteil der Beatmungsmaske mit Daumen und Zeigefinger der linken Hand in Form eines C halten (s. Abb. 2.2). Dabei die Maske fest auf das Gesicht des Patienten drücken, wodurch

sich der weiche Rand der Maske automatisch an die Gesichtskontur anpasst und so die Maske abgedichtet wird. Die restlichen Finger der linken Hand werden unter das Kinn des Patienten gelegt, um die Reklination des Kopfes und den Verschluss des Mundes aufrecht zu erhalten.

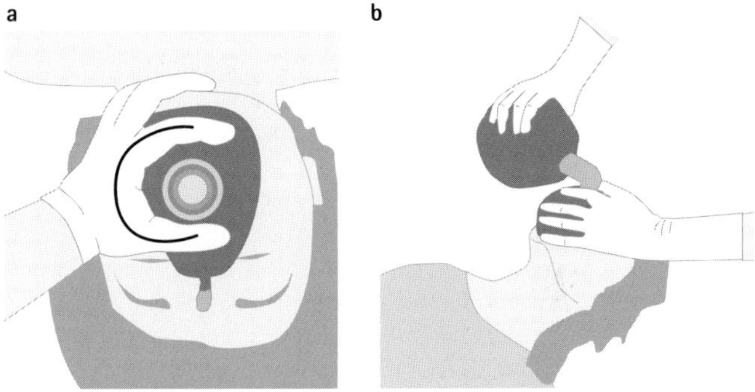

Abb. 2.2 Der C-Griff. **a)** Aufsicht ohne Beatmungsbeutel; **b)** schematisch mit Beatmungsbeutel

- Mit der rechten Hand den Beatmungsbeutel komprimieren, dabei auf effektive Thoraxexkursionen achten.
- Falls die Maske nicht abdichtet:
  - Guedel-Tubus einsetzen oder
  - andere Maskengröße in Erwägung ziehen oder
  - wenn die Maske seitlich auf Grund eingefallener Wangen (z. B. bei Prothesenträgern) nicht abdichtet, beide Wangen mit den Fingern beider Hände an die Maske pressen. Dann kann allerdings nur noch mit Unterstützung eines weiteren Helfers, der dem Beatmungsbeutel übernimmt, beatmet werden.
- Bei isoliertem Atemstillstand (ohne Kreislaufstillstand) mit einer Frequenz von 10–16/min beatmen.

Cave:

Ist eine Maskenbeatmung nur gegen erhöhten Widerstand möglich, keinen hohen Beatmungsdruck ausüben (Gefahr der Beatmung des Magens), sondern sofort die Kopfposition korrigieren, da ein unzureichend überstreckter Kopf die Hauptursache ist. Wenn dies nicht hilft, kurz den Rachen nach erkennbaren Fremdkörpern absuchen. Fremdkörper (Boli) in den unteren Luftwegen sind zumindest bei Erwachsenen extrem selten (s. a. Teil 1, Kap. 4)

Wenn es gar im Rachen „blubbert", herrscht *Aspirationsgefahr* (!), da wahrscheinlich der Magen beatmet wurde und eine Regurgitation von Mageninhalt stattgefunden hat, der aus dem Rachen beim Fortführen der Maskenbeatmung in die Lunge gepresst werden könnte! Deshalb bei „Blubbern" sofort die Maskenbeatmung unterbrechen, den Rachen gründlich absaugen und anschließend die Kopfposition korrigieren.

Hat der Patient noch eine – wenn auch insuffiziente – Eigenatmung, dann ist darauf zu achten, dass nicht gegen diese Eigenatmung beatmet wird, sondern dass die eigenen Atemzüge des Patienten mit der Maskenbeatmung unterstützt werden („assistierte Beatmung").

Wichtig:

Findet die Maskenbeatmung im Rahmen einer kardiopulmonalen Reanimation statt, muss man wie bei der Mund-zu-Mund-Beatmung darauf achten, dass die Beatmung im Wechsel mit der Herzdruckmassage (2 : 30) erfolgt, damit nicht gegen die Kompression des Thoraxes gearbeitet wird. (s. Teil 1, Kap. 4).

2.3 Endotracheale Intubation beim Erwachsenen

Eine endotracheale Intubation ist dem erfahrenen Arzt vorbehalten. Bevor also wertvolle Zeit mit längeren Intubationsversuchen vergeudet wird, sollte lieber eine effektive Beatmung über die Gesichtsmaske erfolgen.

2.3.1 Vorbereitung

Material

- Sauerstoff in der Flasche oder über den Wandanschluss.
- Sauerstoffverbindungsschlauch zum Beatmungsbeutel.
- Beatmungsbeutel mit Sauerstoffansatz und Reservoir.
- Beatmungsmaske.
- Guedel-Tubus.
- Absauggerät und -katheter.
- Laryngoskop in zwei verschiedenen Spatelgrößen (Nr. 3 und 4).
- Magill-Zange.
- Endotrachealer Tubus (s. Abb. 2.3).
- Führungsstab.
- Blockerspritze (10 ml) zum Aufblasen des Cuffs.
- Stethoskop zur Lagekontrolle des Tubus.
- Pflaster oder Binde zur Fixierung.

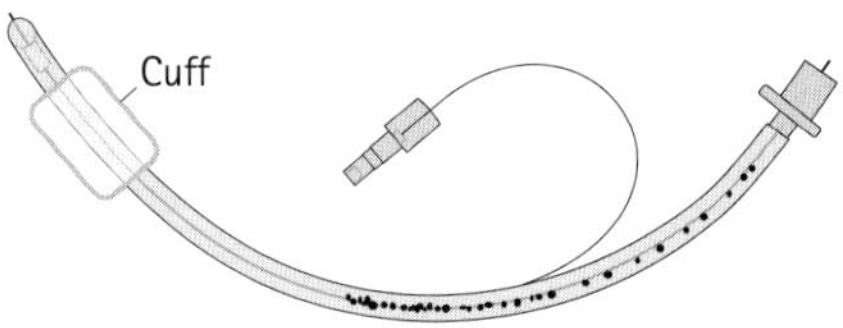

Abb. 2.3 Beispiel für einen endotrachealen Tubus.

Maßnahmen

- Geeignete Tubusgröße wählen (Innendurchmesser: Männer 7,5–9 mm, Frauen 7–8 mm).
- Cuff auf Dichtigkeit prüfen.
- Mindestens zwei Tubengrößen bereithalten.
- Beleuchtung des Laryngoskops auf Funktion prüfen.

Wichtig:

Die Zeit zur Vorbereitung der Intubation muss auf jeden Fall mit einer Maskenbeatmung überbrückt werden.
Maximale Dauer des Intubationsversuches: 30 s. Dann erst wieder mit Maske zwischenbeatmen, weil der Patient durch eine längere Apnoezeit einen hypoxischen Hirnschaden erleiden kann.

2.3.2 Durchführung

- Lagerung des Kopfes, möglichst etwas erhöht und leicht überstreckt.
- Mund öffnen, evtl. absaugen.
- Das Laryngoskop in die linke Hand nehmen.
- Die Spitze des Laryngoskopspatels am rechten Zungenrand über den Zungengrund unter Sicht langsam bis in den Kehlkopfansatz schieben und anschließend gefühlvoll in Griffrichtung nach vorne oben ziehen. Dadurch richtet sich in der Regel die Epiglottis auf, und der Kehlkopfeingang bzw. die Stimmritze wird gut sichtbar (s. Abb. 2.4).
- Den Tubus mit der rechten Hand unter Sicht vorsichtig in den Kehlkopfeingang einführen, bis der Cuff hinter der Stimmritze verschwindet.

→ Während der folgenden Punkte bis zur Fixierung muss der Tubus vom Intubierenden so fest gehalten werden, dass er nicht wieder herausrutschen kann.

- Den Tubus von einem Helfer durch Injektion von 10 ml Luft in den Cuff blocken lassen.
- Die Beatmungsmaske vom Ventil des Beatmungsbeutels entfernen, dann das Ventil des Beatmungsbeutels an den Tubus anschließen.
- Den Patienten unter Auskultation des Magens *einmal* beatmen.

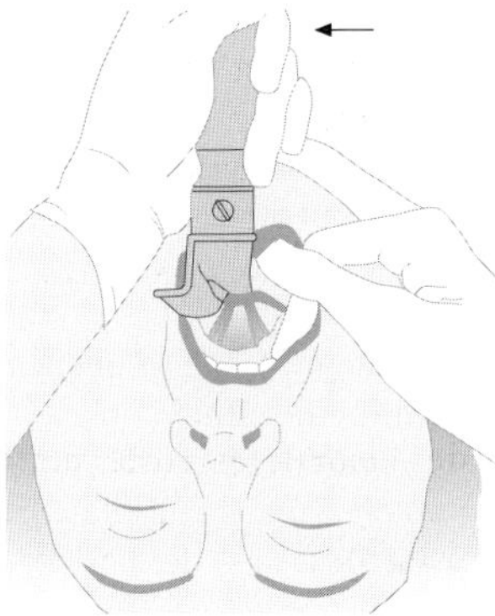

Abb. 2.4 Darstellen des Kehlkopfeingangs mit Stimmlippen.

Cave:

Ist jetzt ein „Blubbern" über dem Magen zu hören, wurde der Ösophagus intubiert. Der Tubus muss sofort, ohne weiteres Beatmen entfernt und der Patient mit der Beatmungsmaske weiter beatmet werden!

- Wurde kein Geräusch über dem Magen gehört: Auskultation beider Lungen unter Beatmung jeweils auf der Höhe des 2.–3. Interkostalraums medioklavikulär rechts und links. Dabei muss ein seitengleiches Atemgeräusch zu hören sein.

Cave:

Ist auf keiner Seite ein Atemgeräusch zu hören, muss der Tubus sofort entfernt und die Maskenbeatmung fortgesetzt werden, da u. U. doch der Ösophagus intubiert wurde.

Ist nur ein einseitiges Atemgeräusch zu hören oder ist das Atemgeräusch nicht seitengleich laut, liegt der Tubus in der Regel zu tief (d. h. in einem der Hauptbronchien) und sollte 1 cm zurückgezogen werden. Danach ist die Lage per Auskultation erneut zu prüfen und das Ganze ggf. zu wiederholen, bis ein seitengleiches Atemgeräusch vorliegt.

Wenn der Tubus in der richtigen Höhe in der Trachea liegt:

- Fixierung des Tubus mit einer Binde oder einem Pflaster.
- Erneute Kontrolle des Beatmungsbeutels mit angeschlossenem Reservoir, des zuführenden Sauerstoffschlauchs und der Sauerstoffflasche, um sicher zu gehen, dass der Patient mit 100 % Sauerstoff beatmet wird.
- Beatmung mit 10–16 Hüben/min.
- Bei einer Reanimation ist im Gegensatz zur Maskenbeatmung eine Synchronisation mit der Herzdruckmassage nicht erforderlich, weil eine versehentliche Beatmung des Magens auf Grund des geblockten endotrachealen Tubus nicht möglich ist.

Achtung:

Ist trotz optimaler Kopfposition weder eine Maskenbeatmung noch eine endotracheale Intubation möglich, so ist der Patient maximal gefährdet! Hier besteht nur die Möglichkeit, als alternative Beatmungsform eine Larynxmaske zu verwenden oder eine Notkoniotomie durchzuführen. Beides ist aber in der Regel nur Erfahrenen möglich.

3 Anwendung von Blutprodukten

J. Koscielny, A. Pruß, H. Radtke

Wichtige Schritte einer Transfusion:
- Gewinnung von Transfusionsblut.
- Vorbereitungen zur Transfusion.
- Transfusion.
- Ggf. Notfalltransfusion.
- Rückverfolgungsverfahren.

3.1 Gewinnung von Transfusionsblut

- Blutspende (Vollblutspende, s. Abb. 3.1).
- Hämapherese (Gewinnung von Blutkomponenten, wie z.B. Erythrozyten, Thrombozyten und Plasma, mittels Zellseparatoren, s. Abb. 3.2 und 3.3).
- Eigenblutspende (präoperative elektive Blutspende bei erwartetem Transfusionsbedarf von über 10 %).

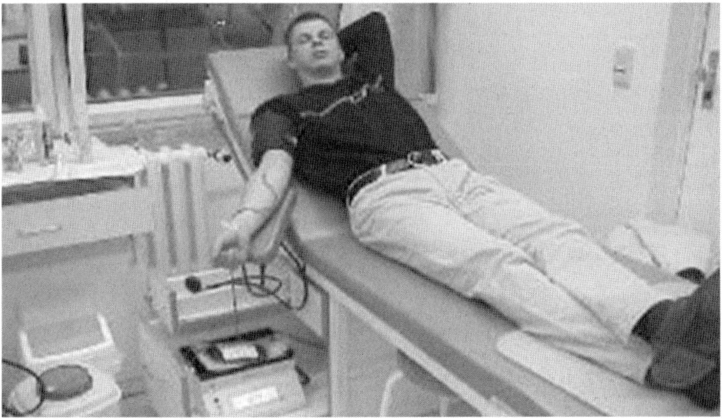

Abb. 3.1 Vollblutspende.

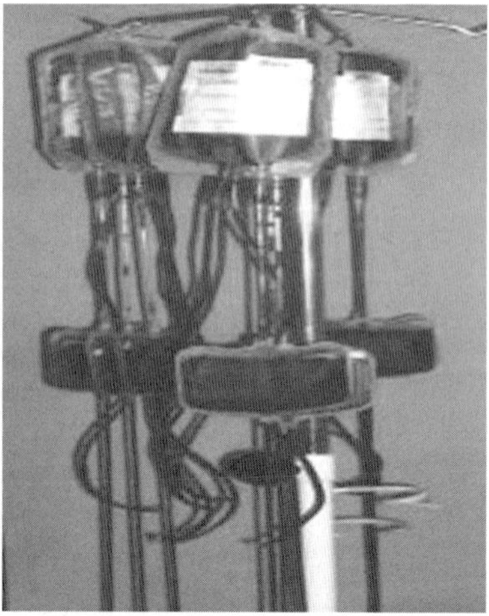

Abb. 3.2 Präparation einer Vollblutspende: Filtration

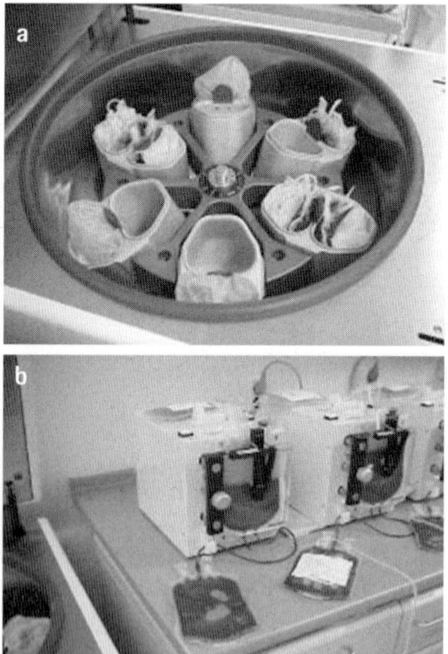

Abb. 3.3 Präparation einer Vollblutspende: **a)** Zentrifugation, **b)** Separation in Erythrozytenkonzentrate und gefrorenes Frischplasma

3.2 Vorbereitung der Transfusion

Blutgruppenbestimmung

- ABO/Rh-Bestimmung (monoklonale Testseren, s. Abb. 3.4).
- Rh-Phänotyp (C, c, D, E, e).
- Kell-Eigenschaft (KK 0,2 %, Kk 9,8 %, kk 90 %).
- Antikörpersuchtest (AKS) (indirekter Anti-Humanglobulin-Test, „Coombstest").
- Prüfung der Identität von Anforderungsschein und Blutröhrchen.

Cave:

Verwechslungen!

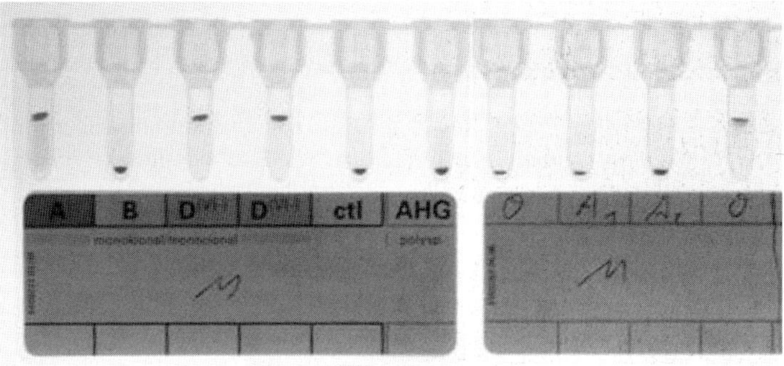

Abb. 3.4 ABO-Bestimmung mit Kartensystem.

Serologische Verträglichkeitsprobe

- ABO/Rh-kompatible Konserven*auswahl*.
- Kreuzprobe: Konservenerythrozyten (ca. 3 %ig) und Patientenserum, bei vorhandenen Antikörpern im Patientenserum fällt die Kreuzprobe positiv aus (Agglutination im Coombs-Milieu) und darf nicht transfundiert werden (Schwierigkeit: Autoantikörper), Antikörpersuchtest gegen 2 Panelzellen, ABO/Rh-Bestätigung.

- Direkter Coombstest (Nachweis der Ig-Beladung von Patienten-Erythrozyten).
- Transfusionsprotokoll.

Wichtig:

Plasma- und Thrombozytentransfusionen bedürfen *nicht* der Kreuzprobe!

Maßnahmen auf Station

- Patientenaufklärung.
- Identitätssicherung Empfänger/Konserve.
- Transfusionsbesteck mit Standardfilter (170–230 µm) an Konserve anlegen.
- Weitlumige Venüle legen.
- Bed-side-Test (s. Abb. 3.5): Pflicht des transfundierenden Arztes (Sicherung der AB0-Identität von Patient und ggf. Konserve), Dokumentation.
- Ggf. Oehlecker-Probe: 10–20 ml Blut zügig einlaufen lassen und Transfusion stoppen. Wenn nach ca. 10 Minuten keine Unverträglichkeitsreaktion einsetzt, Fortsetzung der Transfusion.

3.3 Transfusion

3.3.1 AB0-kompatible Erythrozytenkonzentrate

Patient	Kompatible Erythrozytenkonzentrate
0	0
A	A oder 0
B	B oder 0
AB	AB, A, B oder 0

Ein Erythrozytenkonzentrat hebt den Hämatokrit um ca. 3–4 % und das Hämoglobin um 1,0–1,5 g/dl).

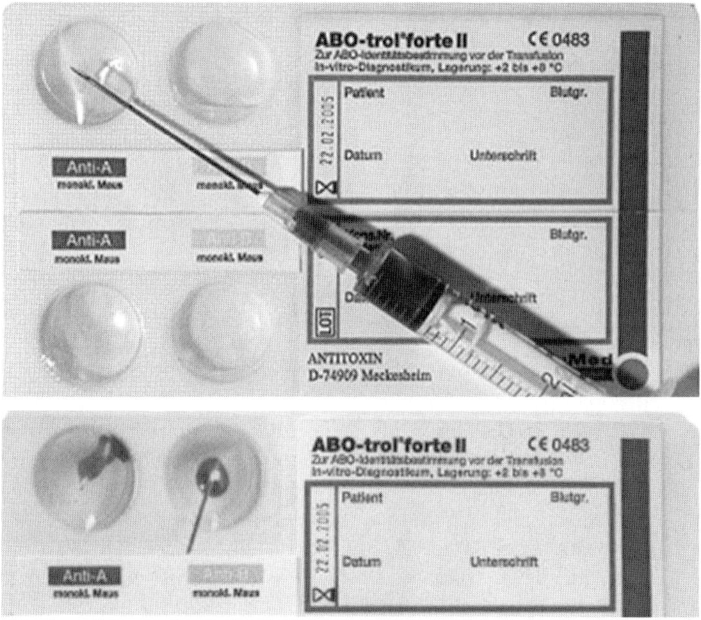

Abb. 3.5 Bed-side-Test.

Schwellenwerte

- Allgemein:
  - ab Blutverlusten > 30 % des Sollblutvolumens: Hb 9 g/dl, Hk 25–30 %
  - ältere Patienten, Intensivstation, Schwangere: Hb < 11–12 g/dl.
- Kritisch: Hb 4,5–5,0 g/dl.

Cave:

Keine strenge Richtlinie, *klinischen Zustand beachten*, Patienten mit chronischen Anämien tolerieren niedrigere Hb/Hk-Werte!

3.3.2 AB0-kompatibles gefrorenes Frischplasma

Patient	Kompatibles gefrorenes Frischplasma
0	0, A, B, AB
A	A, AB
B	B, AB
AB	AB

Ein Milliliter gefrorenes Frischplasma pro Kilogramm Körpergewicht hebt den Faktorengehalt um ca. 1–2 %.

Indikationen

- Notfallbehandlung einer klinisch relevanten Blutungsneigung oder manifesten Blutung bei komplexen Störungen des Hämostasesystems, insbesondere bei schwerem Leberparenchymschaden oder im Rahmen einer disseminierten intravasalen Gerinnung (DIC).
- Verlust- und/oder Verdünnungskoagulopathie.
- Substitution bei Faktor V- und Faktor XI-Mangel. Bei letzterem kann auch der Einsatz von Desmopressin (DDAVP) eine Blutungsneigung günstig beeinflussen.
- Thrombotisch-thrombozytopenische Purpura (TTP, syn. Morbus Moschcowitz), hier insbesondere beim Plasmaaustausch und bei der Erhaltungstherapie.
- Austauschtransfusion.

3.3.3 AB0-kompatible Thrombozytenkonzentrate

Patient	Kompatible Thrombozytenkonzentrate
0	0
A	A oder 0
B	B oder 0
AB	AB, A, B oder 0

Ein Thrombozytenkonzentrat ($2-4 \times 10^{11}$ Thrombozyten) hebt Thrombozyten um ca. 20–30 Gpt/l).

Schwellenwerte

- Akuter Blutverlust/Massivtransfusion: ab $< 50 \times 10^9$/l.
- Operationen, Lumbalpunktionen, Organbiopsien: ab $< 50 \times 10^9$/l.
- Ausgedehnte, risikoreiche Operationen: ab $< 80 \times 10^9$/l.
- Primäre/sekundäre Knochenmarkinsuffizienz ohne hämostaseologische Risikofaktoren: ab $< 10 \times 10^9$/l.
- Primäre/sekundäre Knochenmarkinsuffizienz mit hämostaseologischen Risikofaktoren (Fieber, Infektion, plasmat. Gerinnungsstörungen, Plättchensturz): ab $< 20 \times 10^9$/l.
- Patienten mit aplastischer Anämie/Myelodysplasie, angeborenen Thrombozytopathien: im Notfall.

3.4 Notfalltransfusion

Bei akuter lebensbedrohlicher Blutung:

- Blut ohne Kreuzprobe.
- Erythrozyten der Blutgruppe 0, ggf. Rh-negativ.
- Schriftliche Anforderung einer adäquaten Menge.
- Erythrozytenkonzentrate werden parallel zur Notfalltransfusion gekreuzt.
- Bei auffälligen Kreuzproben unverzügliche Information der Station/OP (erhöhtes Risiko einer inkompatiblen Transfusion).
- AB0-Identitätstest.

Bei Massivtransfusionen und Transfusion bei Neugeborenen:

- Blutprodukte warm (max. 37 °C) transfundieren!

3.5 Rückverfolgungsverfahren gemäß § 19 TFG

3.5.1 Modus bei Auftreten eines infektiösen Spenders

- Einleitung des Rückverfolgungsverfahrens gemäß § 19 TFG (Look-back-Verfahren) durch die transfusionsmedizinische Einrichtung (Stufenplanbeauftragter).
- Information des Transfusionsbeauftragten der betreffenden Klinik/Abteilung über die Empfänger.
- Der Transfusionsbeauftragte informiert den behandelnden Arzt:
  - Aufklärung/Beratung des Patienten
  - Empfehlung zur infektionsserologischen Testung (schriftliche Einwilligung)
  - Information des Patienten über das Ergebnis
  - Ggf. Beratung.
- Der Transfusionsbeauftragte teilt dem Stufenplanbeauftragen den Befund mit.

3.5.2 Modus bei Auftreten eines infektiösen Patienten

- Verdacht auf transfusionsassoziierte Übertragung.
- Der Transfusionsbeauftragte verschafft sich einen Überblick über erhaltene Blutprodukte (Patientenakte, Dokumentationsbücher).
- Der Transfusionsbeauftragte informiert den Stufenplanbeauftragten/Konsilarius des pharmazeutischen Unternehmens (Hersteller der Blutprodukte) bzw. bei schwer wiegenden Nebenwirkungen → Paul-Ehrlich-Institut, Beachtung des § 16 TFG.
- Zusammenarbeit mit Behörden des Bundes und der Länder.
- Umfassende Dokumentation der Aufklärung (AMG, TFG) in der Patientenakte.

4 Anlegen und Ableiten eines 12-Kanal-EKGs

H. Dashti, M. Dörschner

In diesem Kapitel wird das 12-Kanal-EKG behandelt. Die Ableitung und Analyse des 3-Kanal-EKGs werden im Rahmen der Notfalluntersuchung in Teil 1, Kapitel 4 besprochen. Beispiele für pathologische Veränderungen der ST-Strecke sind in Teil 4, Kapitel 6 zu finden.

Indikationen für ein EKG:

1. Erkennung und genaue Identifizierung bradykarder und tachykarder Herzrhythmusstörungen.
2. Erkennung eines akuten Myokardinfarktes (im EKG schneller als im Labor) bzw. einer Myokardischämie.
3. Hinweise auf weitere Erkrankungen:
   - Elektrolytstörungen
   - Lungenembolie
   - Perikarditis
   - Links-/Rechtsherzbelastung.
4. Herzschrittmacher-EKG zur Prüfung auf eine Fehlfunktion des Herzschrittmachers.

4.1 Vorbereitung

4.1.1 Patient

Viele Patienten haben Angst, da sie an Elektroschock denken und sind hochgradig verunsichert.

Vorgehen:

- Ablauf und Sinn erklären, jeden Handgriff erst erläutern, dann ausführen.
- Den Patienten in Rückenlage, möglichst bequem und entspannt positionieren.
- Oberkörper, Unterarme und Unterschenkel entkleiden.

- Auf Wunden achten, Elektroden nicht auf Wunden fixieren!

Beim EKG-Schreiben:

- Der Patient soll keine Bewegungen ausführen und nicht sprechen.

4.1.2 Material

EKG-Gerät

Achten Sie auf:

- genug EKG-Papier.
- Anschluss aller Kabel.
- Funktionieren des Gerätes.

Elektroden

Sie benötigen:

- Feuchtes Elektrodenpapier plus Plattenelektroden (Gummispannband) oder
- Saugelektroden oder
- Selbstklebende Einmalelektroden.

4.2 Durchführung

4.2.1 Anschluss des Gerätes

- Gerät so aufstellen, dass keine Unfallgefahr besteht.
- Erst nach Anschluss an die Steckdose Gerät einschalten. Dies ist bei einem Gerät mit geladenem Akku nicht nötig.
- Einstellungen vornehmen (laut Bedienungsanleitung):
  - automatisch
  - manuell
  - arrhythmisch
  - Geschwindigkeit.

4.2.2 Ableitungspunkte bestimmen

- Das EKG-Gerät sollte möglichst so platziert werden, dass die Kabel (Strom- und Ableitungskabel) keinen Zug ausüben und den Patienten nicht strangulieren, daher:
  - Orientierung am Patienten. Wo ist der Kopf? Wo sind die Füße? Und dementsprechend die Ableitungskabel vorbereiten bzw. platzieren.
  - Rasur (nur, wenn es nicht anders geht).
- Die vier Extremitätenableitungen sortieren und anschließen (s. Abb. 4.1).
- Die sechs Brustwandableitungen anschließen.

4.2.3 Elektroden anlegen

Elektroden

Es gibt vier Elektroden, aus denen drei Ableitungen nach Einthoven I, II und III, bipolar (Messung der Potenzialdifferenzen) in der Frontalebene, und drei Ableitungen nach Goldberg aVR, aVL und aVF , unipolar (Messung der Potenzialschwankungen) abgelesen werden (s. Abb. 4.1 b).

Vorgehen: (s. Abb. 4.1 a)
Die Elektroden werden oberhalb der Gelenke angelegt (Plattenelektroden nicht zu stramm anlegen, Abklemmungsgefahr).

- Ableitungen nach Einthoven:
  - R – rechter Arm, rot.
  - L – linker Arm, gelb.
  - F – linker Fuß, grün.
  - N – rechter Fuß, schwarz.

Merkhilfen

für die Extremitätenableitungen (n. Einthoven):

- *R*echter Arm *r*ot, dann im Uhrzeigersinn folgend die Ampel
- linker Arm gelb,
- linker Fuß grün,
- übrig bleibt schwarz für den rechten Fuß.

Oder:
- Der linke Fuß steht auf der Wiese (grün), und es folgt
- im Uhrzeigersinn die deutsche Fahne (schwarz, rot, gold).

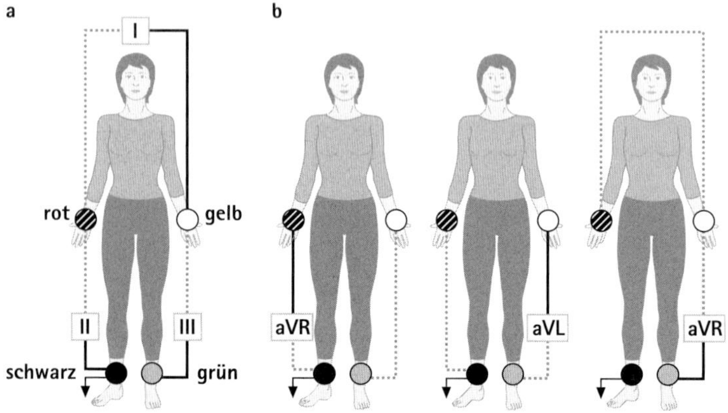

Abb. 4.1 Ableitungen in der Frontalebene, Anlage der Extremitätenableitungen. **a)** Bipolare Extremitätenableitungen nach Einthoven, **b)** unipolare Extremitätenableitungen nach Goldberger (rote Linien: positive, blau Linien: negative Pole)

- Brustwandableitung nach Wilson in der Horizontalebene, unipolar (s. Abb. 4.2)
  - V1 im 4. ICR (Interkostalraum) rechts, parasternal, rot
  - V2 im 4. ICR links, parasternal, gelb
  - V3 auf der 5. Rippe zwischen V2 und V4, grün
  - V4 im 5. ICR links, medioklavikulär, braun
  - V5 zwischen V4 und V6 in der linken vorderen Axillarlinie, schwarz
  - V6 in der linken mittleren Axillarlinie, auf der Höhe von V4, lila.

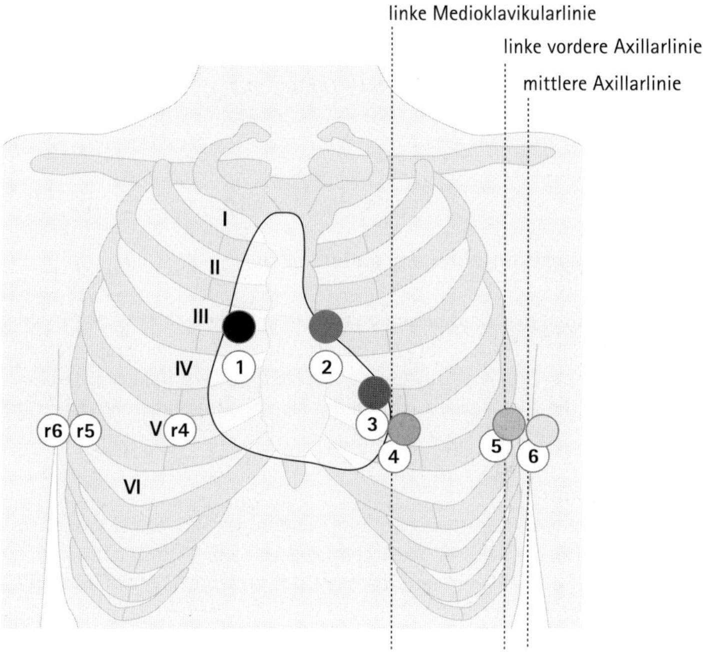

Abb. 4.2 12-Kanal-EKG.

4.2.4 EKG-Schreiben

Beachten Sie:

- Die Eichzacke muss auf jedem Streifen dabei sein (Standard 1 mV = 10 mm).
- EKG sofort nach dem Schreiben mit Patientendaten (Name, Vorname, Geburtsdatum), Datum und Uhrzeit versehen.
- Im Zweifel wiederholen.

4.2.5 Nachbereitung

- „Keine Spuren“ hinterlassen.
- Gel- bzw. Klebeelektroden entfernen.
- Bitten Sie den Patienten, sich wieder anzukleiden.
- Dann erst das EKG-Gerät nachbereiten (Desinfektion der Elektroden usw.).

4.3 Auswertung eines normalen EKGs

Die folgende Analysesequenz unterscheidet sich bewusst von der Herangehensweise im Physiologieunterricht, da bei einem pathologischen EKG die frühzeitige Beurteilung des Kammerkomplexes bzw. der ST-Strecke wichtiger ist als z. B. die Analyse des Lagetyps, der P-Welle oder der PQ-Zeit.

Achten Sie auf:

- Frequenz der Kammerkomplexe. Die normale Herzfrequenz beträgt bei Erwachsenen zwischen 60/min und 100/min. Diese Herzfrequenz wird mit einem EKG-Lineal bestimmt oder auf dem EKG-Gerät abgelesen.
- QRS-Komplex. Zeigt die intraventrikuläre Erregungsausbreitung und dauert normalerweise 60–100 ms.
- Rhythmus. Den normalen regelmäßigen Rhythmus erkennt man, wenn das Augenmerk auf den QRS-Komplex gerichtet wird und immer gleiche Abstände zwischen den QRS-Komplexen registriert werden.
- ST-Strecke. Isoelektrische Linie (Höhe der Linie zwischen P und Q), die im Anschluss an den QRS-Komplex geradlinig verläuft und eine normale intraventrikuläre Erregungsrückbildung zeigt.
- P-Welle. Zeigt die intraatriale Erregungsausbreitung und dauert 50–100 ms. Sie ist halbrund, konvex und und in der Regel positiv.
- PQ-Zeit oder AV-Intervall. Zeigt die atrioventrikuläre Erregungsüberleitung und dauert 120–200 ms.
- Lagetyp.

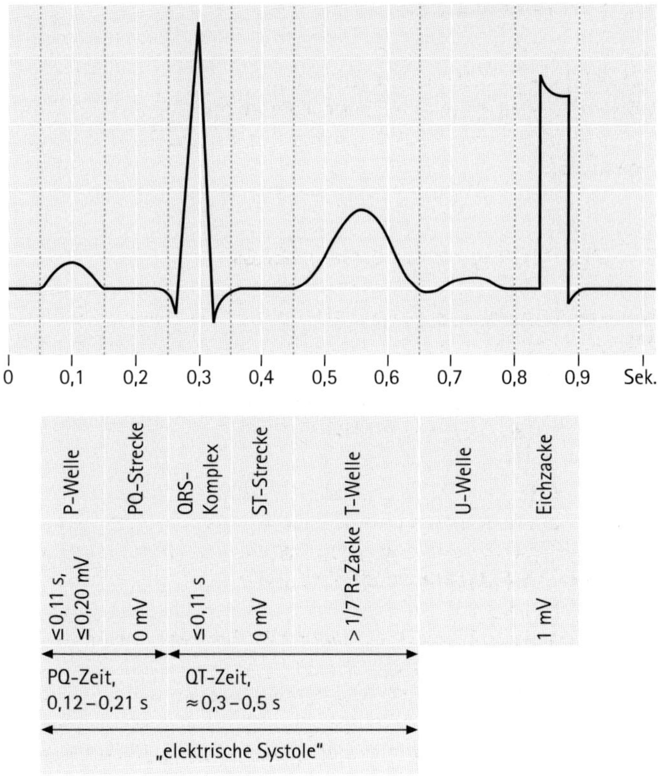

Abb. 4.3 Normales EKG.

Cave:

ST-Senkung und -Hebung sowie T-Negativierung (mögliche Beispiele siehe Teil 4, Kapitel 6) können Hinweise auf eine lebensbedrohliche Myokardischämie sein!

Herzfrequenzmessung ohne Lineal:

- Beachten Sie bitte, dass ein Kästchen auf dem Millimeterpapier bei Standardgeschwindigkeit 0,05 sec entspricht, ein großes also 0,1 s.
- Die Zählung beginnt jeweils um ein großes Kästchen: 300, 150, 100, 75, 60, 50 Schläge pro Minute (s. Abb. 4.4)!

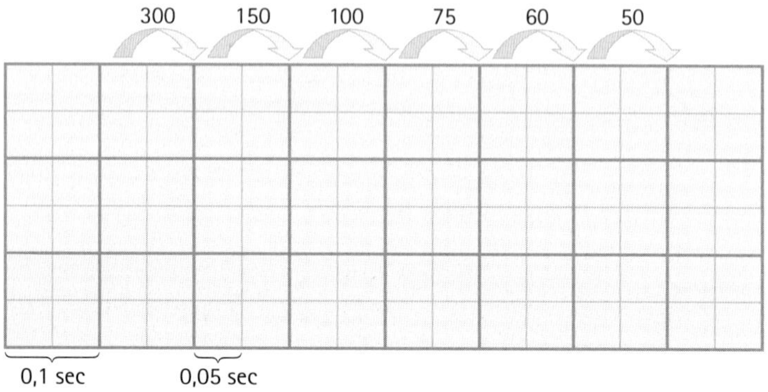

Abb. 4.4 Herzfrequenzmessung ohne EKG-Lineal.

Lagetypen

Lagetypen kann man mit einem einfachen Trick leicht bestimmen. Dazu merke man sich die Ableitungen I und III und ordne sie untereinander, oben I, unten III, dabei geht es nur um die eindeutigen R-Zacke (s. Abb. 4.5). Nähme man diese zwischen Daumen und Zeigefinger, könnten folgende Variationen entstehen:

- Linkstyp: beide Seiten spitz, also richtig unangenehm (Merkspruch: ganz schön link).
- Rechtstyp: die Spitzen der R-Zacke nach innen (drückt nicht in die Finger, Merkspruch: recht angenehm).
- Normaler Linkstyp/Rechtstyp: der Fall Linkstyp/Rechtstyp, und dazu zeigt Ableitung II mit der R-Spitze nach oben.

- Überdrehter Linkstyp/Rechtstyp: der Fall Linkstyp/Rechtstyp, und dazu zeigt Ableitung II mit der R-Spitze nach unten.
- Normaler Lagetyp (Normtyp oder Indifferenztyp): Alle Ableitung I, II und III und aVL zeigen mit der R-Spitze nach oben.
- Steiltyp: Wie Normtyp, aber aVL zeigt mit der R-Spitze nach unten.

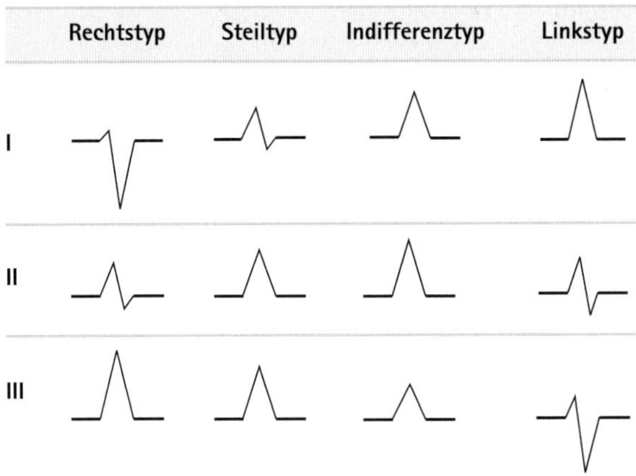

Abb. 4.5 Tipp zur Lagetypbestimmung.

Beachte:

- In diesem Kapitel wurde ein unauffälliges EKG beschrieben. Abweichungen von dieser Norm können ein Indiz für eine lebensbedrohliche Störung sein (s. a. Teil 1, Kap. 4 sowie Teil 4, Kap. 1, 3 und 6).
- Eine genauere Beurteilung eines auffälligen EKGs muss durch einen erfahrenen Arzt erfolgen.
- Immer auch den Patienten anschauen, nicht nur das EKG (s. Teil 1, Kap. 1).

5 Blasenkatheter

H. Dashti, L. Fluchs

Katheterisierung: Meist wird diese Tätigkeit an das Pflegepersonal delegiert. Also sind Ärzte nur in Problemfällen oder – wie in vielen Krankenhäusern – bei männlichen Patienten gefragt. Es heißt: Wer übt, der kann. Also keine Gelegenheit auf der Station verpassen, um von erfahrenen Pflegenden das Handwerk zu lernen.

Indikationen:
- Harnverhalt/Überlaufblase.
- Flüssigkeitsbilanzierung (z. B. bei Operationen, Niereninsuffizienz).
- Diagnostik (z. B. steriles Gewinnen von Urin, retrograde Kontrastmitteldarstellung der Blase und der ableitenden Harnwege).

Kontraindikation:
- Harninkontinenz.

Falls möglich, sollte man eine Assistenz zur Hilfe nehmen. Auf Grund der häufigen Infektion muss hier die Hygiene besonders beachtet werden.

Am besten übt man die ersten Male an Dummies unter kritischen Augen der Mitstreitenden, so gewinnt man mehr Sicherheit im Ablauf und in der Handhabung.

5.1 Vorbereitung

- Den Patienten umfassend informieren.
- Intimsphäre gewährleisten (Sichtschutz o. Ä.).
- Intimtoilette mit Wasser und milder Seife durchführen (lassen).
- geeigneten, übersichtlichen Arbeitsplatz schaffen (Abwurf, genügend Abstellmöglichkeiten; Flächendesinfektion).
- Für ausreichend Licht sorgen!

- Lagerung des Patienten:
  - Frauen: flach auf dem Rücken, evtl. Becken durch Unterlegen eines Kissens anheben; Beine spreizen und aufstellen lassen
  - Männer: flach auf dem Rücken, Beine etwas geöffnet legen lassen.

Schamgefühl der Patienten beachten!

Je nach Kultur und Herkunft sollte man entscheiden, *wer* die Katheterisierung vornimmt und *wer* assistiert. Am besten den Patienten/die Patientin selbst fragen.

5.2 Material

- Steriles Katheterset, bestehend aus:
  - Einschlagtuch zum Schaffen einer sterilen Arbeitsfläche
  - wasserundurchlässige Schutzunterlage
  - Schlitz-/Lochtuch zum Abdecken des Genitalbereichs
  - 1 Paar sterile Handschuhe
  - 1 anatomische Pinzette (alternativ kann man noch einen dritten sterilen Handschuh richten)
  - 6 sterile Tupfer zur Desinfektion des Genitalbereichs
  - Auffangschale mit einer großen Kammer für Urin und einer kleinen für Tupfer und Desinfektionsmittel
  - Spritze mit 10 ml destilliertem Wasser (für das Legen eines Dauerkatheters).
- Schleimhautdesinfektionsmittel (kein alkoholisches!).
- 2 Katheter (einen als Reserve): Der Innendurchmesser der Katheter wird in Charrière (Ch) oder French (F) angegeben (1 Ch = 1 F = 1/3 mm). Die Wahl ist abhängig vom Durchmesser der Urethra. Meist werden folgende Größen verwendet:
  - 14–18 Ch bei Männern
  - 12–14 Ch bei Frauen
  - 8–10 Ch bei Kindern.

Wichtig:

Beim Wechsel des Blasenkatheters mindestens die gleiche Größe oder die nächste Größenstufe wählen. Sonst kann der Urin neben dem Katheter ablaufen, und die Gefahr der aufsteigenden Infektion ist erhöht.

- Katheter entsprechend seiner Funktion auswählen:
  - ohne Ballon zur Einmalkatheterisierung
  - mit Ballon zur Dauerkatheterisierung.

Man unterscheidet:

- Einmalkatheter bestehen meist aus PVC und sollten nur für kurze Zeit verwendet werden.
- Dauerkatheter bestehen meist aus Latex (weich; nach einiger Zeit kommt es zu „Verkrustungen" durch Ammonium-Magnesium-Phosphat; kann Entzündungen hervorrufen; sollten nicht länger als 14 Tagen liegen bleiben) oder Silikon (gewebefreundlicher; lösen kaum Entzündungen aus; können bis zu 3 Monate liegen bleiben).

  - geschlechtsspezifische Katheter (s. Abb. 5.1 und 5.2)
    - Frauen: Katheter mit gerader Spitze (z.B. Nélaton, s. Abb. 5.1a und 5.2b)
    - Männer: Katheter mit gekrümmter Spitze (z.B. Tiemann, Mercier, s. Abb. 5.1b und 5.2a).
- Anästhesierendes Gleitgel.
- 1 Urinauffangsystem mit Aufhängevorrichtung für Dauerkatheter.
- Fixationspflaster (für Dauerkatheter).

5.3 Durchführung

Möglichst mit Assistenz (leichteres steriles Arbeiten):

- Hygienische Händedesinfektion.
- Katheterset öffnen, mit Einschlagmaterial sterile Arbeitsfläche schaffen (nicht zwischen den Beinen des Patienten!).
- Unterlegtuch unter das Gesäß des Patienten legen.

- Sterile Handschuhe anziehen.
- Lochtuch so platzieren, dass die Harnröhrenöffnung gut sichtbar ist.
- Auffanggefäß zwischen die Beine des Patienten stellen.

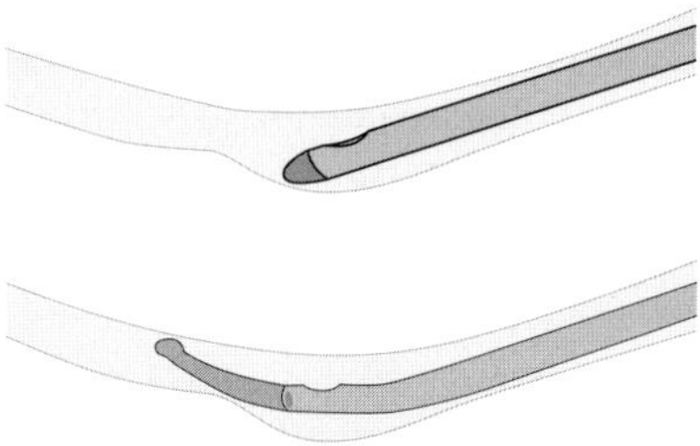

Abb. 5.1 Geschlechtsspezifische Katheter. **a)** Nélatonkatheter; **b)** Tiemann-Katheter (durch die leicht gebogene Spitze von ca. 20° kann die Prostata-Enge besser passiert werden)

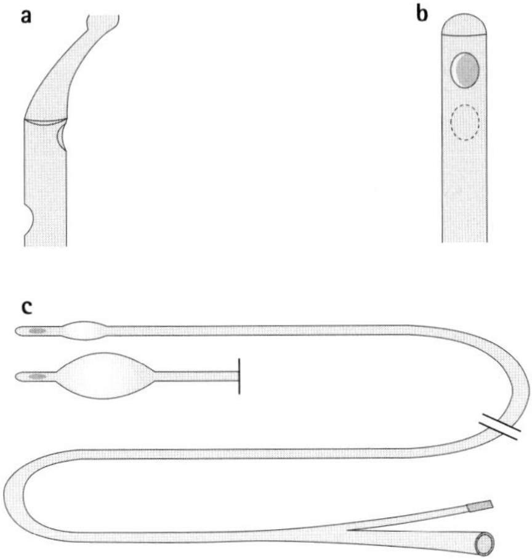

Abb. 5.2 Verschiedene Blasenkatheter. **a)** Tiemann-Katheter, **b)** Nélaton-Katheter; **c)** Ballonkatheter

- Assistenz:
  - tränkt Tupfer mit Schleimhaut-Desinfektionsmittel
  - reicht evtl. dritten sterilen Handschuh an, wenn nicht mit Pinzette desinfiziert wird
  - beim Legen eines Dauerkatheters: verbindet Katheter mit dem Urinauffangsystem.
- Desinfektion des äußeren Genitale:
  - Dritten sterilen Handschuh an die „Arbeitshand" anziehen oder eine Pinzette nehmen.
  - Die andere Hand bleibt nun bis zum Abschluss des Katheterisierens am Genitale!
  - Frauen (s. Abb. 5.3)
    - Mit je einem Tupfer die großen Schamlippen von der Symphyse zum Anus desinfizieren.
    - Schamlippen mit der Hand am Genitale spreizen.
    - Kleine Schamlippen und Harnröhrenmündung mit je einem Tupfer desinfizieren.
      Ein Tupfer kann vor dem Vaginaleingang liegen bleiben.
  - Männer (s. Abb. 5.4)
    - Mit der einen Hand den Penisschaft fassen.
    - Die Vorhaut zurückschieben.

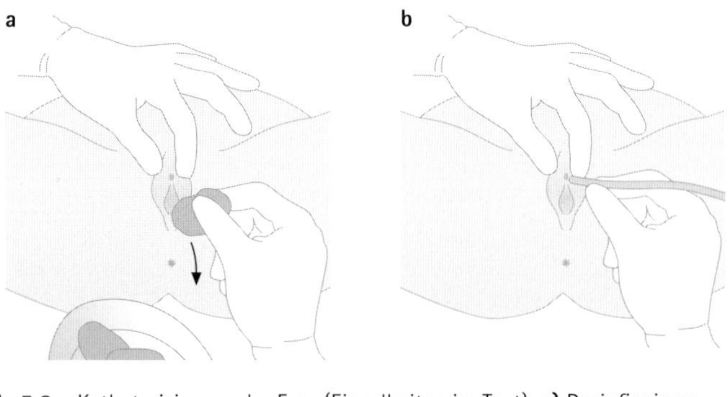

Abb. 5.3 Katheterisierung der Frau (Einzelheiten im Text). **a)** Desinfinzieren, **b)** Einführen des Katheters

  - Die Harnröhrenmündung (möglichst) spreizen.
  - Mit der „Arbeitshand“ den Penis – von der Urethralöffnung weg – an der Glans bis zur Vorhaut mit mind. 3 Tupfern sternförmig desinfizieren.
- Einwirkzeit des Desinfektionsmittels beachten!
- Gebrauchte Tupfer nach dem Wischen direkt in den Abwurf werfen.

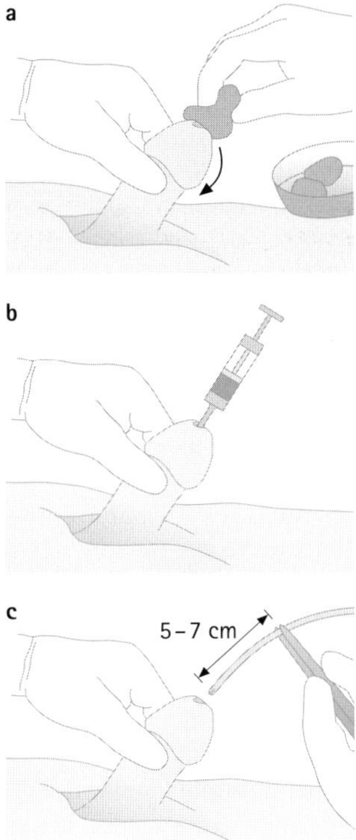

Abb. 5.4 Katheterisierung des Mannes (Einzelheiten im Text). **a)** Desinfinzieren, **b)** Einspritzen des Gleitgels, **c)** Einführen des Katheters

- Assistenz:
  - zieht evtl. den dritten Handschuh wieder ab
  - reicht den Katheter steril an (Katheter verbleibt in zweiter Hülle).
- Gleitgel auf die Katheterspitze geben (bei Männern zusätzlich auf das Ostium geben und vorsichtig in die Harnröhre einspritzen; Einwirkzeit ca. 2–3 min).
- Katheter in geeigneter Weise fassen (z. B. Spitze zwischen Daumen und Zeigefinger, Ende zwischen Ringfinger und kleinen Finger klemmen).

Wichtig:

Das Gleitgel hat die Funktion, den Katheter in der Urethra „gleiten" zu lassen. Auf Grund des Zeitmangels wird aber oft nicht die notwendige Einwirkzeit zur Anästhesie abgewartet. Daher bitte großzügig Gleitgel verwenden, um Scherkräfte des Katheters und die daraus folgenden Mikroläsionen an der Urethra zu vermeiden.

- Katheter einführen:
  - Frauen:
    - Katheter mit sanftem Druck einführen, bis Urin fließt. Bei Widerstand Vorgang abbrechen.
  - Männer:
    - Bei Verwendung des Tiemann-Katheters muss die gebogene Katheterspitze zur Symphyse weisen.
    - Katheter in den nach oben gestreckten Penis etwa 10 cm einführen, bis ein leichter Widerstand zu spüren ist.
    - Dann den Penis ziehend nach vorne senken und den Katheter weiterschieben, bis Urin fließt.
    - Sobald Urin abläuft, nicht mehr weiterschieben.
- Einmalkatheterisierung:
  - Urin in der großen Kammer der Auffangschale auffangen.
  - Zur vollständigen Entleerung der Blase von außen sanften Druck auf die Blase ausüben.
  - Danach Katheter vorsichtig entfernen.

- Dauerkatheterisierung:
  - Katheter etwa 2 cm weiterschieben und von der Assistenz mit der entsprechenden Menge Aqua dest. blocken lassen.
  - Bis zum Widerstand leicht zurückziehen.
  - Ableitungsschlauch am Oberschenkel fixieren und den Sammelbehälter am Bettrahmen befestigen.

5.4 Nachbereitung

- Bei der Frau: Tupfer am Vaginaleingang entfernen.
- Beim Mann: Präputium wieder über die Glans Penis schieben.
- Patient säubern bzw. Gelegenheit zur Intimtoilette geben.
- Patient mit einem Dauerkatheter darauf hinweisen, nicht am Ablaufsystem/Katheter zu manipulieren (Schmerzen, Infektionsgefahr etc.).

6 Legen einer Magensonde

Y. Dashti

! Eine Magensonde wird gelegt:
- zur Zufuhr von Sondennahrung und zur Verabreichung von Medikamenten bei Schluckstörungen oder Wunden im Mundbereich.
- zur Diagnostik.
- präoperativ.

Die Entscheidung für eine Magensonde ist eine ärztliche Aufgabe. Das Legen der Magensonde wird meist durch Pflegende durchgeführt.

Die Indikation zum Legen einer Magensonde ist sorgfältig durch den Arzt zu prüfen. Dabei sollte z. B. berücksichtigt werden, dass eine Magensonde bei Patienten mit Schluckstörung (z. B. nach einem frischen ischämischen Insult) das Schlucktraining erheblich behindern kann.

Beruhigende und erklärende Worte sowie präzise formulierte Aufforderungen gegenüber dem Patienten tragen zum Erfolg dieser Maßnahme erheblich bei.

6.1 Vorbereitung

- Vorbereiten des Patienten.
- Saubere Arbeitsfläche (Feucht-Wischdesinfektion s. Hygienehandbuch).
- Einmalhandschuhe.
- Geeignete Magensonde:
  - Erwachsene 14, 16 oder 18 Ch
  - möglichst keine PVC-Sonden, wegen Verletzungsgefahr, verwenden.
- Stethoskop.
- Spritze (50–60 ml), meist „Magenspritze“ oder „Blasenspritze“ genannt.
- Evtl. Schleimhautanästhetikum und Gleitmittel.
- Pflaster zum Fixieren.
- Klemme mit weichen Branchen.
- Auffangbeutel.
- Nierenschale und Kompressen.
- Schutztuch.
- Abwurf.
- Glas mit Wasser als Getränk für den Patienten.
- Zusätzlich bei sedierten/intubierten Patienten:
  - Laryngoskop
  - Magill-Zange
  - Absauggerät.

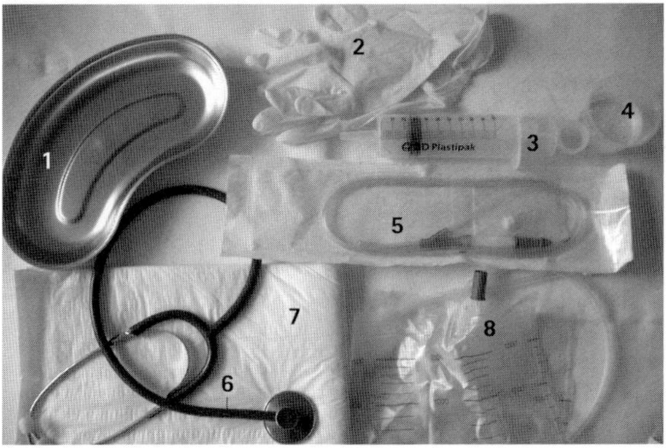

1 Nierenschale
2 Handschuhe
3 Magenspritze
4 Wasser
5 Magensonde
6 Stethoskop
7 Unterlage
8 Auffangbeutel

Abb. 6.1 Material für das Legen einer Magensonde.

6.2 Durchführung

- Patient informieren.
- Zahnprothese oder -brücke entfernen.
- Patient möglichst sitzend im Bett positionieren.
- Hygienische Händedesinfektion.
- Nasen-Rachen-Raum reinigen.
- Schleimhautanästhesie ausreichend in das vorgesehene Nasenloch applizieren.
- Sonde mit Anästhetikum benetzen.
- Kopf des Patienten leicht nach hinten strecken (s. Abb. 6.2 a).
- Magensonde durch die Nase in dorsaler Richtung (nicht nach kranial, wie anfänglich immer versucht wird) bis kurz oberhalb der Epiglottis einführen.
- Kopf des Patienten leicht nach vorn beugen (s. Abb. 6.2 b)
- Patient zum Schlucken auffordern (ggf. Schlucken mit Wasser provozieren).
- Während jeden Schluckaktes Magensonde vorsichtig vorschieben.
- Bei sedierten/intubierten Patienten:

- Den Oberkörper ca. 30° hochlagern.
- hygienische Händedesinfektion durchführen.
- Nasen-Rachen-Raum absaugen.
- Schleimhautanästhesie ausreichend in das vorgesehene Nasenloch applizieren.
- Sonde mit Anästhetikum benetzen.
- Magensonde durch die Nase in dorsaler Richtung bis kurz oberhalb der Epiglottis *oder* durch den Mund einführen.
- Bei Widerstand Sonde zurückziehen, etwas drehen und etwas vorschieben.
- Ggf. Sonde vor der Rachenwand mit Zeige- und Mittelfinger in Richtung Ösophagus lenken.
- Oder Sonde unter laryngoskopischer Sicht mit einer Magill-Zange einführen.

Cave:

Bissgefahr bei oraler Einführung der Sonde!
Ggf. Beißring benutzen.

Wichtig:

Zur Bestimmung der Einführtiefe der Magensonde Sonde an Nase-Ohr-Sternumspitze anlegen. Diese Länge entspricht ungefähr dem Abstand bis zum Magen.

- Magensonde ca. 35–40 cm vorschieben.
- Bei starkem Husten oder Anzeichen einer Zyanose Sonde bis oberhalb der Epiglottis zurückziehen.
- Einige Minuten Pause einlegen.
- Sonde erneut vorschieben.
- Lagekontrolle:
  - Auskultation des Epigastriums mit dem Stethoskop (s. Abb. 6.2 c).
  - Rasche Insufflation von 10–20 ml Luft.
  - Bei korrekter Lage ist ein „Blubbern“ zu hören.
  - Vorsichtig Magensaft aspirieren.

- Sonde markieren. Wie weit ist die Sonde eingeführt?
- Fixierung der Sonde mit Pflasterstreifen (s. Abb. 6.2 d).

Wichtig:

Eine Lagekontrolle muss vor *jedem* Verabreichen von Nahrungsmitteln oder Medikamenten durchgeführt werden.
Eine endotracheale Lage der Sonde muss stets ausgeschlossen werden.

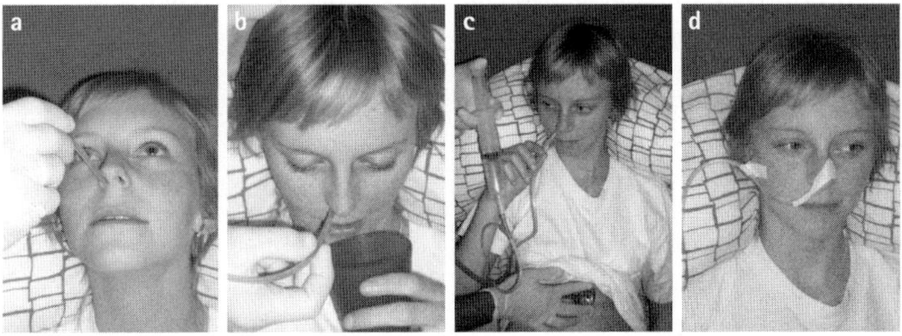

Abb. 6.2 Legen einer Magensonde (Erläuterung s. a. Text). **a)** Kopf nach hinten strecken; **b)** Kopf nach vorn beugen; **c)** Lagekontrolle; **d)** Fixierung

6.3 Nachbereitung

- Patienten positionieren.
- Mund ausspülen lassen, evtl. Mundpflege.
- Material entsorgen.
- Arbeitsfläche reinigen, Feucht-Wischdesinfektion.
- Hygienische Händedesinfektion.
- Dokumentation:
  - Vorgang in der Patientenakte mit Handzeichen und Uhrzeit eintragen.
  - Tägliches Fortschreiben der Liegedauer in der Patientenakte.

7 Probenentnahme (Abstriche, Blutkultur)

Y. Dashti

> Probenentnahmen mittels Abstrich oder Blutkultur erfolgen zur mikrobiologischen bzw. zytologischen Untersuchung.
>
> Um falsch positive Ergebnisse zu vermeiden, sollten die aseptischen Regeln dabei besonders beachtet werden.
>
> Günstig ist die Abnahme von mehreren Abstrichen aus der Wunde, wobei für jede Region ein eigenes Röhrchen mit Wattestäbchen benutzt werden muss (Angabe der Lokalisation auf dem Anforderungsschein nicht vergessen).

7.1 Abstriche

7.1.1 Vorbereitung

- Patient:
  - über den Sinn der Untersuchung aufklären
  - den Ablauf im Voraus beschreiben
  - Einverständnis einholen.
- Material:
  - sterile Handschuhe
  - steriles Wattestäbchen
  - Transportmedium – vorher mit dem Namen des Patienten beschriften
    - steriles Glasröhrchen oder
    - verschließbares steriles Röhrchen mit Abstrichstab
  - Verbandmaterial bei Wundabstrich.

Wichtig:

- Vor der Entnahme keine Desinfektion des Bereichs vornehmen.
- Zu empfehlen ist die Entnahme mehrerer Proben aus verschiedenen Gebieten der Wunde (z. B. Wundgrund und -rand).
- Während der Entnahme nicht sprechen; Husten und Niesen vermeiden.
- Im Zweifelsfall Entnahme wiederholen.

7.1.2 Durchführung

- Händedesinfektion.
- Streichen oder Drehen des Wattestäbchens an der Entnahmestelle.
- Probe ohne Kontakt des Stäbchens mit anderen Gegenständen oder dem Rand des Röhrchens ins Röhrchen einbringen und dieses steril verschließen.
- Probe beschriften (Entnahmezeitpunkt, -ort und -art).

7.1.3 Nachbereitung

- Bei Wunden Verband anlegen.
- Sofortiger Transport des Untersuchungsmaterials ins Labor bzw. in die Pathologie.
- Wichtig ist das Ausfüllen des Anforderungsscheins mit Angabe von:
  - Patientendaten
  - Lokalisation und Art der Probeentnahme
  - Verdachtsdiagnose
  - erwünschte Untersuchung
  - bisherige Antibiotikatherapie.

7.2 Blutkultur

Indikationen einer Blutkultur:

- Verdacht auf Bakteriämie oder Fungämie (in Form einer Sepsis oder einer „streuenden" Organinfektion (Endokarditis, Abszess, Meningitis, infizierte Gefäßprothese, Urosepsis, Osteomyelitis u.a.).
- Fieber unklarer Genese!

Bei Patienten mit intravaskulären Implantaten, immunsupprimierten Patienten oder aus einem anderen Grund besonders gefährdeten Patienten ist die Indikation zur Entnahme von Blutkulturen großzügig zu stellen.

7.2.1 Vorbereitung

- Informieren und Aufklären des Patienten.
- Material:
  - sterile Handschuhe
  - sterile Unterlage
  - sterile Tupfer
  - Stauschlauch
  - Desinfektionsmittel
  - Schutztuch, wasserdichte Unterlage
  - 10-ml-Spritzen (2 Stück)
  - Kanülen:
    - 2 Kanülen (z.B. 20 Gauge = 0,9 mm, gelb) zur Injektion in die Blutkulturmediumflaschen
    - 1 Kanüle (z.B. 22 Gauge = 0,7 mm, schwarz) oder 1 Butterfly™ (jeweils passend für Spritzen) zur Blutentnahme
  - 2 Blutkulturmediumflaschen (aerob und anaerob s. Abb. 7.1).

Wichtig:

Die Wahrscheinlichkeit eines Erregernachweises steigt mit der Anzahl der entnommenen Blutkulturen. Bei zyklisch verlaufenden Infektionskrankheiten ist die Entnahme besonders bei Fieberanstieg sinnvoll.

Die erste Blutkultur sollte möglichst noch vor Antibiotikagabe angelegt werden. Wenn bereits eine Therapie eingeleitet wurde, sollte sie auf dem Anforderungsschein vermerkt werden.

7.2.2 Durchführung

- Händedesinfektion.
- Blutentnahme vornehmen, hierbei beachten:
  - Unterlage am Patienten platzieren.
  - Sterile Unterlage auslegen.
  - Spritzen, sterile Tupfer, Kanülen darauf steril ablegen.
  - Gründliche Hautdesinfektion vornehmen (großzügige Verwendung von Desinfektionsmittel).
    - Auf die Wirkzeit des Desinfektionsmittels achten.
    - Die Punktionsstelle mit einem trockenen, sterilen Tupfer abwischen.

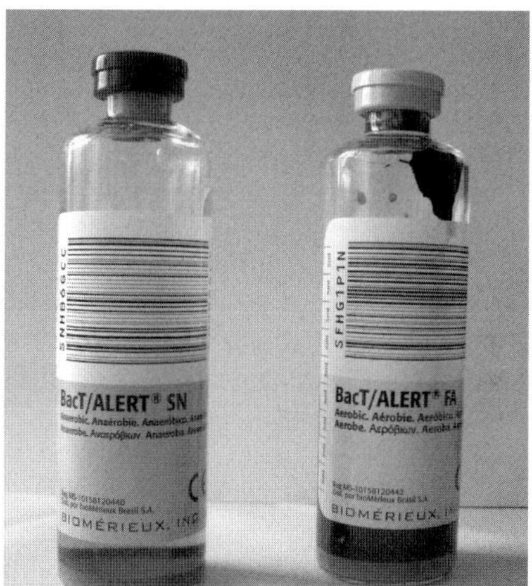

Abb. 7.1 Blutkulturflaschen.

- Nochmals Desinfektionsmittel aufsprühen und trocknen lassen.
- Jetzt die Punktionsstelle nicht mehr palpieren.
- Wenn eine Assistenz vorhanden ist, kann auch die sterile Verpackung der Handschuhe als Ablage benutzt werden.
- Spritzen, Kanüle und sterile Tupfer reicht dann die Assistenz steril an. Nach der Blutentnahme kann die blutgefüllte Spritze auf dieser sterilen Verpackung abgelegt werden.
- Sterile Handschuhe anziehen.
- Punktion des Gefäßes (nicht an bereits entzündeten Hautarealen punktieren, da so das Ergebnis verfälscht werden könnte).
- 10 ml Blut mit der 1. Spritze entnehmen.
- Spritze abziehen (ggf. den Schlauch des Butterfly™ abknicken) und auf die sterile Unterlage legen.
- Mit der 2. Spritze 10 ml Blut entnehmen.
- Stauschlauch durch Assistenz lösen lassen, sonst darauf achten, dass beim Berühren des Stauschlauchs diese Hand nicht mehr steril ist.
- Spritze abziehen und auf die sterile Unterlage zurücklegen.
- Kanüle herausziehen.
- Sterilen Tupfer zur Kompression der Punktionsstelle anlegen.
- Deckel der Blutkulturmediumflaschen öffnen. Je nach Angaben des Herstellers die Blutkulturmediumflasche desinfizieren bzw. so belassen.
- Die 2 Kanülen auf beide Spritzen aufsetzen (dabei möglichst mit der sterilen Hand arbeiten) und in die Flaschen laufen lassen (das Blut wird durch den Unterdruck aus den Spritzen gesogen, *nicht* einspritzen, die Flasche könnte platzen).

Wichtig:

Bei einem zentralvenösen Katheter (ZVK) sollten Blutkulturen sowohl peripher als auch zentral entnommen werden.

7.2.3 Nachbereitung

- Sofortiger Transport des Untersuchungsmaterials ins Labor.
- Wichtig ist das Ausfüllen des Anforderungsscheins mit Angabe von:
  - Patientendaten
  - Entnahmezeit
  - Probematerial
  - Verdachtsdiagnose
  - bisherige Antibiotikatherapie.

8 Einzelknopfnaht

A. Trapp

Die chirurgische Praxis kennt eine ganze Reihe von Nahttechniken, die je nach Indikation und zuweilen auch Vorliebe des Operateurs angewandt werden. Die Einzelknopfnaht stellt dabei eine der wesentlichen Techniken zur Versorgung von Haut-, Subkutan-, Muskel- und Fasziengewebe dar.

Die Indikationen der Einzelknopfnaht sind:

- Operationswunden.
- klaffende Riss-Quetschwunden (nicht älter als 6 Stunden).
- Platzwunden (nicht älter als 6 Stunden).

8.1 Material

8.1.1 Nahtmaterial

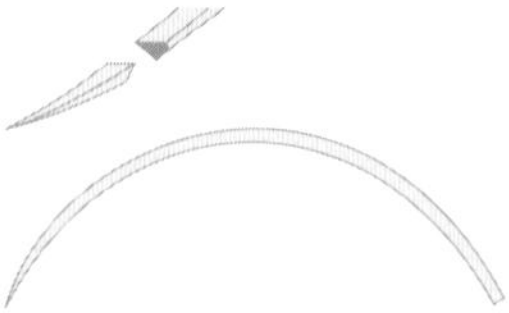

Im Handel sind diverse Nadeln mit unterschiedlichen Schliffen, Längen und Rundungen erhältlich. Jede dieser Nadeln wurde für ein spezielles Gebiet der operativen Fächer geschaffen. Für die Einzelknopfnaht empfiehlt sich eine *außen schneidende Nadel* mit *dreieckigem Querschnitt und 3/8 Bogenlänge*. Die Nadel ist am Aussenbogen schneidend und minimiert somit das Trauma im Stichkanal.

Für Hautnähte nach Einzelknopfnahttechnik wählt man einen *nichtresorbierbaren Faden*, z. B. Primalon oder Dermalon in einer *Stärke von 2/0 bis 6/0*, am gebräuchlichsten ist 3/0. Die Fadenstärke variiert je nach der Belastung, die nach dem Wundverschluss an der Nahtstelle erwartet wird.

8.1.2 Wundversorgungsmaterial

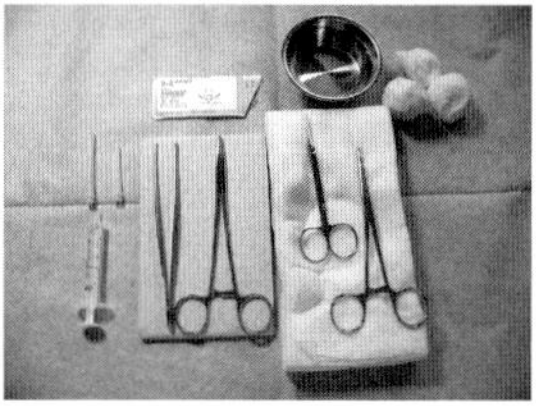

Viele Kliniken führen ein Wundversorgungsset mit unterschiedlicher Ausstattung. Ein typisches Wundversorgungsset sollte mindestens folgende sterile Gegenstände enthalten:

- 1 chirurgische Pinzette (die mit den Zähnchen vorn)
- 1 Nadelhalter
- 1 Klemme
- 1 Schere
- 1 Abdecktuch
- 1 Schale
- mehrere Tupfer
- mehrere Kompressen.

Dieses Set ergänzt man je nach Bedarf durch Desinfektionsmittel, Nahtmaterial, Lokalanästhetikum, eine 5-ml-Spritze, 2 Kanülen, einzeln verpackte Instrumente und sterile Handschuhe in der richtigen Größe.

8.1.3 Verwendung der Instrumente

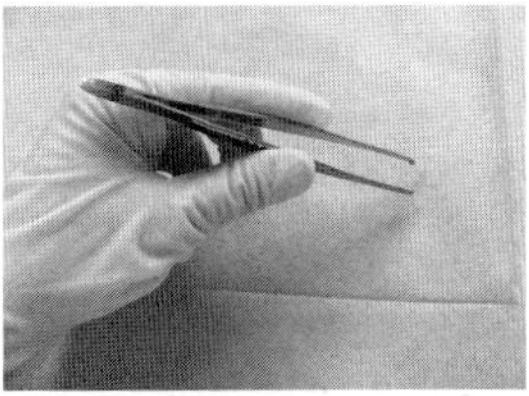

Die *chirurgische Pinzette* wird zwischen Daumen und Zeigefinger, ähnlich einem Füllfederhalter, gehalten.

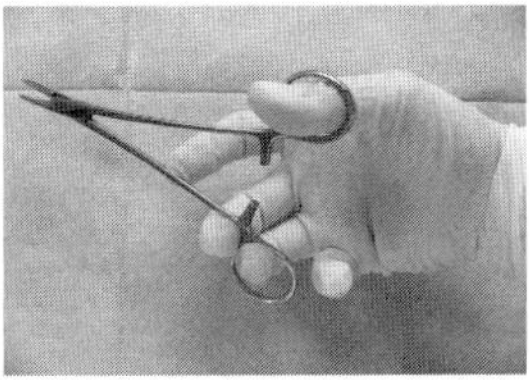

In die Ösen des *Nadelhalters* führt man den Ringfinger und das Daumenendglied ein. Der Zeigefinger liegt zur exakten Führung dem Instrument auf.

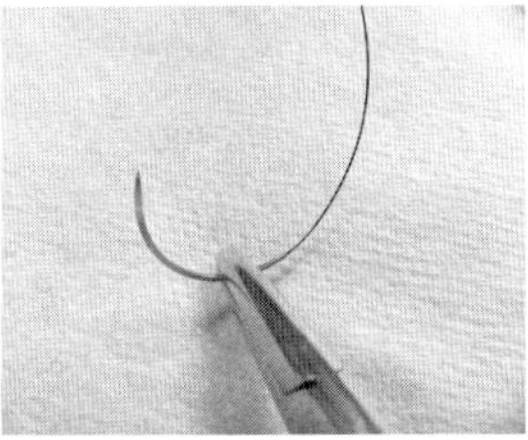

Es ist sinnvoll, das Öffnen und Schliessen des Nadelhalters einige Male zu üben, da es das spätere Arbeiten sehr erleichtert. Die Nadel wird in ihrem hinteren Drittel eingespannt.

8.2 Vorbereitung

1. Aufklärung des Patienten, evtl. Rasur des Wundgebietes.
2. Bereitstellen aller Materialien inklusive Mundschutz.
3. Desinfektion der eigenen Hände.
4. Anlegen der sterilen Handschuhe.
5. Steriles Aufziehen des Lokalanästhetikums.
6. Reinigung, Desinfektion und Inspektion der Wunde.
7. Abdeckung der Wunde mit sterilen Tüchern.

8. Infiltration des Lokalanästhetikums parallel zu den Wundrändern:
   - Dazu sticht man ca. 1 cm von einer der Wundspitzen entfernt mit einer feinen Nadel ein und aspiriert.
   - Zeigt sich kein Blut in der Spritze, setzt man eine Quaddel (ein kleines intra-/subkutanes Depot).
   - Nach kurzer Wartezeit kann die Nadel durch das Depot hindurchgeschoben und das Lokalanästhetikum in Form mehrerer Quaddeln unter Aspirationskontrolle entlang der Wundränder appliziert werden.
   - Nach einer Wartezeit von ca. 1–2 min kann die Schmerzempfindung mit der Pinzette getestet werden.

Die weiteren Schritte werden im folgenden Abschnitt beschrieben.

8.3 Wundverschluss

Ziel: Spannungsfreie Adaptation der Wundränder, sodass eine feine, strichförmige Narbe entsteht. Die Schritte 1 bis 8 werden im vorangehenden Abschnitt beschrieben.

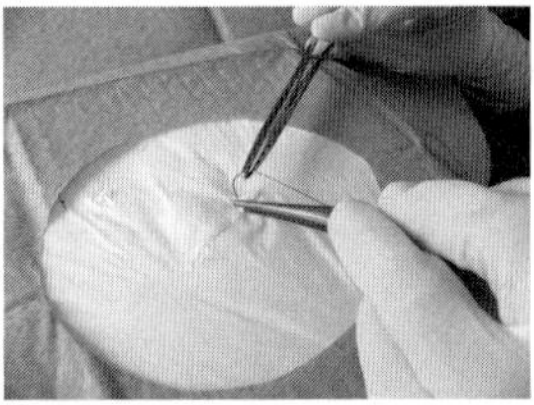

9. Für die Hautnaht greift man den einen Wundrand mit der Pinzette. Der Einstich erfolgt ca. 3–5 mm vom Wundrand entfernt in senkrechtem Winkel zur Hautoberfläche.

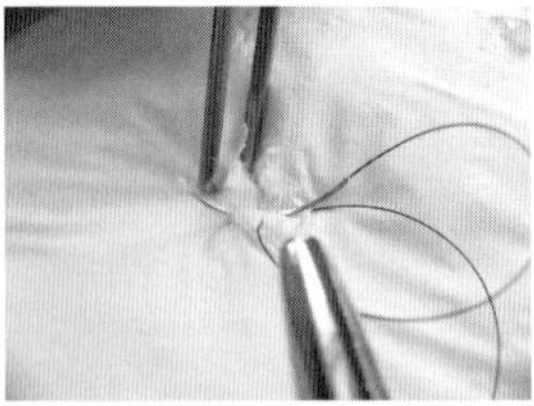

10. Zum Ausstechen schiebt man die Nadel mit einer Drehbewegung, die der Rundung der Nadel entspricht, durch den Wundspalt nach draußen.

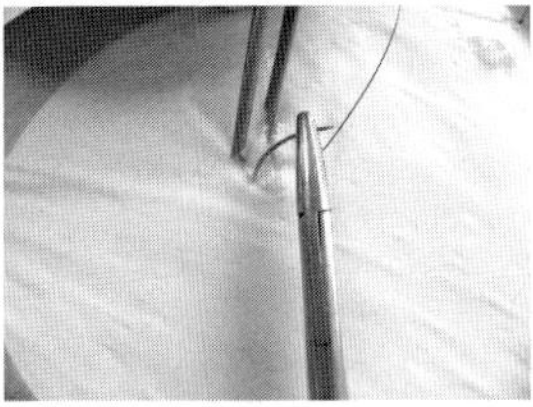

11. Mit dem Nadelhalter greift man nun die Nadel etwas unterhalb der Spitze und führt sie mit der gleichen Drehbewegung aus dem Wundspalt. **Cave:** Klemmt man die Nadel mehrfach an, kann sie stumpf werden.

Tipp für Fortgeschrittene:

Man kann auch beide Wundseiten auf einmal durchstechen.
Dafür drückt man mit der Pinzette den anderen Wundrand der Schubrichtung der Nadel entgegen. Durch die runde Bewegung der Nadel durch die Haut, kann man das Risiko des Verbiegens oder gar Abbrechens der Nadel minimieren.

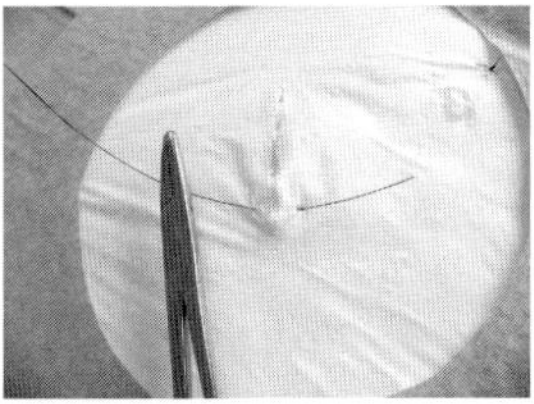

12. Jetzt wird der Faden, bis auf ein kurzes Ende, durchgezogen. Und die beiden Enden kommen rechts und links der Wunde zum Liegen.

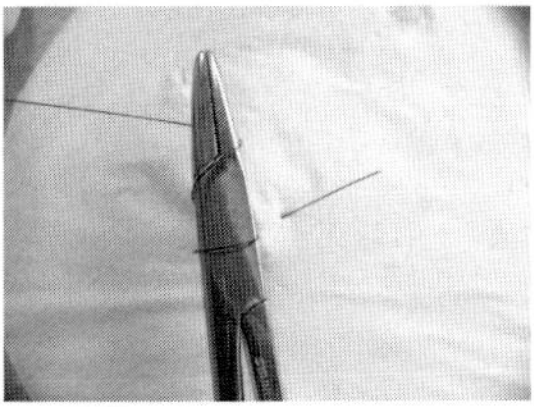

13. Dann legt man den geschlossenen Nadelhalter auf den nadeltragenden Teil des Fadens auf und wickelt den Faden zwei Mal um den Nadelhalter, der nun das kurze Fadenende greift.

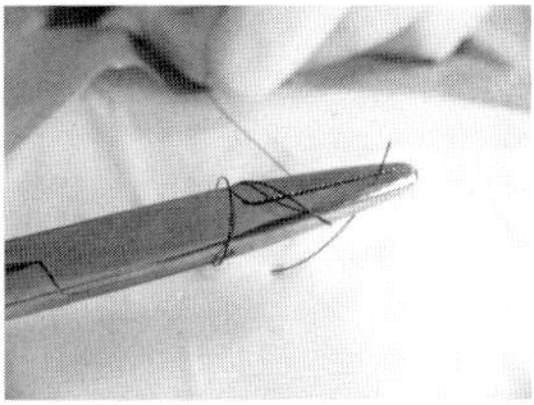

14. Jetzt lässt man die Schlaufen über die Spitze des Nadelhalters rutschen.

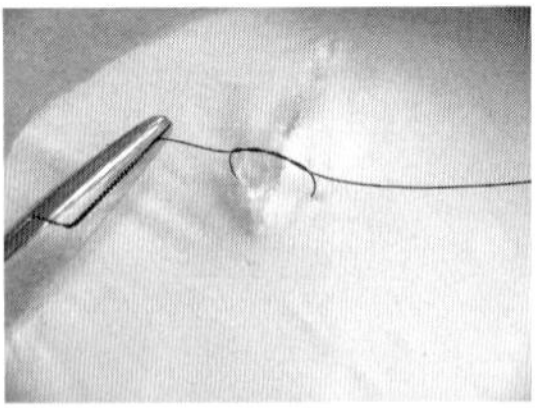
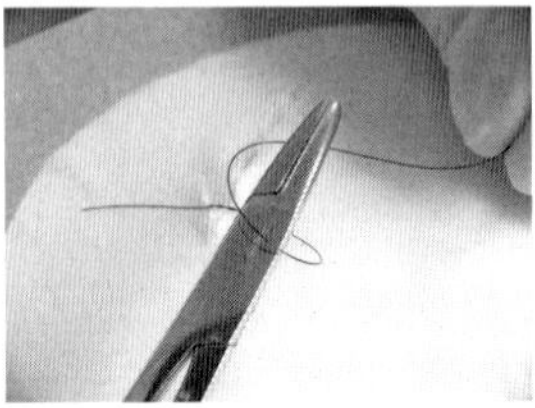
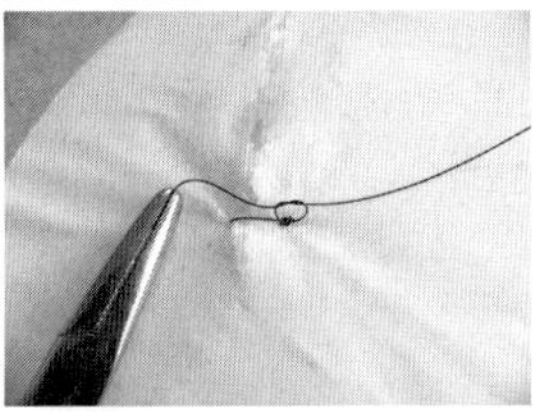

15. Den so entstandenen Knoten zieht man fest, indem man die einzelnen Enden auf die Gegenseite der Wunde zieht. Diesen Vorgang wiederholt man noch zwei Mal. Je nach gewähltem Nahtmaterial reicht es ab dem zweiten Knoten, den Faden nur noch einmal um den Nadelhalter zu schlingen.
    Wie bei der manuellen Knüpftechnik ist auch beim Instrumentenknoten darauf zu achten, dass nach zwei gleichläufigen ein gegenläufiger Knoten geknüpft wird. Dafür wird der Nadelhalter an Stelle auf den nadeltragenden Teil des Knoten unter diesen gehalten.

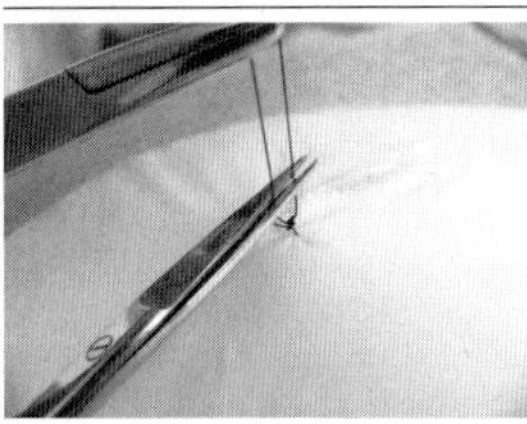

16. Der Faden wird nun auf ca. 5 mm gekürzt.

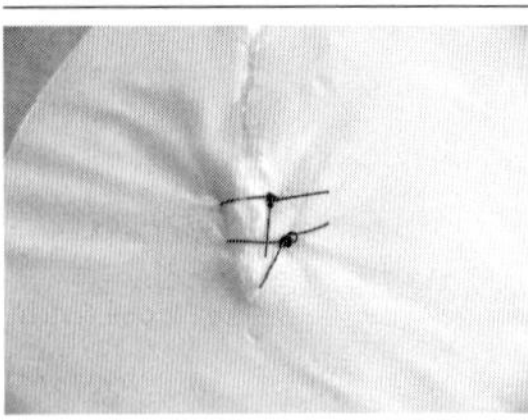

17. Der Abstand zwischen den einzelnen Nähten sollte etwa dem Abstand zwischen Ein- und Ausstich entsprechen und die Wunde vollständig adaptieren.

9 Gips entfernen

H. Dashti

„Gipsverbände" haben sich in den letzten Jahren weiterentwickelt. Sie sind leichter in der Handhabung geworden und müssen nicht immer aus Gips sein. Kunststoffverbände haben auf Grund ihres hohen Tragekomforts und der Hautfreundlichkeit längst den Weg in die Kliniken geschafft.

Ungeachtet der Form und des Materials ist jedoch auf eine schonende und schmerzfreie Art des Entfernens zu achten. Dabei sollte sehr sorgfältig und vorsichtig vorgegangen werden. Das Entfernen wird nicht nur nach der Abheilung, sondern in bestimmten Fällen auch während des Heilungsprozesses notwendig. Daher ist jede Anwendung von Gewalt oder Unachtsamkeit zu vermeiden, um dem Patienten keinen Schaden zu zufügen.

Bei Verdacht auf Komplikationen sollte man immer an den altbewährten Spruch unter erfahrenen Pflegenden denken: „Wer den Gipsverband trägt, hat immer recht."

9.1 Vorbereitung

- Informieren des Patienten.
- Den Patienten in eine bequeme Lage – Sitzen oder Liegen – bringen.
- Gipsverband auf eine feste Unterlage legen.
- Information, Erklärung und Demonstration (v. a. bei Kindern) der Funktionsweise der Gipssäge!
- Material:
  - Gipsschere
  - Gipsstanze
  - Gipsabreißzange
  - Gipssäge
  - Gipsspreizer.

Die Gipssäge

ist eine oszillierende Säge mit vibrierendem Sägeblatt. Auf die beim Durchtrennen des Gipses auftretende Erwärmung sollte der Patient hingewiesen werden.

9.2 Durchführung

- Mit einem Stift die Schnittführung auf den Gips einzeichnen:
  - in Längsrichtung
  - nicht über Knochenvorsprüngen.
- Mit der Gipssäge den Gipsverband entlang der Linie schneiden:
  - Hierbei die Gipssäge (s. Abb. 9.1 a) mit der arbeitenden Hand von oben anfassen.
  - Die passive Hand greift unten um die Säge und übt kurz nach Durchtrennen des Gipses Gegendruck.
- Die Gipssäge senkrecht auf den Gips drücken und leicht in den Gips schneiden.
- Sobald der Druck am Sägeblatt nachlässt, die Säge wieder vom Körper des Patienten wegbewegen und im nächsten Abschnitt des Gipses ansetzen.
- Mit Hilfe des Gipsspreizers (s. Abb. 9.1 b) den Gipsverband an der Schnittstelle auseinander biegen, sodass sich der Gipsverband in zwei Schalen aufteilt.
- Darauf achten, dass der Patient keine Verletzungen erleidet. Diese Gefahr besteht vor allem bei geringer Polsterung.
- Polsterung mit einer Schere durchschneiden.

Wichtig:

Bei Entfernen des Gipsverbandes ohne Motorsäge sollte die Führung der Stanze auf weichen Körperpartien angesetzt werden, um Schmerzen an Knochenvorsprünge zu vermeiden.
Harter Gips lässt sich am besten durch Gipssäge, weicher dagegen durch die Gipsstanze abtrennen.

Nach vorsichtigem Anheben des Körperteils den Gipsverband und die Polsterung entfernen.

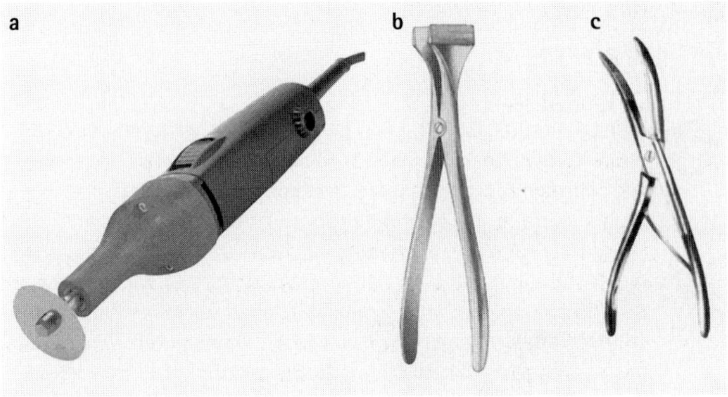

Abb. 9.1 Instrumente zum Entfernen eines Gipses. **a)** Gipssäge; **b)** Gipsspreizer; **c)** Gipsabreisszange

9.3 Nachbereitung

- Hautpflege des betroffenen Körperteils.
- Inspektion auf Druckstellen.

10 Impfungen und Injektionstechniken

T. A. Piening

10.1 Impfungen

Geimpft wird ab dem 3. Lebensmonat, meist während der U-Untersuchungen beim Kinderarzt. Aktuelle Impfempfehlungen werden von der STIKO (Ständige Impfkommission) festgelegt. Impfungen werden je nach Impfstoff subkutan oder intramuskulär gegeben (Technik s. u.). Impfung ist der wirksamste Schutz gegen die Ausbreitung von Infektionskrankheiten. Diese wichtige Säule der Prävention darf durch Impfmüdigkeit nicht vernachlässigt werden, da die trügerische Sicherheit immer mehr Menschen dazu veranlasst, die Angst vor Nebenwirkungen in den Vordergrund zu stellen.

Bei einer Impfreaktion kann es nach wenigen Tagen zu Fieber oder zu Schmerzen, Rötungen bzw. Schwellungen an der Injektionsstelle kommen. Eine Impfreaktion hat keinen Krankheitswert und ist eine zu erwartende Reaktion nach einer Impfung.

10.1.1 Anamnese

Achten Sie auf:
- Impfstatus.
- Unverträglichkeitsreaktionen.
- Gamma-Globulin-Gabe.
- Akute/chronische Erkrankungen/Immundefekte.

10.1.2 Impfkalender

Tab. 10.1 Impfkalender für Säuglinge, Kinder, Jugendliche und Erwachsene, Empfehlungen der STIKO (Epidemiologisches Bulletin des RKI vom 27. Juli 2007).

Impfstoff	**Alter in Monaten**					**Alter in Jahren**				
gegen	**2**	**3**	**4**	**11–14**	**15–23**	**5–6**	**9–11**	**12–17**	**ab 18**	**> 60**
Tetanus	1.	2.	3.	4.		A		A	A**	
Diphterie	1.	2.	3.	4.		A		A	A**	
Pertussis	1.	2.	3.	4.		A		A		
Hib	1.	2.	3.	4.						
IPV	1.	2.	3.	4.				A		
HB	1.	2.	3.	4.				G		
Pneumokokken	1.	2.	3.	4.						S
Meningokokken				ab 12. Monat						
MMR				1.	2.					
Varizellen				1.+ 2.*						
Influenza										S
HPV								SM		

* Varizellen: 2. Impfung nach 4–6 Wochen; A Auffrischung; A** Auffrischung jeweils 10 Jahre nach vorangegangener letzter Impfung; G Grundimmunisierung für alle nichtgeimpften Jugendlichen; SM Standard für Mädchen; S Standard

- 6-fach-Impfstoff (Tetanus, Diphtherie, Pertussis, Polio, *Haemophilus influenzae*, Hepatitis B, z.B. Hexavac®).
- Kombinationsimpfstoff (Masern, Mumps, Röteln ab 15. Lebensmonat, z.B. Priorix®)
- Pneumokokken (z.B. Prevenar®).

Cave:

- Die genannten Impfempfehlungen der STIKO sind vom 23.03.2007 und sollten auf jeden Fall unter http://www.rki.de aktualisiert werden, bevor geimpft wird.
- Impfungen ins Impfbuch eintragen (Datum, Unterschrift, Chargennummer)!

Einige Eltern wollen ihre Kinder nicht impfen lassen, da sie Impfkomplikationen fürchten. Daher sollten Sie auf die Inzidenz von Impfkomplikationen im Vergleich zu einem schweren Krankheitsverlauf hinweisen (z.B. Inzidenz der Masern-Enzephalitis 1/1000 bei Masern-Erkrankung!).

Merke:

Impfungen sind nicht gesetzlich vorgeschrieben!

10.1.3 Lebendimpfungen

- Masern, Mumps, Röteln.
- BCG (Tuberkulose), nicht mehr empfohlen!

10.1.4 Totimpfungen

- Pertussis.
- Polio (IVP) – Lebendimpfstoff (OPV).
- Haemophilus influenzae (Hib).
- Hepatitis B.
- Diphtherie.
- Tetanus.

10.1.5 Zusätzlich empfehlenswerte, freiwillige Impfungen

- Ältere Menschen, Krankenhauspersonal, Immunsupprimierte:
  - Influenza-Impfung.
- Kinder:
  - Varizellen-Impfung (aktuelle Empfehlung STIKO)
  - Meningokokken-Impfung.
- Endemiegebiete: FSME.

10.1.6 Hepatitis-B-Infektion der Mutter

Direkt nach Geburt passive *und* aktive Impfung gegen Hepatitis B!

Die folgenden Impfungen werden mit 5-fach-Impfstoff und nicht mit 6-fach-Impfstoff vorgenommen. Die Hepatitis-Impfung wird extra nach einem anderen Schema gegeben.

Cave:

Bei Hepatitis-B-Infektion der Mutter gilt ein anderes Impfschema!

10.1.7 Kontraindikationen

- Aktuelle Infekte, chronische Krankheiten, Entwicklungsverzögerung (Nutzen und Risiko abwägen).
- Lebendimpfung bei Schwangerschaft.
- Pertussis bei progredienten neurologischen Krankheiten.
- Immunsuppression gilt nicht als Kontraindikation für alle Impfungen! Totimpfungen, und Varizellenimpfung (Lebendimpfung) können je nach Gesundheitszustand gegeben werden!
- HIV-Infektion: Standardimpfplan bei Symptomlosigkeit, bei fortgeschrittener Krankheit keine Lebendviren!

10.2 Injektionstechniken

Injektionstechniken:
- intravenös (i. v.)
- intramuskulär (i. m.)
- subkutan (s.c.)
- intrakutan (i.c.) (Tine-Test).

10.2.1 Intravenöse Injektion

Beispiel: Medikamente.

Vorgehen wie bei venöser Blutabnahme:
- Anlegen des Stauschlauchs.
- Desinfektion der Injektionsstelle.
- Punktion der Vene.
- Aspiration, um zu sehen, ob die Nadel man in der Vene liegt.
- Stauschlauch lösen.
- Langsame Gabe des Medikaments in die Vene.

10.2.2 Subkutane Injektion

Beispiele: Impfstoffe, Insulin.

Vorgehen:
- Spritze mit subkutaner Nadel verwenden.
- Bei Impfungen am besten am Oberarm:
  - Oberarm entspannt hängen lassen (alternativ den Arm auf die Hüfte aufstützen).
  - Desinfizieren der Injektionsstelle.
  - Hautfalte mit einer Hand anheben.
  - Mit anderer Hand die Nadel im 60°-Winkel in die Hautfalte stechen.
  - Aspirieren.
  - Langsam injizieren.

Bei einigen Patienten ist es nicht möglich, eine Hautfalte anzuheben.

Alternatives Vorgehen (s. Abb. 10.2):
- Arm entspannt hängen lassen.
- Desinfizieren der Injektionsstelle.
- Haut mit einer Hand spannen.
- Nadel im 90°-Winkel einstechen.
- Aspirieren.
- Langsam injizieren.

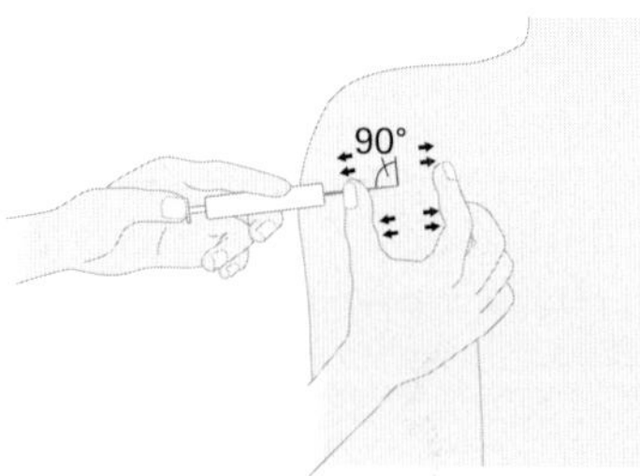

Abb. 10.1 Subkutane Injektion.

Merke:

- Auf Grund der kurzen Nadel besteht kaum Gefahr, aus Versehen i. m. zu injizieren!
- Insulin besser in die Bauchfalte injizieren.

10.2.3 Intramuskuläre Injektion (s. Abb. 10.2)

Beispiel: Hepatitis-B-Impfung.

Vorgehen bei Erwachsenen:

- Intramuskuläre Nadel benutzen (bei Kleinkindern auch subkutane Nadel möglich).
- Oberarm locker hängen lassen.
- Desinfizieren der Injektionsstelle.
- Muskel am lat. Oberarm mit einer Hand fest anheben.
- Nadel im 90°-Winkel einstechen.
- Aspirieren.
- Langsam spritzen.

Wichtig:

Besser i.m.-Injektion in den Oberarm als in den M. glutaeus maximus, da die Gefahr geringer ist, Nerven zu treffen!

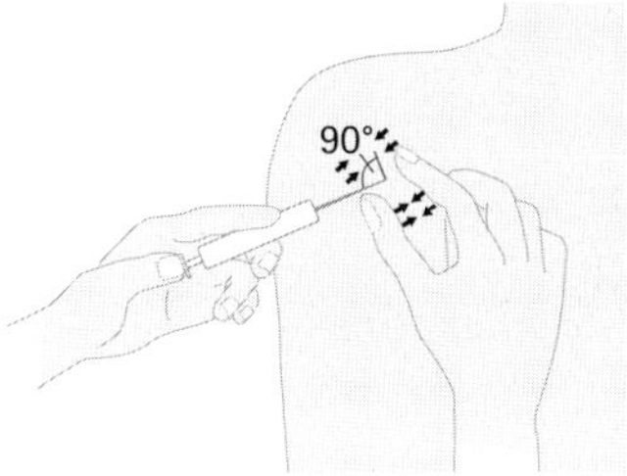

Abb. 10.2 Intramuskuläre Injektion.

Vorgehen bei Kleinkindern (s. Abb. 10.3)

- Kleinkind auf die Seite drehen (am besten auf dem Wickeltisch).
- Unterschenkel in 90°-Winkel zum Oberschenkel festhalten.
- Desinfizieren der Injektionsstelle.
- Muskel am seitlichen Oberschenkel anheben.
- Nadel im 90°-Winkel einstechen.
- Aspiration.
- Langsam injizieren.

Wichtig:

Bei i.m.-Injektion bei Kleinkindern immer eine Pflegende um Hilfe bitten, denn gleichzeitig das Bein festhalten, den Muskel anheben und Stechen schafft man nicht alleine!

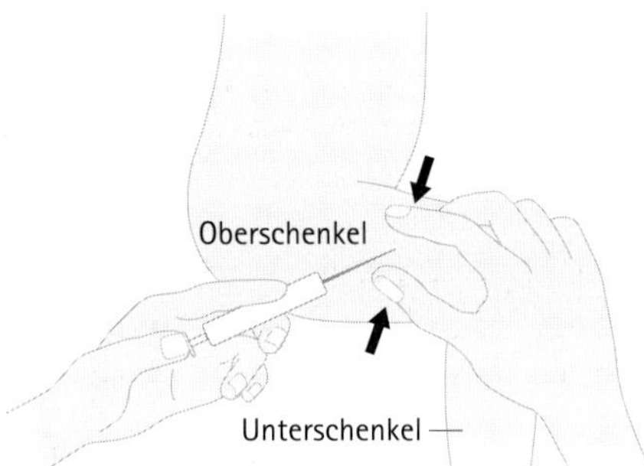

Abb. 10.3 Intramuskuläre Injektion beim Kleinkind.

10.2.4 Intrakutane Injektion, Tine-Test

Die subkutane Injektionstechnik ist nicht einfach – also nicht verzagen, wenn es nicht gleich klappt!

Beispiel: Am Besten lässt sich die intrakutane Technik am Beispiel des Tine-Tests im Rahmen des Mendel-Mantoux-Tests erklären. Er wird zur Tbc-Diagnostik bei Menschen angewandt, die mit Tbc in Berüh-

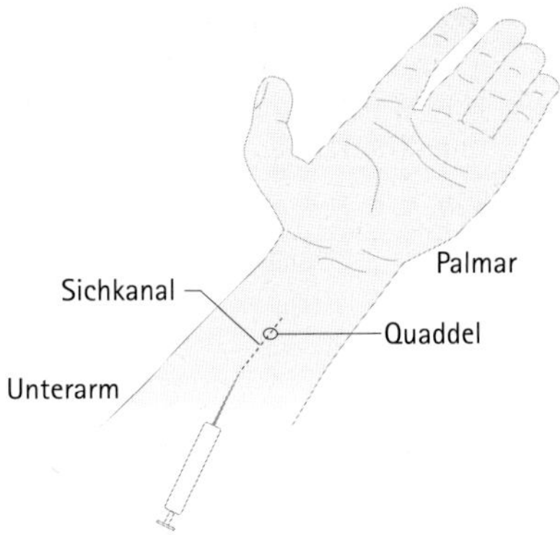

Abb. 10.4 Intrakutane Injektion beim Tine-Test.

rung kamen, und gilt als sehr zuverlässig. Da hierbei in die obere Hautschicht gespritzt wird, ist es wichtig, die Nadel möglichst parallel zur Haut zu führen!

Vorgehen (s. Abb. 10.4):

- Desinfizieren der Injektionsstelle.
- Die Haut am mittleren Drittel des Unterarms mit der Nadel in möglichst flachem Winkel anstechen und sofort parallel unter der Haut weiterführen.
- Die Nadel muss dabei unter der Haut *sichtbar* sein!
- Die Nadel einige Zentimeter vorschieben.
- Eine kleine Quaddel setzen: Lokal einen Teil des Spritzeninhalts langsam injizieren. Die Nadel minimal zurückziehen und dabei vorsichtig weiter injizieren – der Spritzeninhalt soll lokal an einer Stelle bleiben!

Cave:

Nicht vergessen die Quaddel zu markieren, sonst kann der Test nicht abgelesen werden.

Der Tine-Test kann nach 72 Stunden abgelesen werden:

Durchmesser	Dicke	Ohne Kontakt	Mit Kontakt
≥ 5 mm		negativ	negativ
6–10 mm	< 1 mm	fraglich	positiv prov.
6–10 mm	≥ 1 mm	fraglich	positiv prov.
≥ 11 mm	< 1 mm	fraglich	positiv prov.
≥ 11 mm	≥ 1 mm	positiv	positiv
≥ 15 mm	≥ 1 mm	eindeutig positiv	eindeutig positiv

Teil 4 Anwendungsgebiete

1 Pulslosigkeit

O. Ahlers

Grundsätzlich müssen drei Situationen unterschieden werden, in denen professionelle Helferinnen/Helfer mit einem Kreislaufstillstand konfrontiert werden können:

1. als zufällig anwesende Zeugen ohne weitere Hilfsmittel (z. B. auf der Straße oder in der Wohnung).
2. als zufällig anwesende Zeugen unter zusätzlichem Einsatz eines halbautomatischen Defibrillators (z. B. auf Flughäfen oder in öffentlichen Gebäuden).
3. als professionelle Helfer unter Einsatz aller notwendigen technischen und medikamentösen Hilfsmittel (z. B. im Krankenhaus oder auf dem Notarztwagen).

In den Situationen 1 und 2 kommen die Algorithmen für den Basic Life Support mit oder ohne halbautomatische Defibrillation zum Einsatz, die in Teil 1, Kapitel 4 besprochen werden. In diesem Kapitel soll ergänzend die professionelle kardiopulmonale Reanimation im Rahmen des „Advanced Life Support" bei Erwachsenen dargestellt werden (Situation 3). Ein vereinfachter Universalmegacode „Reanimation/Rhythmusstörung" findet sich in Teil 4, Kapitel 3.3.

Wichtig:

Unabhängig davon, in welchem der drei Szenarien der Helfer oder die Helferin agiert, gilt: Werden Beatmung und Herzdruckmassage im Falle eines Kreislaufstillstandes nicht durchgeführt, so werden die Patienten das Ereignis wahrscheinlich nicht ohne neurologisches Defizit überleben!

Nach Eintreffen am Notfallort, Überprüfen der Vitalfunktionen und Feststellen der Pulslosigkeit bzw. der Indikation zur kardiopulmonalen Reanimation (s. Teil 1, Kap. 4) richtet sich das weitere Vorgehen des „Advanced Life Support“ (ALS) nach der mutmaßlichen Dauer des

Kreislaufstillstandes und damit nach der Hypoxiezeit. Einerseits stellt die frühzeitige Defibrillation die effektivste Therapie eines Kammerflimmerns (der häufigsten primären Form des Kreislaufstillstandes beim Erwachsenen) oder einer pulslosen ventrikulären Tachykardie bei gut oxygenierten Patienten dar, um die vorliegenden kreisenden Erregungen zu unterbrechen. Andererseits sollte ein hypoxischer Patient erst einmal mit Sauerstoff versorgt werden, um einen hypoxischen (Hirn-)Schaden zu vermeiden. Bei Hypoxie wäre eine erfolgreiche Defibrillation auf Grund der Ischämie des Herzmuskels zudem sehr unwahrscheinlich. Hieraus resultieren die folgenden Empfehlungen:

1. Außerhalb des Krankenhauses: Bei einem beobachteten Kreislaufstillstand wird innerhalb eines Zeitfensters von 5 min so früh wie möglich eine EKG-Analyse über die Elektroden des Defibrillators vorgenommen und ggf. sofort defibrilliert. Hingegen wird bei einem unbeobachteten Kreislaufstillstand bzw. bei einem beobachteten Kreislaufstillstand, der länger als 5 min zurückliegt, vor der EKG-Analyse erst einmal 2 min kardiopulmonale Reanimation (CPR) durchgeführt, um die mutmaßliche Hypoxie zu beenden.
2. Innerhalb des Krankenhauses wird immer sofort bei Eintreffen des Defibrillators eine EKG-Analyse über die Defibrillator-Elektroden durchgeführt und ggf. sofort defibrilliert.

In jedem Fall wird selbstverständlich mindestens bis zum Eintreffen des Defibrillators die kardiopulmonale Reanimation – im Idealfall mit Beutel-Masken-Beatmung und Sauerstoffzufuhr (s. Teil 3, Kap. 2) – durchgeführt.

Auf Grund der nach den oben beschriebenen Kriterien durchgeführten EKG-Analyse über die Defibrillator-Elektroden werden zwei Formen des Kreislaufstillstandes unterschieden, deren Therapie im Folgenden getrennt besprochen wird:

1. Kammerflimmern (KF)/pulslose ventrikuläre Tachykardie (VT) = ventrikulkäre „re-entries".
2. Asystolie/pulslose elektrische Aktivität (PEA) = keine ventrikulären „re-entries".

1.1 Kammerflimmern und pulslose ventrikuläre Tachykardie

Sowohl dem Kammerflimmern (s. Abb. 1.1) als auch der ventrikulären Tachykardie (s. Abb. 1.2) liegen kreisende Erregungen („re-entries") zu Grunde. Beim Kammerflimmern führen mehrere gleichzeitige „re-entries" dazu, dass es überhaupt keine koordinierte elektrische Erregungsausbreitung und damit keine Kammerkontraktion gibt. Das heißt, es kommt immer zum Kreislaufstillstand. Hingegen liegt bei der ventrikulären Tachykardie in der Regel nur ein „re-entry" vor. Die Erregungsausbreitung in der Kammer erfolgt verlangsamt (breiter Kammerkomplex), was zu ineffektiver Ventrikelfüllung und -kontraktion führen kann. Abhängig von verschiedensten Einflussfaktoren kann eine ventrikuläre Tachykardie (VT) mit nahezu normalen Kreislaufverhältnissen (stabile VT, s. Teil 4, Kap. 3), mit niedrigem Blutdruck (instabile VT, s. Teil 4, Kap. 3) oder im Extremfall auch mit einem Kreislaufstillstand (pulslose VT) einhergehen. Pulslose VT und Kammerflimmern werden identisch behandelt.

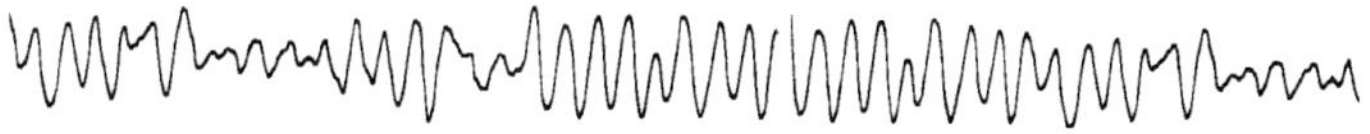

Abb. 1.1 EKG eines Patienten mit Kammerflimmern: keinerlei Rhythmus erkennbar, keine koordinierte elektrische Erregungsausbreitung.

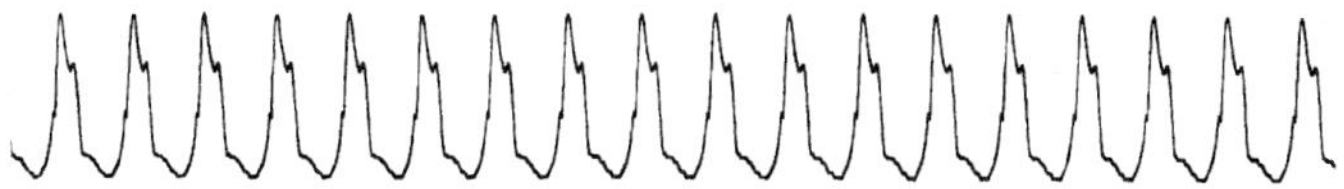

Abb. 1.2 EKG eines Patienten mit (pulsloser) ventrikulärer Tachykardie: tachykarde, regelmäßige, verbreiterte und deformierte Kammerkomplexe.

1.1.1 Initialtherapie bzw. „1. Durchgang"

Vorgehen bei Diagnose eines Kammerflimmerns (KF, s. Abb. 1.1) bzw. einer pulslosen ventrikulären Tachykardie (VT, s. Abb. 1.2):

- Sofort nach EKG-Analyse wird einmalig ein Stromstoß von 360 Joule appliziert (Defibrillation).
- Daraufhin wird unabhängig vom resultierenden EKG-Bild ohne weitere Maßnahme unverzüglich die kardiopulmonale Reanimation (CPR) für 2 min fortgesetzt bzw. begonnen.
- Währenddessen ist Zeit, eine Venenverweilkanüle zu platzieren (s. Teil 3, Kap. 1).
- Anschließend wird die Rhythmusanalyse wiederholt und bei EKG-Änderung der Puls kontrolliert.

In modernen Defibrillatoren wird der Strom zunehmend in biphasischer statt, wie bisher üblich, in monophasischer Form freigesetzt. Hierdurch wird gleiche Effektivität mit niedrigerer Energie (150 J statt 360 J) erzielt.

1.1.2 „2. Durchgang"

Persistiert das Kammerflimmern bzw. die pulslose ventrikuläre Tachykardie unter der Initialtherapie, wird ein zweiter Durchgang gestartet, das heißt:

- Es wird erneut mit 360 J defibrilliert.
- Unmittelbar werden 2 min CPR angeschlossen.
- Diese 2 Minuten können genutzt werden, um eine endotracheale Intubation vorzunehmen, falls der Helfer diese sicher beherrscht – falls nicht, ist eine effektive Maskenbeatmung besser als frustrane Intubationsversuche (s. Teil 3, Kap. 2).
- Zudem sollte spätestens jetzt eine kontinuierliche EKG-Ableitung über Klebeelektroden durchgeführt werden.
- Anschließend erfolgt wieder eine EKG- und ggf. Pulskontrolle.

1.1.3 „3. Durchgang"

Bei unveränderter Situation wird jetzt der dritte Durchgang gestartet. Dieser unterscheidet sich von den vorherigen durch eine weitere Eskalationsstufe:

- Zusätzlich wird unmittelbar vor der dritten Defibrillation 1 mg Adrenalin i. v. appliziert. Ziel der Adrenalingabe ist zum einen die

Erhöhung des peripheren Widerstandes und damit des Blutdrucks während der CPR, zum anderen eine verbesserte Ansprechbarkeit des Herzens auf die Defibrillation.

- Nach der Medikamentengabe wird sofort erneut einmalig mit 360 J defibrilliert.
- Zwei Minuten CPR werden angeschlossen.
- Danach erfolgen EKG- und ggf. Pulskontrolle.

Alternativ zur ersten intravenösen Adrenalingabe wird bei fehlendem i.v.-Zugang die intraossäre Applikation von 1 mg Adrenalin mit Hilfe einer „Bone Injection Gun" empfohlen, die allerdings in vielen Notfallkoffern noch fehlt. Dritte Wahl ist die endotracheale Gabe von 3 mg Adrenalin, verdünnt mit 7 ml NaCl.

1.1.4 „4. Durchgang"

War auch der dritte Durchgang nicht erfolgreich, folgt mit dem vierten Durchgang eine weitere Eskalationsstufe:

- Es werden 300 mg Amiodaron als Bolus i. v. injiziert („cardiac arrest dose")
- wiederum direkt gefolgt von einer Defibrillation mit 360 J und
- 2 min CPR.

1.1.5 Weitere „Durchgänge"

Der oben für die ersten vier Durchgänge detailliert skizzierte Kreislauf (Defibrillation mit 360 J → 2 min CPR → EKG- und ggf. Pulskontrolle → Defibrillation mit 360 J → ...) wird bis zum Erfolg bzw. bis zum Einstellen der Reanimation fortgesetzt.

Auf Gund der kurzen Halbwertzeit wird in jedem weiteren ungeraden (also im 5., 7., 9. ...) Durchgang die Gabe von 1 mg Adrenalin i. v. wiederholt.

1.2 Asystolie und pulslose elektrische Aktivität

Bei Asystolie (s. Abb. 1.3) ist jegliche elektrische Aktivität der Herzmuskelzellen erloschen, während bei pulsloser elektrischer Aktivität

(PEA, s. Abb. 1.4) eine vorhandene elektrische Aktivität nicht in effektive mechanische Herzaktionen umgesetzt wird („elektromechanische Entkoppelung“). Im EKG kann bei PEA nahezu jeder Rhythmus vorliegen. Pulslose ventrikuläre Tachykardien oder Kammerflimmern fallen allerdings nicht in die Kategorie PEA, sondern werden auf Gund der kreisenden Erregungen u. a. durch Defibrillation behandelt. Da bei Asystolie oder PEA keine kreisenden Erregungen zu Grunde liegen, ist hier ein Defibrillationsversuch nicht nur sinnlos, sondern schädigt u. U. den Herzmuskel und hält zudem von der ggf. lebensrettenden kardiopulmonalen Reanimation ab.

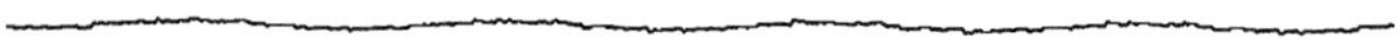

Abb. 1.3 EKG eines Patienten mit Asystolie. Die angedeutete Wellenform kommt durch die automatisch eintretende maximale Verstärkung durch das EKG-Gerät zu Stande.

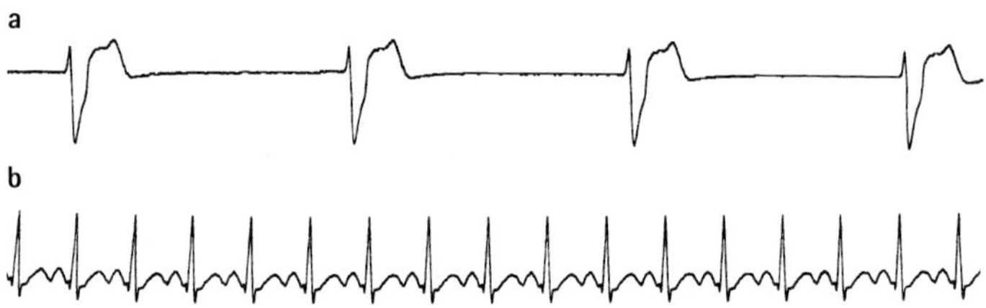

Abb. 1.4 EKGs von Patienten mit pulsloser elektrischer Aktivität (PEA).
a) Kammerersatzrhythmus ohne Vorhofaktivität (bradykarde, breite, deformierte Kammerkomplexe) ohne P-Wellen; **b)** Sinustachykardie – letztlich können bei PEA aber auch viele andere EKG-Rhythmen vorliegen.

1.2.1 Initialtherapie bzw. „1. Durchgang"

Da keine Defibrillation vorgenommen wird, ist das Therapieschema bei Asystolie bzw. pulsloser elektrischer Aktivität (PEA) wesentlich weniger kompliziert als bei Kammerflimmern bzw. pulsloser ventrikulärer Tachykardie:

- Nach sofortigem Beginn der CPR wird unmittelbar ein i.v.-Zugang gelegt und sofort 1 mg Adrenalin i. v. oder als 2. Wahl intraossär appliziert – 3 mg Adrenalin, verdünnt mit 7 ml NaCl endotracheal sind wieder nur die 3. Wahl.
- Ergänzend wird bei Asystolie und bei PEA mit einer Herzfrequenz < 60/min die frühzeitige Applikation von 3 mg Atropin i. v. empfohlen.
- Nach 2 min CPR wird die Rhythmus- und ggf. Pulsanalyse vorgenommen.

Parallel zu allen Maßnahmen muss nach behebbaren Ursachen vor allem für die PEA gesucht werden.

1.2.2 „2. Durchgang" und weitere „Durchgänge"

Vorgehen bei Erfolglosigkeit der vorangehend beschriebenen Maßnahmen:

- Die CPR sofort für 2 min fortsetzen und währenddessen
- im „2. Durchgang" eine endotracheale Intubation durchführen, falls der Helfer diese sicher beherrscht – falls nicht, ist wiederum eine effektive Maskenbeatmung die bessere Alternative zu frustranen Intubationsversuchen.
- Zusätzlich kann bei PEA mit Herzfrequenzen < 60/min ein (externer) Schrittmacher eingesetzt werden, während dies bei Asystolie nicht empfohlen wird.
- Nach 2 min CPR erneut EKG- und ggf. Pulsanalyse, gefolgt von einer Fortsetzung der CPR usw.
- Bei jedem weiteren ungeraden Durchgang (hier 3., 5., 7., 9. ...) wird 1 mg Adrenalin i. v. gegeben.

1.2.3 Prognose

Eine Asystolie ist meist Ausdruck einer längeren Hypoxie oder eines länger dauernden Kammerflimmerns mit stetig abnehmender Amplitude und entsprechender hypoxischer Myokardschädigung. Die Prognose bei Patienten mit Asystolie ist daher deutlich schlechter als bei Patienten mit pulsloser ventrikulärer Tachykardie oder Kammerflimmern.

Der Einsatz von Natriumbicarbonat (50 mval als Kurzinfusion) im Rahmen der kardiopulmonalen Reanimation wird nur in zwei Ausnahmesituationen empfohlen:

- Hyperkaliämie.
- Intoxikation mit trizyklischen Antidepressiva.

1.3 Flow-Chart „Kardiopulmonale Reanimation"

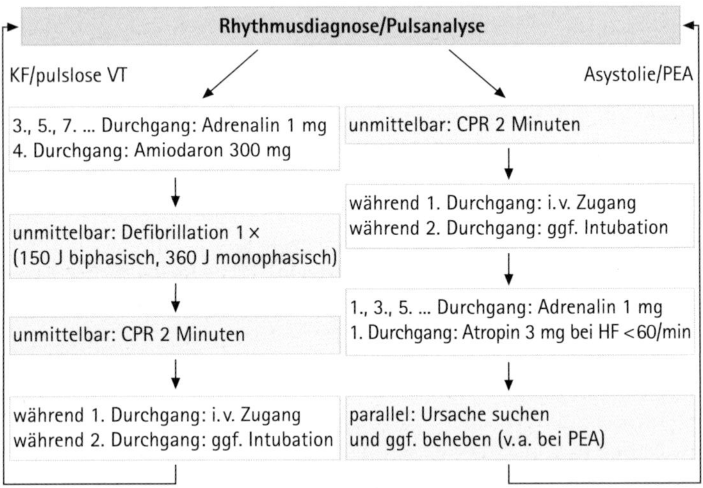

Abb. 1.5 Flow-Chart der professionellen kardiopulmonalen Reanimation. Obligate Therapieschritte sind grau hinterlegt, die weiß hinterlegten Schritte werden empfohlen. Letztlich ist die Ursachensuche in beiden Algorithmen wichtig, bei der PEA ist die sofortige Behebung dieser Ursachen aber meist essenziell für einen Therapieerfolg, daher wurden sie hervorgehoben.
Links: mit ventrikulären „re-entries"; **rechts:** ohne ventrikuläre „re-entries".

2 Bewusstlosigkeit

H.-G. Schlosser

2.1 Quantifizierung der Bewusstlosigkeit

Zur Bestimmung der zerebralen Funktion dient die Glasgow Coma Scale (GCS, s. Teil 1, Kap. 4). Sie wurde ursprünglich für die Beurteilung von Schädel-Hirn-Verletzten entwickelt, wird heute jedoch bei Bewusstlosigkeit unterschiedlicher Genese international angewendet. Anhand der GCS wird zum einen das weitere Vorgehen am Notfallort bestimmt, und sie liefert Hinweise auf das langfristige Behandlungsergebnis des Patienten. Ferner lässt eine wiederholte Erfassung der GCS in der Akutphase eine Beurteilung der Erkrankungsdynamik zu. Daher ist eine Dokumentation der GCS am Notfallort wichtig.

Wichtig:

Ein GCS-Wert ≤ 8 ist – wenn nicht schnell behebbare Ursachen (z. B. eine Hypoglykämie oder eine Opiatintoxikation) zu Grunde liegen – eine Indikation zur endotrachealen Intubation.

Während der Beurteilung des Patienten können auch fokale Defizite festgestellt werden. Sie können Hinweise auf die Lokalisation der Hirnschädigung (Paresen der Extremitäten) oder die Dynamik der Verletzung liefern (Pupillendilatation und Aufhebung der Lichtreagibilität bei Einklemmungssyndromen).

→ Eine definitive Diagnose der Schädigung wird meist erst durch die apparative Untersuchung (z. B. CT oder MRT) gestellt.

2.2 Krankheiten, die mit Bewusstlosigkeit einhergehen können

Schnell therapierbare Ursachen, die oft keiner endotrachealen Intubation bedürfen, sind:
- Stoffwechselstörungen.
- Intoxikationen.

Krankheiten, die bei Bewusstlosigkeit meist eine endotracheale Intubation und Beatmung erfordern, sind:
- Schädel-Hirn-Trauma.
- Nichttraumatische Subarachnoidalblutung.
- Intrazerebrale Blutung.
- Apoplektischer Insult.
- Status epilepticus.
- Bakterielle Meningitis.
- Enzephalitis.

2.2.1 Stoffwechselstörungen

Hypo- (häufig) oder Hyperglykämie (selten) sowie andere seltenere Stoffwechselstörungen können mit neurologischen Defiziten bis zur Bewusstlosigkeit einhergehen.

Auf Grund der einfach zu sichernden Diagnose und effektiver sofortiger Therapieoptionen ist vor allem die Hypoglykämie eine akut behebbare Ursache, wenn sie nicht übersehen wird.

2.2.2 Intoxikationen

Intoxikationen (z. B. durch Medikamente, Alkohol oder i. v. applizierte Opiate) führen oft zu Bewusstlosigkeit.

Die Auslöser sind oft einfach zu diagnostizieren (Inspektion der Umgebung, Befragung der Umstehenden, Stecknadelpupillen bei Opiatabusus) und durch allgemeine Maßnahmen (z. B. Magenspülung) und Antidote (z. B. Naloxon) zu therapieren, wenn daran gedacht wird.

2.2.3 Schädel-Hirn-Trauma

Beim Schädel-Hirn-Trauma (SHT) lässt sich aus der Punktsumme auf der GCS anhand von Tabelle 2.1 die Schwere der Hirnverletzung abschätzen. Diese Beurteilung ist für die weitere Behandlung und die Prognose entscheidend:

- Bei leichtem SHT kann nach radiologischem Ausschluss einer Kalottenfraktur eine Beobachtung zu Hause erfolgen.
- Bei schwerem SHT wird der Patient analgosediert, beatmet und in eine neurochirurgische Klinik transportiert.

Tab. 2.1 Einschätzung des Schweregrades eines SHT.

GCS-Punkte	Schweregrad des SHT
15–13	leicht
12–9	mittelschwer
8–3	schwer

Cave:

Das Verletzungsmuster lässt sich anhand der Schwere eines SHT nicht erkennen.

Einteilung des Schädel-Hirn-Traumas

Einzelne Verletzungskomponenten ergeben in Kombination jeweils unterschiedliche Verletzungsmuster beim Schädel-Hirn-Trauma (SHT):

- Offenes SHT: Ruptur der Dura Mater und somit offene Verbindung zwischen Außenumgebung und Gehirn.
- Epidurales Hämatom: Blutung zwischen Dura Mater und Kalotte. Ursache ist eine Läsion einer Hirnhautarterie, meist der A. meningea media auf Grund einer Kalottenfraktur. Um das epidurale Hämatom mit luzidem Intervall beim leichten SHT nahezu auszuschließen zu können, wird die Kalottenfraktur mittels Röntgen-Untersuchung gesucht.

- Subdurales Hämatom: Blutung zwischen Dura Mater und Cortex. Häufig ist eine Brückenvene gerissen. Es wird zwischen akutem und chronischem Subduralhämatom unterschieden.
- Kontusionsblutung: Blutungen im Hirnparenchym auf Grund von Scherkräften während des Beschleunigens und Abbremsens des Kopfes bei einem Trauma.
- Traumatische Subarachnoidalblutung: Die genannten Verletzungen können von einer traumatischen Subarachnoidalblutung begleitet sein.
- Diffuser Axonschaden: multiple Mikroläsionen von Axonen und Gefäßen bei Hochgeschwindigkeitstraumata.

2.2.4 Nichttraumatische Subarachnoidalblutung

Ätiologie

- Subarachnoidalblutung aus einem Aneurysma eines Hirngefäßes (angeboren oder erworben), die den Subarachnoidalraum durchqueren (A. communicans anterior, A. cerebri anterior, A. cerebri posterior, A. cerebri media, A. basilaris, A. carotis interna, A. pericallosa, A. vertebralis).
- Präpontine Subarachnoidalblutung.
- Blutung aus einer Arterio-venösen Fehlbildung.

Leitsymptome

- *Akutes*, starkes bis stärkstes Kopfschmerzereignis.
- Häufig akute Übelkeit und Erbrechen.
- Meningismus.

2.2.5 Intrazerebrale Blutung

Ätiologie

- Ruptur von Arteriolen:
  - primär bei Hypertonie mit Lipohyalinose (häufig im Bereich der Basalganglien, Zerebellum, Pons)
  - sekundär bei Grunderkrankung (Amyloidangiopathie, Gefäßanomalie, Gerinnungsstörung, Einblutung in Infarkt, vaskuläre Malformation)

Leitsymptome

- Häufig zunächst fokale Symptomatik.
- Später progrediente Vigilanzminderung.

2.2.6 Apoplektischer Insult

Ätiologie

Verschluss eines zerebralen Blutgefäßes, bedingt durch einen Embolus aus folgenden Lokalisationen (siehe auch Tab. 2.2):

- Gefäßthrombose.
- Stenose der A. carotis oder der A. vertebralis.
- Herz (häufig bei Mitralinsuffizienz) 10 %.
- Gefäßkompression.
- Gefäßwandlazeration.

Tab. 2.2 Richtungweisende neurologische Ausfälle bei ischämischen Insulten.

Gefäß	Neurologische Symptomatik
A. cerebri anterior	▪ Beinbetonte sensomotorische Hemiparese ▪ Zerebrale Blasenstörung
A. cerebri media	▪ Brachiofaszial betonte sensomotorische Hemiparese (häufig komplette Halbseitensymptomatik) ▪ Aphasie
A. cerebri posterior	▪ Hemianopsie

Transitorische ischämische Attacke (TIA)

Rückbildung der neurologischen Defizite innerhalb von 24 Stunden, meist jedoch innerhalb von Minuten.

Primär reversibles ischämisches neurologisches Defizit (PRIND)

Rückbildung der neurologischen Symptome innerhalb von 7 Tagen (selten). Bei länger andauernden Symptomen besteht meist ein kompletter apoplektischer Insult.

2.2.7 Status epilepticus

Ätiologie

- Versäumte Medikamenteneinnahme bei bekannter Epilepsie.
- Alkoholische- oder medikamentöse Induktion.
- Infektion.
- Stoffwechselstörung (Hypoglykämie).
- Hirntumoren.
- Kryptogene oder idiopathische Epilepsie.

Leitsymptome

- Generalisierte, tonisch-klonische Krämpfe.
- Häufig Zungenbiss.
- Harninkontinenz.
- Stuhlabgang.
- Gelegentlich Schaum vor dem Mund.
- Dauer länger als 30 min oder rezidivierende Anfälle ohne zwischenzeitliche Wiedererlangung des Bewusstseins.

Cave:

Auch auf einen „einfachen" generalisierter Krampfanfall folgt meist eine langsame Aufwachphase. Hier ist in der Regel keine endotracheale Intubation erforderlich.

2.2.8 Bakterielle Meningitis

Ätiologie

- Hämatogene Streuung einer bakteriellen Infektion.
- Fortleitung einer chronischen oder akuten Otitis media.
- Mastoiditis.
- NNH-Infektion.
- Nach offenem Schädel-Hirn-Trauma.

Erreger

- Meningokokken.
- Pneumokokken.
- Hämophilus influenzae (bei Kindern).

Leitsymptome

- Fieber.
- Kopfschmerz.
- Meningismus (DD Subarachnoidalblutung).

2.2.9 Enzephalitis

Ätiologie

- Hämatogene Streuung einer bakteriellen Infektion, meist Endokarditis.
- Viral (z.B. Herpes, Masern, Influenza, Cytomegalie-Virus).

Leitsymptome

- Kopfschmerz.
- Krampfanfälle und Bewusstseinsstörungen aus völligem Wohlbefinden heraus.
- Akute psychotische Symptome.

2.3 Therapieprinzipien der Primärversorgung

→ Ziel der Maßnahmen am Notfallort ist es, eine Ausdehnung der primär erfolgten Hirnschädigung zu verhindern. Diese Ausdehnung (Sekundärschaden) entsteht letztlich durch eine Hypoperfusion intakten Hirngewebes und kann bei Fortschreiten der Grunderkrankung in einen Circulus Vitiosus münden.

Um eine ausreichende Perfusion des Gehirns zu erreichen, muss der zerebrale Perfusionsdruck (CPP) ausreichend hoch (> 65 mmHg) sein. Der CPP lässt sich durch die Differenz zwischen mittlerem arteriellen Druck (MAP) und intrazerebralem Druck (ICP) bestimmen:
„CPP = MAP – ICP".

Da die Ermittlung des ICP am Unfallort nicht möglich ist und auch der MAP nur geschätzt werden kann (MAP = 2 × diastol. Wert + sytol. Wert): 3), ist die Berechnung des CPP nicht exakt möglich. Therapieziel ist also ein hoch normaler MAP.

Erhöhung des ICP

Die Summe der Volumina aus Gehirn, intrazerebralem Blut und Liquor ist konstant, da der Schädelraum knöchern begrenzt ist. Beim SHT kann es zu zusätzlichem Blutvolumen in diesem Raum kommen. Außerdem kann sich ein Hirnödem entwickeln. Die einzelnen Kompartimente der Schädelhöhle können sich nur begrenzt ausgleichen. Dies kann zu einer verschlechterten Perfusion führen – wobei der CPP sinkt, da das intrazerebrale Blutvolumen abnimmt – und damit kann es zur Ausdehnung der Schädigung (Sekundärschäden) kommen.

Zur präklinischen Therapie des erhöhten ICP werden empfohlen:

- Analgosedierung.
- Intubation und Beatmung.
- Lagerung.
- Barbituratgabe.

2.3.1 Beatmung

Bei bewusstlosenPatienten (GCS $\leq$ 8) oder bei Zusatzverletzungen, die mit einer vitalen Gefährdung einhergehen (z.B. Polytrauma), ist eine endotracheale Intubation indiziert.

Eine Hyperventilation führt zur Senkung des pCO_2 im Blut. Dadurch kommt es zur Vasokonstriktion, die wiederum das intrazerebrale Blutvolumen verringert und den ICP senkt. Sie darf nur in der Klinik bei Monitoring des arteriellen CO_2-Partialdrucks, ggf. des intrazerebralen O_2-Partialdrucks und bei Hirndruckmessung erfolgen. Ohne Überwachung besteht die Gefahr, eine Ischämie zu induzieren.

Cave:

Prophylaktische Hyperventilation oder Hyperventilation ohne Überwachung birgt die Gefahr der zerebralen Ischämie und ist deshalb nicht indiziert.

2.3.2 Herz-Kreislauf

Vorgehen:
- Zielwert: hoch normaler MAP (bedingt den CPP).
- Bei leichtem SHT: ein großlumiger peripherer Zugang.
- Bei (mittel-)schwerem SHT: zwei Zugänge.
- Bei Hypotonie: Volumentherapie (möglichst kolloidale Lösungen, keine 5%ige Glucose, kein Ringer-Lactat, da hypotone Lösungen ödemverstärkend wirken).
- Vasoaktive Substanzen, falls MAP nicht in wenigen Minuten hoch normal einstellbar.

2.3.3 Neuroprotektion/Wundversorgung

Vorgehen:
- Perforierende Fremdkörper sind in situ zu belassen.
- Offene Verletzung mit Austritt von Hirnsubstanz feucht/steril abdecken.
- Eine eventuelle Mannitol-Kurzinfusion (20%ig; 2,5 ml/kg KG) ist bei Zeichen der Hirndrucksteigerung, z.B. Vigilanzverschlechterung und/oder plötzliche Anisokorie, zerebral-osmotisch wirksam.
- Zur Narkoseeinleitung eignen sich z.B. Barbiturate,weil diese zu einer Senkung des zerebralen Sauerstoffverbrauchs führen. Gefahren bei wiederholter Gabe von Barbituraten: Kumulation, längerfristig keine neurologische Beurteilbarkeit.
- Kortikosteroide sind nur bei zusätzlichem Wirbelsäulentrauma indiziert.

2.3.4 Transport und Monitoring

Vorgehen:
- Bei möglichem Trauma Stabilisierung der Halswirbelsäule (z.B. durch „Stiff Neck“) und Lagerung auf Vakuummatratze zur Stabilisierung der gesamten Wirbelsäule.
- Hochlagern des Oberkörpers um ca. 30°.
- Wiederholtes Überprüfen der Bewusstseinslage (GCS).
- Regelmäßige Blutdruckkontrolle.

- Pulsoxymetrie.
- Beatmungsmonitoring (Atemminutenvolumen, FiO_2, Atemwegsdruck).

2.4 Spezielle Therapieansätze

2.4.1 Apoplektischer Insult

Vorgehen:
- Bei hohen Blutdruckwerten nur moderate Blutdrucksenkung, zerebraler Perfusionsdruck > 65 mmHg.
- Blutzuckereinstellung im Normbereich.
- Transport in spezialisierte Klinik (ggf. systemische oder selektive Lysetherapie).
- Bei raumfordernden Infarkten durch Hirnödem Osmotherapie.
- Ggf. kontrollierte Hyperventilation (bei Überwachung in der Klinik).
- Ggf. Hirndrucküberwachung.
- Ggf. osteoklastische Trepanation und Duraerweiterung zur Hirndruckentlastung.

2.4.2 Status epilepticus

Vorgehen:
- Schnelle intravenöse Gabe von Antiepileptika (Diazepam, Phenytoin, Valproinsäure).
- Bei Erfolglosigkeit der antiepileptischen Therapie Barbituratnarkose mit endotrachealer Intubation.

2.4.3 Subarachnoidalblutung

Vorgehen:
- Systolische Blutdruckspitzen vermeiden.
- Transport in neurochirurgische Klinik.
- Radiologische Gefäßdarstellung.

- Ggf. Clippung des Aneurysmas oder radiologisch-interventioneller Aneurysmenverschluss.
- Ventrikeldränage eines Hydrozephalus.
- Therapie eines Vasospasmus.

3 Herzrhythmusstörungen

O. Ahlers, L. Nibbe

Nachdem bei der Notfalluntersuchung eine Herzrhythmusstörung als Leitsymptom identifiziert wurde, richtet sich das weitere Vorgehen nach der:

- Frequenz der Rhythmusstörung (tachykard/bradykard).
- Breite des Kammerkomplexes (ventrikuläre/supraventrikuläre Erregungsbildung).
- Schwere der klinischen Symptomatik (stabil/instabil).

Die hier dargestellten Therapieansätze beziehen sich ausdrücklich nur auf das initiale Vorgehen in der Notfallsituation. Somit kann dieses Kapitel kein Lehrbuch der Inneren Medizin ersetzen.

Herzrhythmusstörungen sind meist Symptom einer Grunderkrankung (koronare Herzkrankheit, Perikarditis, Hyperthyreose etc.), daher sollte parallel zur eigentlichen antiarrhythmischen Therapie die Grunderkrankung erkannt und ggf. mitbehandelt werden.

3.1 Tachykarde Herzrhythmusstörungen

Wird bei der Notfalluntersuchung ein tastbarer Puls > 100/min festgestellt, so handelt es sich definitionsgemäß um eine Tachykardie. Tachykarden Herzrhythmus*störungen* liegen häufig kreisende Erregungen („re-entries“) als auslösender Mechanismus zu Grunde. Die

Tachykardiefrequenz entspricht dabei der Häufigkeit, mit der eine Kreisbahn pro Minute durchlaufen wird.

Beachte:

Eine „physiologische" Sinustachykardie bei Stress (z. B. bei Hypovolämie, Hypoxie, Schmerz oder Fieber) ist *keine* tachykarde Herzrhythmus*störung*. Hier muss der Stressreiz beseitigt, also das jeweilige Leitsymptom therapiert werden.

Entscheidend für die Klassifizierung, Risikostratifizierung und Therapie tachykarder Herzrhythmusstörungen ist die Breite der Kammerkomplexe, da sich aus dieser Information der Ort des/der „re-entries" und damit der Weg der Erregungsausbreitung ableiten lässt: Bei schmalen und normal konfigurierten Kammerkomplexen liegt der Erregungsursprung sicher supraventrikulär, das heißt, es findet eine regelrechte Erregungsausbreitung in den Ventrikeln statt. Dies führt in der Regel zu einer guten Ventrikelfüllung bzw. -kontraktion und zieht meist eine effektive Hämodynamik nach sich.

Hingegen erfolgt bei *ventrikulärer* Tachykardie (verbreiterte, deformierte Kammerkomplexe) die Erregungsausbreitung verlangsamt über das Kammermyokard. Dies geht oft mit einer eingeschränkten Hämodynamik einher. Eine detaillierte Erläuterung dieser Mechanismen und der Auswirkungen auf die Herzfunktion findet sich in Teil 1, Kapitel 4.

Die Differenzierung anhand der Breite des Kammerkomplexes ist auch prognostisch von Bedeutung: Bei Patienten mit ventrikulärer Tachykardie besteht meist eine relevante organische Herzerkrankung, daher sind diese Patienten oft hämodynamisch wesentlich instabiler als Patienten mit supraventrikulärer Tachykardie.

Faustregel (Ausnahmen bestätigen die Regel!):

- Kammerkomplex schmal → supraventrikulär → weniger gefährlich.
- Kammerkomplex breit → ventrikulär → gefährlich.

Cave:

Gelegentlich können auch supraventrikuläre Tachykardien mit breiten Kammerkomplexen auftreten. Um eine Gefährdung des Patienten zu verhindern, wird aber jede Tachykardie mit breiten Kammerkomplexen wie eine ventrikuläre Tachykardie behandelt.

3.1.1 Tachykardie mit regelmäßigen, breiten Kammerkomplexen – ventrikuläre Tachykardie

Eine ventrikuläre Tachykardie (VT) mit effektiver Hämodynamik, also bei Patienten mit tastbarem Puls, sieht elektrophysiologisch im EKG genauso aus wie die pulslose VT (s. Abb. 3.1). Unterschied ist die noch vorhandene Pumpleistung des Herzens. Um die Gefahr für den Patienten besser abzuschätzen, wird eine VT nach klinischen Kriterien als stabile VT oder instabile VT klassifiziert.

Kennzeichen der ventrikulären Tachykardie: tachykarde, regelmäßige, verbreiterte und deformierte Kammerkomplexe

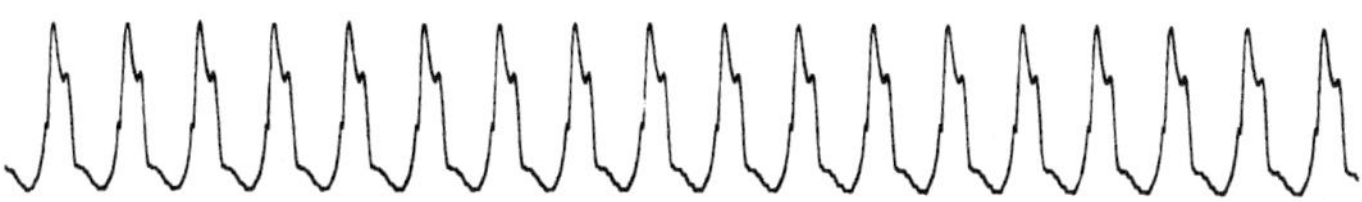

Abb. 3.1 ventrikuläre Tachykardie (EKG).

Instabile ventrikuläre Tachykardie

Häufige Symptome/Befunde der instabilen VT:

- Ausgeprägter Brustschmerz (Angina pectoris).
- Luftnot (kardiales Lungenödem bei Linksherzversagen), häufig feuchte Rasselgeräusche.
- Hypotonie (systolischer Blutdruck < 90 mmHg).
- Bewusstseinsstörung bedingt durch zerebrale Minderdurchblutung.

Cave:

Eine instabile VT muss so früh wie möglich, also ggf. noch auf der Normalstation elektrisch kardiovertiert werden, da die Gefahr eines Kreislaufstillstands droht!

Bei der elektrischen Kardioversion erfolgt der Stromstoß im Gegensatz zur Defibrillation „synchronisiert" während der Systole. Geräteabhängig muss der Patient zur Kardioversion ggf. über ein 3-Punkt-Elektrodenkabel mit dem Kardioverter (Defibrillator mit „SYNC"-Taste) verbunden werden. Nach Betätigen der SYNC-Taste erkennt der Kardioverter die Kammerkomplexe, diese werden am Monitor markiert. Durch diese „R-Zacken-Triggerung" wird vermieden, dass der Schock in die vulnerable Phase der Erregungsausbreitung (ST-Stecke bzw. T-Welle) fällt und dadurch Kammerflimmern auslöst. Bei der Kardioversion wird ggf. mehrmals ein Stromstoß appliziert. Im Unterschied zur Defibrillation erfolgt der erste Kardioversionsversuch mit niedrigerer Energie (z.B. monophasisch 200 J), bei Erfolglosigkeit kann geräteabhängig die Energie erhöht werden.

Nach jedem Schock wird der Puls kontrolliert, um eine plötzlich auftretende pulslose VT und damit eine Reanimationssituation rechtzeitig zu erkennen.

Persistiert die VT, ist es möglich, die Elektrotherapie durch *Amiodaron* (300 mg *sehr langsam* i.v.) zu unterstützen. Dies sollte aber dem Spezialisten auf der Intensivstation überlassen werden.

Wichtig:

- Bei den meisten Geräten muss man zur Kardioversion die SYNC-Taste vor jedem Schock erneut betätigen!
- Wache Patienten müssen unbedingt (analgo)sediert werden!

Stabile ventrikuläre Tachykardie

Bei folgenden Befunden spricht man von stabiler ventrikulärer Tachykardie:
- Keine Bewusstseinsstörung.
- Keine Angina Pectoris. (Kein ausgeprägter Brustschmerz)
- Keine Luftnot.
- Keine Hypotonie (systolischer Blutdruck > 90 mmHg).

Die stabile ventrikuläre Tachykardie (VT) kann primär medikamentös behandelt werden. Dies erfolgt vorzugsweise mit *Amiodaron* (300 mg über 20–30 min i. v.) unter kontrollierten Bedingungen auf der Intensivstation. Erweist sich die medikamentöse Therapie als unwirksam, wird auch die stabile VT mit elektrischer Kardioversion behandelt.

Cave:

Im Gegensatz zur „cardiac arrest dose", die im Rahmen der kardiopulmonalen Reanimation in Teil 4, Kapitel 1.1.4 besprochen wird, muss Amiodaron bei vorhandenem Kreislauf auf Grund der Blutdruck senkenden Wirkung sehr langsam unter engmaschiger Blutdruck- und EKG-Kontrolle injiziert werden.

3.1.2 Tachykardie mit schmalen Kammerkomplexen – supraventrikuläre Tachykardie

Bei supraventrikulären Tachykardien (SVT) ist die hämodynamische Beeinträchtigung auf Grund der kurzen Systole und der normalen Erregungsausbreitung in den Kammern meist weniger ausgeprägt als bei der ventrikulären Tachykardie. Allerdings wird auch hier eine Einteilung in stabile und instabile Verlaufsformen vorgenommen.

Mögliche Symptome/Befunde bei instabiler supraventrikulärer Tachykardie:

- Ausgeprägter Brustschmerz (Angina pectoris).
- Luftnot bei kardialem Lungenödem (Linksherzversagen), häufig feuchte Rasselgeräusche.
- Hypotonie (systolischer Blutdruck < 90 mmHg).
- Bewusstseinsstörung, bedingt durch zerebrale Minderdurchblutung.

Wichtig:

Eine Notfalltherapie kann bei supraventrikulärer Tachykardie in der Regel medikamentös erfolgen. In lebensbedrohlichen Situationen ist jedoch ebenfalls die sofortige elektrische Kardioversion indiziert.

Vorhofflimmern (mit tachykarder Überleitung = Tachyarrhythmia absoluta)

Vorhofflimmern (VHF) ist die häufigste *chronische* tachykarde Herzrhythmusstörung und meist mit einer organischen Herzerkrankung verbunden.

Notfallmedizinische Bedeutung erlangt ein Vorhofflimmern in der Regel erst bei tachykarder Überleitung auf die Ventrikel (s. Abb. 3.2), die zum Anstieg des Sauerstoffbedarfs am Myokard bei gleichzeitig reduzierter Sauerstoffversorgung (verkürzte Diastole) führt. Ist das Herz bereits vorgeschädigt, z.B. durch eine koronare Herzkrankheit, kann dieser Mechanismus einen Angina-Pectoris-Anfall auslösen (s.a. Teil 1, Kap. 4).

Kennzeichen der Tachyarrhythmia absoluta bei Vorhofflimmern:

- Schmale, *unregelmäßige* Kammerkomplexe, keine P-Welle.
- Oft ist ein chronisches Vorhofflimmern bekannt.

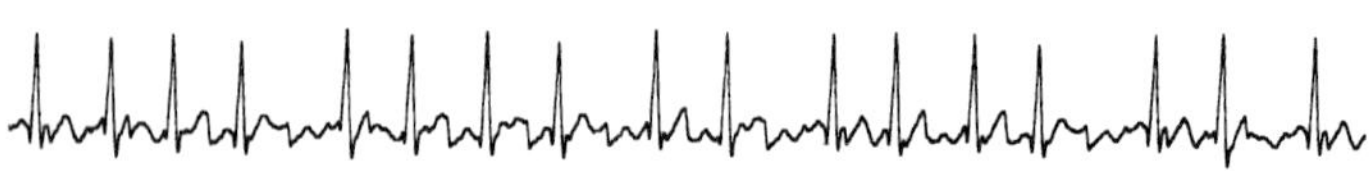

Abb. 3.2 Vorhofflimmern (EKG).

Ziel der Notfalltherapie ist die Normalisierung der Ventrikelfrequenz. Dies gelingt durch medikamentöse Verzögerung der Überleitung am AV-Knoten. Medikamente der Wahl sind Betablocker (z. B. Metoprolol) *oder* Calziumantagonisten (z. B. Verapamil). Beide Medikamente werden sehr langsam über mehrere Minuten unter Blutdruck- und EKG-Kontrolle i. v. verabreicht. Die Dosis beträgt je nach Wirkung bei beiden Medikamenten 5–10 mg. Da dem Vorhofflimmern multiple „reentries" auf Vorhofebene *ohne* AV-Knoten-Beteiligung zu Grunde liegen, ist die Gabe von Adenosin, das bei der paroxysmalen supraventrikulären Tachykardie besprochen wird, nicht indiziert.

Cave:

Blutdruckabfall durch Metoprolol und Verapamil möglich! Injektion daher nur sehr langsam unter laufender Blutdruck- und EKG-Kontrolle. Bei systolischen Blutdruckwerten < 100 mmHg sollte der Einsatz der Medikamente erfahrenen Notfallmedizinern überlassen werden.

Bei einem neu auftretenden Vorhofflimmern kann, unabhängig von der Überleitungsfrequenz, allein der plötzliche Wegfall der Vorhofmechanik – die zu mindestens 15–20 % für die Ventrikelfüllung und damit für die Auswurfleistung verantwortlich ist – zur Dekompensation einer vorhandenen Herzinsuffizienz führen.

Wichtig:

Bei länger als 48 Stunden bestehendem Vorhofflimmern (Gefahr der Thrombenbildung) sollte eine Kardioversion nur bei instabilen klinischen Verläufen erfolgen, da ohne vorangehende mehrwöchige Antikoagulation oder Ausschluss eines Vorhofthrombus mittels transösophagealer Echokardiographie ein relevantes Risiko für eine thrombembolische Komplikation (Schlaganfall) nach Wiederherstellung des Sinusrhythmus besteht.

Vorhofflattern

Vorhofflattern ist ebenfalls meist mit einer organischen Herzerkrankung verbunden.

Die Akuttherapie bei tachykarder Überleitung entspricht der Therapie des Vorhofflimmerns.

Kennzeichen des Vorhofflatterns:
- Regelmäßige (häufig) oder unregelmäßige (selten), schmale QRS-Komplexe.
- Meist viele regelmäßige „P's" erkennbar (Sägezahnmuster).
- Bei sehr schneller Überleitung auf die Ventrikel sind die Flatterwellen zwischen den QRS-Komplexen ggf. nicht zu sehen, sodass das EKG dann der paroxysmalen supraventrikulären Tachykardie ähneln kann.

Paroxysmale supraventrikuläre Tachykardie

Die paroxysmale (anfallsartige) supraventrikuläre Tachykardie (pSVT, s. Abb. 3.3) ist die häufigste *akut* auftretende tachykarde Herzrhythmusstörung (oft bei jungen, gesunden Personen).

Kennzeichen der paroxysmalen supraventrikulären Tachykardie:
- Schmale, regelmäßige Kammerkomplexe, häufig ohne erkennbare P-Welle.
- Plötzliches Auftreten – im Gegensatz zur Sinustachykardie, die im EKG sehr ähnlich aussehen kann, ohne nachvollziehbaren Grund/"paroxysmal".

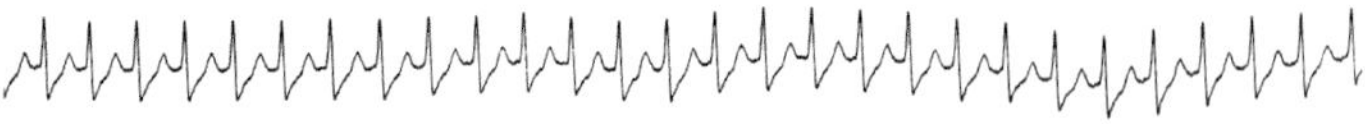

Abb. 3.3 Paroxysmale supraventrikuläre Tachykardie (EKG).

Bei der paroxysmalen supraventrikuläre Tachykardie wird ein abgestuftes Vorgehen empfohlen:

1. Vagusreiz (Karotissinusdruck, Valsalva-Manöver).
2. Adenosin, 6–12 mg i. v. als Bolus.
3. Ggf. wiederholte Adenosingabe in erhöhter Dosierung.

Adenosin ist auf Grund seiner hohen Effektivität und ultrakurzen Halbwertszeit (ca. 10s) das Medikament der ersten Wahl. Es unterbricht für wenige Sekunden die atrioventrikuläre (AV) Überleitung und verursacht einen kurzzeitigen, totalen AV-Block. Kreisende Erregungen, die durch den AV-Knoten ziehen, können somit unterbrochen werden. Im EKG ist während dieser kurzen Zeit ausschließlich die Vorhofaktivität (z. B. normfrequente P-Wellen) zu sehen.

Dies bietet auch diagnostische Vorteile, etwa zur Identifikation eines zu Grunde liegenden Vorhofflatterns, das bei tachykarder Überleitung im EKG wie eine paroxysmale supraventrikuläre Tachykardie aussehen kann. In diesem Fall würden während der Wirkdauer des Adenosins Vorhofflatterwellen statt normaler P-Wellen sichtbar sein. Bei Unwirksamkeit des Adenosins wird der Wechsel auf andere, die AV-Überleitung verzögernde Antiarrhythmika wie *Metoprolol* (5–10 mg langsam i. v.) empfohlen.

3.2 Bradykarde Herzrhythmusstörungen

Obwohl bei Herzfrequenzen < 60/min bereits formal eine Bradykardie vorliegt, wird in den aktuellen Richtlinien (2005) eine differenziertere Einteilung vorgenommen:

- Bei einer Herzfrequenz < 40/min wird von absoluter Bradykardie gesprochen.
- Klinische Symptome bei Herzfrequenzen > 40/min und < 60/min führt zur Diagnose einer relativen Bradykardie.

Cave:

Eine bradykarde Herzrhythmusstörung ist ein Symptom und keine Erkrankung! Daher muss bei plötzlich auftretender Bradykardie immer nach der Ursache gesucht werden (z. B. akuter Myokardinfarkt, Digitalisüberdosierung, Hyperkaliämie).

Instabilität wird auch bei der Bradykardie an der klinischen Symptomatik festgemacht. Mögliche Symptome/Befunde sind:

- Hypotonie (systolischer Blutdruck < 90 mmHg).
- Ventrikuläre Arrhythmien, z. B. hervorgerufen durch eine niedrige Herzfrequenz.
- Feuchte Rasselgeräusche bei kardialem Lungenödem (Linksherzversagen).
- Bewusstseinsstörung, bedingt durch zerebrale Minderdurchblutung.

Instabilität tritt überwiegend im Rahmen eines AV-Blocks II°, Typ Mobitz II, eines AV-Blocks III° (s. Abb. 3.4 und Tab. 3.1) und bei Kammerersatzrhythmus ohne Vorhofaktivität (idioventrikulärer Rhythmus) (s. Abb. 3.5), aber auch gelegentlich bei Sinusbradykardie auf.

AV-Blöcke I° und II°, Typ Mobitz I bedürfen keiner Notfalltherapie.

Je weiter distal ein Kammerersatzzentrum lokalisiert ist, desto niedriger ist die Ersatzfrequenz, womit auch die klinische Symptomatik zunimmt.

Tab. 3.1 Klassifikation der AV-Blöcke.

AV-Block (AVB)	EKG-Zeichen
I°	■ PQ-Zeit verlängert (> 0,2 s). ■ Alle Vorhofaktionen werden übergeleitet.
II°, Typ Mobitz I oder Typ Wenckebach	■ PQ-Zeit zunehmend, bis eine Überleitung ausfällt.
II°, Typ Mobitz II	■ PQ-Zeit konstant. ■ Intermittierend ausbleibende Überleitung.
III° (totaler AVB)	■ Vorhöfe und Kammern schlagen unabhängig voneinander (s. Abb. 3.4).

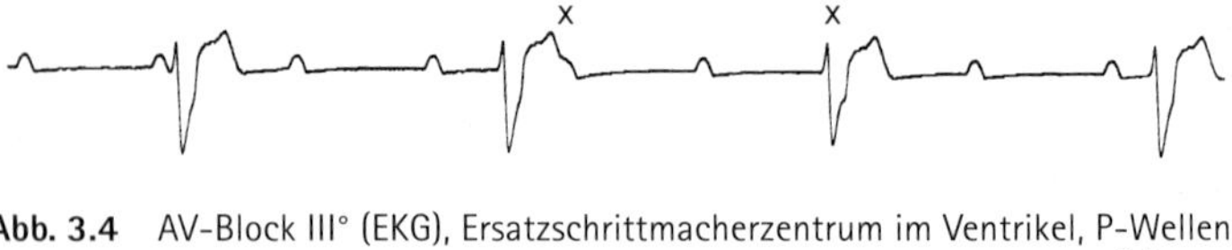

Abb. 3.4 AV-Block III° (EKG), Ersatzschrittmacherzentrum im Ventrikel, P-Wellen teilweise von den unabhängig auftretenden Kammerkomplexen überlagert (X).

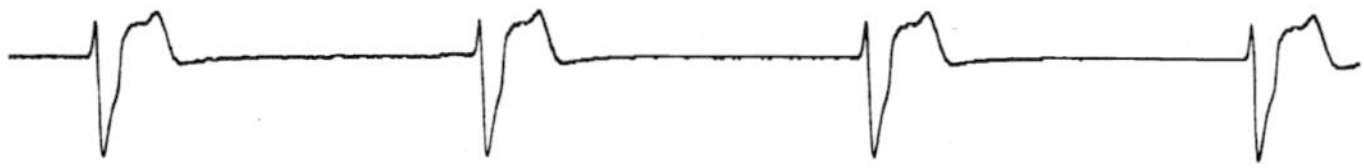

Abb. 3.5 Idioventrikulärer Rhythmus (EKG).

Ist der Patient in Ruhe asymptomatisch, kann sich die notfallmedizinische Versorgung, selbst bei ausgeprägter Bradykardie, auf Monitoring, Sauerstoffgabe und prophylaktische Anlage eines i.v.-Zugangs beschränken.

Bei Instabilität wird ein medikamentöser Behandlungsversuch mit Atropin (0,5 mg pro Gabe, kumulativ max. 3 mg) empfohlen, die bei ausbleibendem Erfolg durch Katecholamine (nur mit Spritzenpumpe und nur durch Spezialisten) ergänzt werden kann.

Gelingt medikamentös keine Stabilisierung, ist ein Schrittmacher unumgänglich. Ideal ist die transvenöse Schrittmacheranlage, aus praktischen Gründen erfolgt in der Notfallmedizin jedoch überwiegend die transkutane Stimulation, die so einfach anzuwenden ist, dass sie auch vom erstbehandelnden Arzt durchgeführt werden kann. Für die transkutane Stimulation muss der Patient sediert werden.

3.3 Universal-Algorithmus

Abbildung 3.6 fasst alle Aspekte des Advanced-Life-Support mit und ohne Puls zusammen. Links finden Sie die Reanimationssituationen mit oder ohne kreisende Erregungen (s. Teil 4 Kap. 1), rechts werden die Herzrhythmusstörungen mit Puls dargestellt. Das Schema ist so aufgebaut, dass die Prognose des Patienten von links nach rechts immer besser wird.

In diesem Kapitel wurden Herzrhythmusstörungen behandelt, für deren Analyse ein 3-Punkt-EKG ausreichend ist. Natürlich sollte, wenn möglich, zuätzlich ein 12-Kanal-EKG abgeleitet werden (siehe auch Teil 3, Kapitel 4 und Teil 4, Kapitel 6).

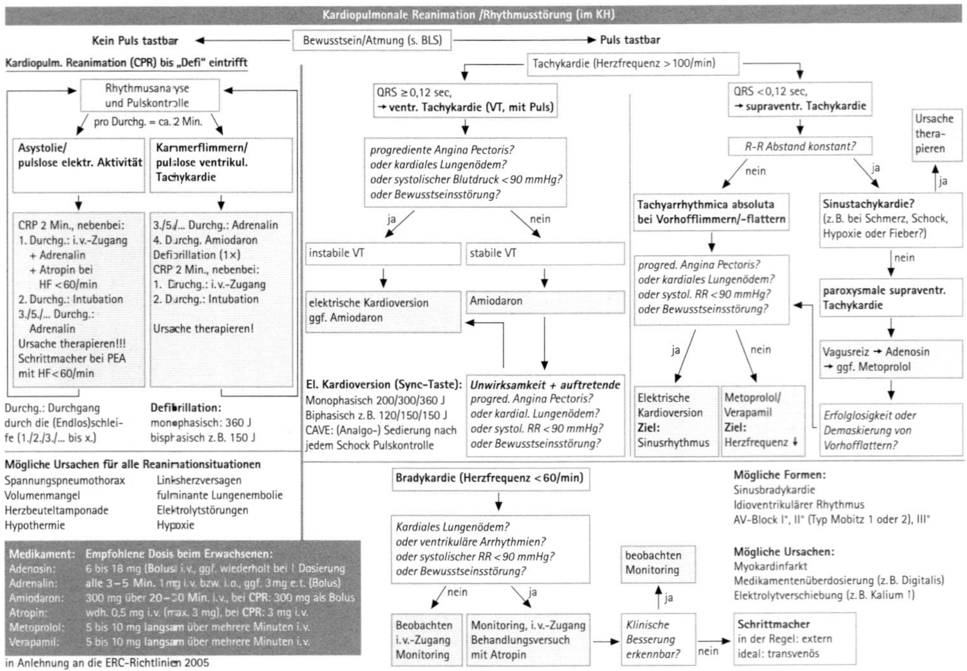

Abb. 3.6 Universa -Algorithmus der kardiopulmonalen Reanimation/Rhythmusstörung. Differenzialdiagnostische Entscheidungshilfen sind kursiv abgebildet, Therapieansätze finden sich in grauen Kästen.

4 Schocksymptomatik

C. de Grahl

Dieses Kapitel soll:
- einen kompakten Überblick über die häufigsten Schockformen geben.
- die häufigsten Ursachen für die einzelnen Schockformen benennen.
- die klassische Symptomatik der einzelnen Schockformen schildern.
- Optionen für die Primärtherapie aufzeigen.
- für Interessierte/Fortgeschrittene die Pathophysiologie am Ende des Kapitels detaillierter abhandeln.

Dieses Kapitel kann nicht:
- alle existierenden Schockformen abhandeln.
- über die Primärtherapie hinausgehende spezielle therapeutische Maßnahmen beschreiben.

Dazu sei auf die Fachliteratur aus dem Bereich Notfall-/Intensivmedizin verwiesen.

4.1 Überblick

Bei einem Schock im medizinischen Sinne liegt ein akutes Missverhältnis zwischen Sauerstoffangebot und Sauerstoffbedarf im Gewebe vor.

Dieses akute Missverhältnis der nutritiven, d. h. zur Ernährung notwendigen Durchblutung des Körpers kann bei Fortschreiten der Grunderkrankung in einen Circulus Vitiosus münden. Dabei kommt es bei lebenswichtigen Organen als Folge der Mangeldurchblutung zu funktionellen Gewebsveränderungen (Organversagen) und zu strukturellen Gewebsveränderungen (u. a. Zelluntergang) auf Grund des Sauerstoffmangels. Diese Veränderungen können zu einem Multiorganversagen führen, die Gegenregulationsmechanismen des Körpers versagen, und das Schockgeschehen endet dann tödlich (s. Abb. 4.1).

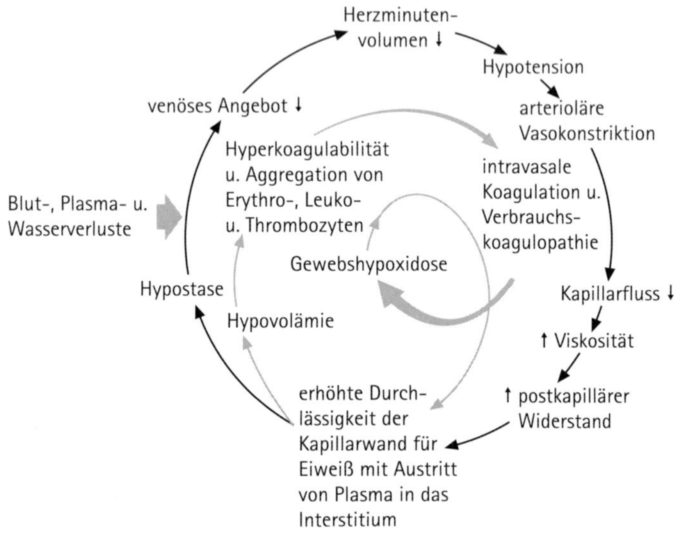

Abb. 4.1 Circulus Vitiosus des Schockgeschehens.

4.2 Allgemeine Symptome des Schocks

- Schneller Puls > 100/min (Tachykardie).
- Erniedrigter Blutdruck (systolisch < 100 mmHg).
- Schnelle Atmung > 20/min (Tachypnoe).
- In Kombination mit den bisher genannten Symptomen:
  - Angst
  - Unruhe
  - Durst

  - Bewusstseinstrübung
  - Oligo- oder Anurie (wenig bis gar keine Urinausscheidung).
- Bei Schockformen auf Grund einer stark eingeschränkten Herzfunktion (kardiogener Schock) oder eines starken Flüssigkeits- oder Blutverlustes (hypovolämischer Schock):
  - blasse, kalte und schweißige Haut (Zentralisation).
- Mögliche weitere Symptome:
  - Fieber (septischer Schock)
  - Exanthem (Ausschlag, z. B. im Gesicht und Dekolletee)
  - kloßige Sprache, inspiratorischer Stridor (anaphylaktischer Schock)
  - Lungenstauung oder -ödem (feuchte Rasselgeräusche; ein rasselndes, blubberndes Geräusch über allen Lungeabschnitten beim kardiogenen Schock).

4.3 Einfache diagnostische Maßnahmen

- Schockindex nach Allgöwer: Quotient aus Herzfrequenz und systolischem Blutdruck (Messmethode nach Riva-Rocci ausreichend für systolische Blutdruckwerte bis 60 mmHg; kurzfristige Kontrollen erforderlich). Gut geeignet zur schnellen orientierenden Einschätzung eines Patienten:
  - > 1,0 = bedrohlich
  - > 1,5 (z. B. Puls 120/min, geteilt durch einen systolischen Blutdruckwert von 80 mmHg) = manifester Schock.
- Kombination aus kurzer Untersuchung des Patienten (s. Teil 1, Kap. 4; ggf. symptombezogen weitere Untersuchungen) mit zielgerichteter, verdachtsbezogener Anamnese: Trauma? Flüssigkeitsverluste durch Durchfälle/Erbrechen? Durstgefühl? Urinmenge? Operation? Fieber? Allergien? Atemnot? Brustschmerz?

4.4 Häufige und wichtige Schockformen

4.4.1 Hypovolämischer Schock

Definition

Der hypovolämische Schock ist eine Schockform, die durch Verminderung der zirkulierenden Blutmenge entsteht (s. Abb. 4.2).

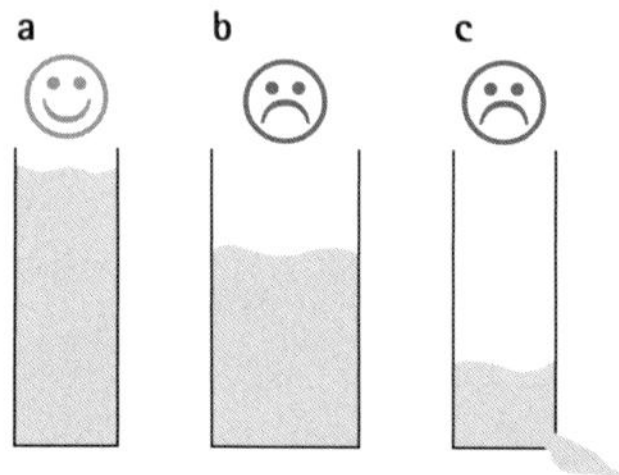

Abb. 4.2 Hypovolämischer Schock.<
a) Normalzustand, **b)** relativer Volumenmangel (Gefäßtonus ↓), **c)** absoluter Volumenmangel (Blutung etc.) mit Volumenmangel.

Ätiologie

Ausgeprägter Flüssigkeitsverlust:

- Blutverlust, z. B.
  - Magen-Darm-Blutung
  - Trauma (Hämatothorax, Hämatoperitoneum, Frakturen), Abdominaltrauma
  - iatrogen (Operationen, Antikoagulation, thrombolytische Therapie)
  - Extrauteringravidität, rupturiertes Bauchaortenaneurysma.
- Wasser- und Salzverlust,
  - gastrointestinal: Erbrechen, Diarrhoe
  - renal (selten): polyurische Nierenerkrankungen, zentraler Diabetes insipidus, Diuretikaabusus
  - transkutan (selten): Hyperhidrosis.
- Plasmaverlust, z. B.

- Verbrennung
- Pankreatitis (retroperitoneales Gewebe)
- Peritonitis („Ausschwitzen“ von Plasma über das entzündete Bauchfell)
- Ileus (Flüssigkeitsverlust in das Darmlumen).

Stadien

Der hypovolämische Schock lässt sich theoretisch in drei Stadien einteilen. Diese Einteilung soll dabei helfen, die pathophysiologischen Vorgänge zu verstehen, klinisch sind diese Stadien u. U. bei der situativen Einschätzung eines Patienten eine Hilfe.

1. Stadium, Blutvolumenverlust bis 10 %:

- Voll kompensiert durch akute arterioläre Vasokonstriktion und Erhöhung der Herzfrequenz.

2. Stadium, Blutvolumenverlust von 15–25 %:

- Umverteilung des Restvolumens (Zentralisation) zu Gunsten von Herz, Gehirn, Leber; zu Ungunsten von Niere, Darm; Haut.
- Trotz Vasokonstriktion: RR-Abfall (systolischer RR < 100 mmHg).
- Massive adrenerge Reflexantwort, aus der die oben erwähnten klinischen Symptome resultieren: Tachykardie, Tachypnoe, Blässe, kalte distale Extremitäten, Schwitzen, Oligurie, Angst, Unruhe (durch verminderte zerebrale Zirkulation).
- O_2-Angebot auf zellulärer Ebene sinkt → anaerobe Glykolyse im Gewebe ansteigend → Plasmalaktat ansteigend → metabolische Azidose (z. B. anhand einer Blutgasanalyse zu diagnostizieren).

3. Stadium, Blutvolumenverlust > 30 %:

- Herzminutenvolumen, RR, Gewebsperfusion lebensbedrohlich reduziert (systolischer RR < 60 mmHg, Letalität korreliert eng mit O_2-Defizit im Gewebe.
- Verlangsamte Fließgeschwindigkeit des Blutes, dadurch erhöhte Viskosität, Plättchenaggregation, disseminierte intravasale Gerinnung (DIC).
  - Folgen z. B. in Darm: Die Mukosabarriere bricht zusammen. Bakterien und toxische bakterielle Produkte gelangen in den Kreislauf.

- Vasokonstriktion stark erhöht → Gewebeperfusion auch in Hirn und Herz vermindert → Ischämie → diffuser Zellschaden → Circulus Vitiosus → Exitus.

Cave:

Ein akuter Blutverlust führt erst verzögert zum Hb-Abfall (Umverteilung von Flüssigkeit aus dem Gewebe in die Blutbahn, ggf. Flüssigkeitsersatz durch Infusionen). Richten Sie die Therapie daher an der klinischen Symptomatik (Kreislaufparameter etc.) aus!

4.4.2 Septischer Schock

Definition

Meistens Endotoxinfreisetzung aus der Bakterienwand insbesondere gramnegativer Erreger bei einer Allgemein- oder Lokalinfektion, die in die Blutbahn des Patienten gelangen (z. B. Urogenitaltrakt, Gallensystem, Lunge, Herz mit Endokarditis incl. Prothesenendokarditis, postoperativ, spontan bei Agranulozytose, z. B. nach Chemotherapie).

Allgemeiner eine generalisierte Infektion, häufig von einem der o. g. Herde ausgehend, die durch die ausgeprägte Immunreaktion (u. a. Feisetzung von Botenstoffen und vasoaktiven Substanzen) zu ausgeprägter Vasodilatation und disseminierter intravasaler Gerinnung (DIC) mit Organversagen führen kann.

Ätiologie

- Gramnegative Sepsis (gramnegative Bakterien in der Blutbahn, beim Zerfall der Bakterien Freisetzung von Lipopolysacchariden bzw. Endotoxinen).
- Andere Septikämien (grampositive Bakterien, selten Pilze, andere Erreger).

Symptome

- Fieber (aber auch Hypothermie)
- Oft warme Haut
- Symptome der die Sepsis verursachenden Grunderkrankung wie Pneumonie, Harnwegsinfekt, etc.

4.4.3 Anaphylaktischer Schock

Definition

Dramatische und potenziell letale Manifestation der immunologischen Sofortreaktion Typ I nach Coombs und Gell.

Ätiologie

- Arzneimittel (u. a. Antibiotika, Kontrastmittel, Thrombolytika).
- Bluttransfusion (bei Blutgruppeninkompatibilität) oder andere Fremdeiweißinjektionen (z. B. Überempfindlichkeitsreaktion nach wiederholter Injektion von Fremdeiweiß, etwa bei passiver Immunisierung).
- Insektengifte.
- Andere Allergene.

Symptome

Innerhalb weniger Minuten bis zu einer Stunde treten auf:

- Haut:
  - Urtikaria
  - Erythem (Ausschlag)
  - Pruritus
  - evtl. Angioödem (prallelastische Schwellung, z. B. der Lippen oder Augen).
- Atemwege: Schleimhautschwellung der oberen Atemwege → inspiratorischer Stridor, Bronchokonstriktion → Asthma.
- Kreislauf: periphere Vasodilatation + erhöhte Kapillarpermeabilität → Volumendepletion → Schocksymptomatik.
- Gastrointestinaltrakt: Erbrechen, Diarrhoe → Hypovolämie.

Schweregrade der anaphylaktischen Reaktion:

- 0: lokal begrenzte kutane Reaktion ohne klinische Bedeutung.
- I: Allgemeinsymptome (Schwindel, Kopfschmerz, Angst u. a.) + Hautreaktionen
  (Flush, Juckreiz, Urtikaria u. a.).
- II: zusätzlich Blutdruckabfall + Tachykardie sowie gastrointestinale Symptome
  (Übelkeit, Erbrechen u. a.), leichte Dyspnoe.

- III: zusätzlich Bronchospasmus (Asthmaanfall) und Schock, selten auch Larynxödem mit inspiratorischem Stridor.
- IV: Atem-, Kreislaufstillstand.

Cave:

Beim Zuschwellen der oberen Atemwege gilt ausdrücklich: Die Koniotomie ist die Ultima Ratio **nur** für den erfahrenen Notarzt!

4.4.4 Kardiogener Schock

Definition

Bedrohliche, rasch einsetzende und fortschreitende Verminderung des Herzzeitvolumens (HZV) als Folge akuten Pumpversagens (Mortalitätsrate > 80 %; Inzidenz beim Herzinfarkt 7,5 %).

Speziellere Parameter der Definition des kardiogenen Schocks:

- Arterielle Hypotonie mit RR systolisch < 80–90 mmHg.
- Herzindex (Cardiac Index, Herzzeitvolumen umgerechnet auf die Körperoberfläche) < 1,8 $l/min/m^2$.
- Linksventrikulärer enddiastolischer Druck > 20 mmHg.

Ätiologie

Akutes Myokardversagen wie z. B. in folgenden Konstellationen:

- Myokardinfarkt. Lungenarterienembolie (siehe Teil 4, Kapitel 6)
- Kardiomyopathie.
- Myokarditis.
- Tachykarde und brachykarde Herzrhythmusstörungen (siehe Teil 4, Kap. 3).
- Akute Klappendysfunktion, wie akute Mitral- oder Aorteninsuffizienz.
- Septumruptur.
- Herzbeuteltamponade.

Klinische Symptomatik

Wie beim Herzinfarkt:

- Häufig Angina Pectoris
- Immer schwere Dyspnoe

- Feuchte Rasselgeräusche über den basalen oder allen Lungenabschnitten (Lungenödem durch Rückstau vor dem linken Herzen).

4.5 Therapie des Schocks

Wichtig:

Die folgenden Therapieprinzipien gelten *nicht* beim kardiogenen Schock! Bei kardialer Ursache ist eine Vorlastsenkung, also eine vorsichtige Oberkörperhochlagerung unter engmaschigen, regelmäßigen RR-Kontrollen notwendig!
Eine Schocklagerung, bzw. eine aggressive Volumentherapie bringen solche Patienten um!

Die initiale Notfalltherapie aller Schockformen *mit Ausnahme des kardiogenen Schocks* unabhängig von der Ätiologie besteht – wenn möglich nach sicherem Ausschluss eines Schädel-Hirn-Traumas – immer in:

- Schocklagerung.
- Sauerstoffgabe.
- Ggf. Volumentherapie (Material und Erfahrung vorausgesetzt).

Ursächlich muss bei einer Blutung die Blutstillung versucht werden. Bei einem anaphylaktischen Schock bzw. schon beim Hinweis auf eine allergische Reaktion müssen alle möglichen ursächlichen Allergene entfernt bzw. der Patient aus deren Wirkungsbereich gebracht werden. Eine sehr einfache aber häufig übersehene Ursache besteht in einer Infusion mit einer u. U. ursächlichen Substanz: abstellen und diskonnektieren.

Die weiterführende Therapie findet nach entsprechender Diagnostik statt und kann auf Grund des Umfangs hier nicht im Einzelnen abgehandelt werden, z. B.:

- Je nach Schockform differenzierte Volumen- und Katecholamintherapie.
- Chirurgische Blutstillung.

- Antibiotika bzw. Herdsanierung einer Infektion.
- H_1- und H_2-Blocker.
- Glukokortikoide.

Für die Verlaufsbeobachtung sind wichtig:
- Engmaschigste Kontrollen des Blutdrucks (ggf. invasiv) und der Herzfrequenz.
- Regelmäßige Kontrollen des Hämoglobins und Hämatokrits, der Thrombozyten und ggf. weiterer Laborparameter (Gerinnung, Infekt, etc.).
- Regelmäßige Kontrollen des zentralen Venendrucks.
- Regelmäßige Kontrollen der Blutgaswerte.
- Regelmäßige Kontrollen der Urinausscheidung (Bilanzierung, u. U. Krea-Clearance).

4.6 Pathophysiologie des Schocks

Beim Schock handelt es sich um das Versagen von mindestens einer der drei Regelgrößen Herzleistung, Gefäßtonus und Blutvolumen mit nachfolgender kritischer Senkung des O_2-Drucks im Gewebe und verminderten Synthese- und Eliminationsleistungen (s. Abb. 4.3).
- Gegenregulatorische Aktivierung des sympathoadrenergen Systems infolge Verminderung des venösen Rückflusses und/oder Abnahme des Herzminutenvolumens: Freisetzung von Noradrenalin in prä- und postkapillären Gefäßabschnitten, Stimulation der Nebennieren mit Ausschüttung von Adrenalin und Noradrenalin. Die Folgen:
  - Tachykardie
  - Drosselung der Organdurchblutung (vornehmlich Haut, Splanchnikusgebiet, Skelettmuskulatur) unter Schonung lebenswichtiger Organe (Herz, Gehirn) = Zentralisation.

Beim Endotoxinschock kommt es zur Endotoxinüberschwemmung aller Kompartimente des Abwehrsystems mit typischen Organschädigungen (z. B. Lunge, Niere, Leber, Gerinnungssystem).

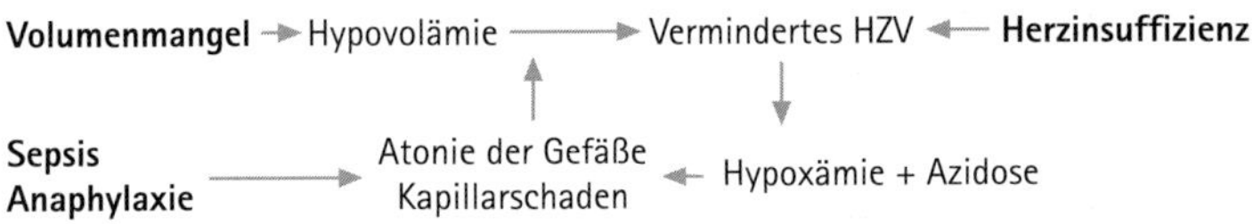

Abb. 4.3 Verschiedene pathophysiologische und pathogenetische Ansatzpunkte des Schockgeschehens.

Gemeinsames pathogenetisches Endstadium jeglicher Schockform sind Mikrozirkulationsstörungen:

- Verminderung des Perfusionsdrucks mit Störung der Sauerstoffabgabe und -verwertung, Gewebsazidose.
- Zunahme der Blutviskosität.
- Hyperkoagulabilität: Aktivitätszunahme der Gerinnungsfaktoren V, VIII, IX, XII sowie der Thrombozyten (Verbrauchskoagulopathie). Sekundär ist eine Hyperfibrinolyse möglich.
- Die Fließfähigkeit des Blutes wird zum entscheidenden Faktor der Kapillardurchströmung.

Besondere Organschäden:

- Niere (Schockniere: akutes Nierenversagen; Niere im Schock: prärenale Minderperfusion): Oligurie/Anurie (< 30 ml/h), extrarenale oder renale Azotämie.
- Lunge („Schocklunge", akutes Atemnotsyndrom): funktionelle und strukturelle Veränderungen der Alveolarwand mit Diffusionsstörungen und respiratorischer Insuffizienz. Lungenödem (Mediatoren: Histamin, Serotonin, Bradykinine u. a.).

5 Atemnot

S. Bercker

> **!** Atemnot ist ein Symptom, das der Patient selbst äußert und in aller Regel als sehr bedrohlich empfindet. Meist entsteht Atemnot durch einen zu hohen Kohlendioxidpartialdruck (P_aCO_2) im Blut. Pathophysiologisch kann dem entweder ein unzureichendes Abatmen des CO_2 (pulmonale Ursachen) oder ein ungenügender CO_2-Transport zu den Alveolen (kardiale Ursachen, pulmonalvaskuläre Ursachen) zu Grunde liegen. Erschwerend kommt meist eine hohe CO_2-Produktion durch Stress, hohe Atemarbeit und eine begleitende Tachykardie hinzu. Anamnese und klinische Untersuchung dienen im Notfall vor allem der schnellen Differenzierung zwischen kardialer und pulmonaler Ursache, um zügig eine Therapie einzuleiten.

5.1 Anamnese

Bei Patienten mit akuter Atemnot ist in der Regel keine Zeit für eine ausführliche Anamnese. Die Kurzanamnese und die körperliche Untersuchung dienen zuerst der Differenzierung zwischen pulmonaler und kardialer Ursache. Folgende Fragen sind dabei ergänzend zu den in Teil 1, Kapitel 4 aufgeführten Fragen zielführend:

- Dauer der Symptome?
- Schlagartiger oder schleichender Beginn?
- Auslösende Situation (potenzielle Allergenexposition bei Asthmatikern)?
- Ist Atemnot bekannt? In Ruhe? Unter Belastung?
- Fieber?
- Krankenhausaufenthalte? Operationen? Medikamente?
- Thrombose in der Anamnese?

Nach typischen Begleitsymptomen sollte konkret gefragt werden:

- Nykturie? Schlafen mit erhöhtem Oberkörper?

- Belastbarkeit? Wie viele Treppenabsätze können Sie ohne Pause steigen?
- Husten? Frequenz? Sputum?
- Brustschmerzen? Herzrasen?

5.2 Kardiale Ursachen der Atemnot

5.2.1 Pathophysiologie

Entsteht Atemnot in Folge einer Herzerkrankung, hat dies so gut wie immer mit dem ungenügenden Sauerstoff- und Kohlendioxidtransport zu tun. Es liegt also ein Pumpversagen vor. Details siehe Teil 1, Kapitel 4.

5.2.2 Differenzialdiagnose

Differenzialdiagnostisch kommt die Dekompensation jeder Herzerkrankung in Frage, z. B.:

- Koronare Herzerkrankung, Myokardinfarkt.
- Klappenvitien.
- Tachykarde und bradykarde Herzrhythmusstörungen (siehe Teil 4, Kapitel 3).
- Akute Herzinsuffizienz.

Die häufigsten Ursachen sind:

- Ischämische Herzkrankheit.
- Linksherzversagen mit Lungenödem (s. a. Teil 4, Kap. 3, 4 und 6).

5.2.3 Allgemeine klinische Symptome

Achten Sie auf:

- Tachypnoe und Tachykardie (mit Ausnahme primärer bradykarder Herzrhythmusstörungen als Ursache des Pumpversagens).
- Zyanose.
- Zentralisierung.
- Linksthorakaler Brustschmerz.

- Vigilanzminderung in Folge der unzureichenden Sauerstoffversorgung des Gehirns bei einem Pumpversagen.

5.2.4 Relevante Befunde der körperlichen Untersuchung

- Auskultation.

> Bedeutend für die Differenzialdiagnose der Atemnot ist neben der Anamnese häufig der Auskultationsbefund. Allerdings findet man bei Patienten mit kardial bedingter Atemnot häufig unspezifische Atemgeräusche vor. So reagieren viele Patienten gerade zu Beginn eines Lungenödems mit Bronchospasmus, und es lässt sich ein Giemen auskultieren. Erst beim manifesten Lungenödem finden sich die typischen feinblasigen Rasselgeräusche.

- Periphere Ödeme
- Gestaute Jugularvenen
- Pleuraergüsse (abgeschwächtes Atemgeräusch)
- Aszites bei Rechtsherz- oder Globalinsuffizienz.
- Gestörte Mikrozirkulation (Rekapillarisierungszeit).
- Hoher Blutdruck (z. B. als Ursache eines hypertensiven Lungenödems oder sekundär als Stressreaktion).
- Niedriger Blutdruck (kardiogener Schock).
- Herzrhythmusstörungen.

5.2.5 Apparative Diagnostik

- EKG: unter Umständen wegweisend bei der Diagnose der ischämischen Herzerkrankung als Ursache (s. Teil 4, Kap. 6). Bei Patienten mit vorbestehender kritischer Koronarperfusion treten aber auch sekundär (durch Tachykardie oder Hypoxämie) Ischämiezeichen auf. Zeichen der Rechtsherzhypertrophie (Rechtsschenkelblock, SIQIII-Typ) können auf eine Rechtsherzbelastung oder -insuffizienz hinweisen.
- Pulsoxymetrie: rasch verfügbar und nicht invasiv. Sie gibt einen sehr schnellen Hinweis auf das Ausmaß der Oxygenierungsstörung und kann zusätzlich der Überwachung der Herzfrequenz die-

nen. Sie wird allerdings von einigen Störfaktoren (Hautdurchblutung und -temperatur, CO-Hb) beeinflusst.

- Arterielle Blutgasanalyse: dient dazu, das Ausmaß der Gasaustauschstörung zu erfassen und kann bei der Differenzialdiagnose helfen.
- Röntgen-Thorax: oft sekundäre Veränderungen (Herzvergrößerung, Pleuraergüsse, Lungenödem), die auf die Ursache der Atemnot hinweisen.
- Echokardiographie: eine schnelle und zuverlässige Möglichkeit, zu einer zuverlässigen Diagnose zu gelangen (z. B. durch Beurteilung der globalen Pumpfunktion oder regionaler Wandbewegungsstörungen). Voraussetzung sind ein Gerät und ein erfahrener Untersucher.

5.2.6 Grundlegende Therapieprinzipien

- Sauerstoffzufuhr.
- Hochlagern des Oberkörpers.
- Senken der CO_2-Produktion und des O_2-Verbrauchs durch Stressreduktion: Sedierung, Schmerztherapie (Morphingabe bei Myokardinfarkt), Betablockade, ggf. sogar Intubation und Beatmung (erhöht das Sauerstoffangebot und senkt die Atemarbeit).
- Behandlung instabiler Herzrhythmusstörungen (z. B. Frequenzregulation bei der Tachyarrhythmia absoluta, s. Teil 4, Kap. 3).
- Antikoagulation/Thombozytenaggregationshemmung beim akuten Koronarsyndrom (s. Teil 4, Kap. 6).
- Blutdruckregulation, Diuretikagabe bei hypertensivem Lungenödem.

5.3 Pulmonale und pulmonalvaskuläre Ursachen von Atemnot

5.3.1 Pathophysiologie

Pulmonal bedingte Atemnot entsteht meist durch ein Missverhältnis von alveolärer Ventilation zu pulmonaler Perfusion:

- Areale, die nicht ventiliert, aber perfundiert sind (z.B. bei Atelektasen) führen zu einer Zunahme des intrapulmonalen Shunts.
- Areale, die nicht perfundiert, aber ventiliert sind (z.B. bei der Lungenarterienembolie) führen zu einer Zunahme des Totraums.

In beiden Fällen kommt es zur Hyperkapnie und/oder Hypoxie. Bei der akuten Bronchokonstriktion (z.B. beim Asthmaanfall) kommt es ebenfalls zu einer verminderten alveolären Ventilation.

5.3.2 Differenzialdiagnose

Häufige pulmonale Ursachen, die zu akuter Atemnot führen, sind:
- Exazerbation einer chronisch-obstruktiven Lungenerkrankung bzw. eines Asthma bronchiale.
- Pneumothorax.
- Pneumonie.
- Lungenarterienembolie (s. Teil 4, Kap. 6).

5.3.3 Allgemeine klinische Symptome

Die allgemeinen klinischen Symptome unterscheiden sich kaum von den Symptomen bei Atemnot kardialer Ursache:
- Unterstützung der Atemhilfsmuskulatur durch typische Sitzhaltung (aufgestützte Arme).
- Tachypnoe und Tachykardie als Folge von Stress oder Hyperkapnie.
- Zyanose als Folge der Hypoxie.
- Vigilanzminderung durch Hypoxie oder Hyperkapnie („CO_2-Narkose").
- Spezifischere Hinweise auf die Diagnose können Fieber (infektexazerbierte COPD, Pneumonie) oder Husten mit charakteristischem Auswurf sein.

5.3.4 Relevante Befunde der körperlichen Untersuchung

Inspektion:

- Charakteristische Thoraxform bei COPD/Emphysem (Fassthorax).
- Charakteristisches Atemmuster bei
  - Bronchokonstriktion: verlängertes Exspirium
  - Atelektase/Pneumothorax: einseitige Inspiration.

Auskultation:

- COPD/Asthma (exspiratorisches Giemen, Pfeifen, Sekretrasseln). Im Extremfall beidseits aufgehobenes Atemgeräusch („silent lung").
- Pneumonie (abgeschwächtes Atemgeräusch bei dichtem thoraxwandnahen Infiltrat, grobblasige Rasselgeräusche bei Sekret in den Atemwegen).
- Pleuraerguss (im Sitzen basal abgeschwächtes Atemgeräusch).
- Atelektase, Pneumothorax (einseitig aufgehobenes Atemgeräusch).

Weitere Befunde:

- Zeichen der tiefen Beinvenenthrombose als Hinweis auf eine Lungenarterienembolie.
- Zeichen der chronischen Rechtsherzbelastung (Ödeme, Jugularvenenstauung, Aszites) als Hinweis auf chronische Lungenerkrankung (z. B. COPD, chronische pulmonalarterielle Hypertension).
- Auswurf.

Cave:

Primär „kardiale" Symptome und Befunde (Hypertension, Brustschmerzen etc.) sprechen nicht zwingend gegen eine primär pulmonale Ursache der Atemnot. Solche Symptome treten häufig sekundär durch Stress, Hypoxie und/oder Hyperkapnie auf.

5.3.5 Apparative Diagnostik

- Röntgen-Thorax: sichert häufig die Diagnose (z. B. bei Pneumonie, Pneumothorax, Pleuraerguss). Liefert bei Asthma/COPD aber nur unspezifische Hinweise.
- Pulsoxymetrie/Blutgasanalyse: wie bei kardialen Ursachen.
- Computertomographie der Lunge: häufig hilfreich bei der genauen Beurteilung des Lungenparenchyms. Untersuchung der Wahl zur Diagnose der akuten Lungenarterienembolie (Angio-CT).
- EKG: Liefert allenfalls unspezifische Hinweise. Neu aufgetretene Zeichen der Rechtsherzbelastung (Vor-EKG!) können ein Hinweis auf eine Lungenarterienembolie sein. Länger bestehende Zeichen einer Rechtsherzbelastung können auf eine chronische Erhöhung des pulmonalarteriellen Drucks in Folge einer Lungenerkrankung (z. B. COPD) hinweisen.

5.3.6 Allgemeine Therapieprinzipien

- Sauerstoffzufuhr, Hochlagern des Oberkörpers.

Bei Patienten mit chronischer Hyperkapnie (z. B. bei COPD) kann der Atemantrieb eher durch Sauerstoffmangel als durch den Kohlendioxidpartialdruck gesteuert werden. Bei solchen Patienten besteht die theoretische (!) und klinisch häufig nicht relevante Möglichkeit der Verminderung des Atemantriebs durch Sauerstoffgabe. In der Praxis führt das Wissen darum aber sehr oft dazu, dass Patienten mit klinisch relevanter Hypoxie keinen Sauerstoff erhalten. Deshalb gilt: **Jeder Patient mit Atemnot erhält Sauerstoff!**

- Senken der CO_2-Produktion und des O_2-Verbrauchs durch Stressreduktion: Sedierung, Schmerztherapie, hohes Fieber senken.

Cave:

Bei Patienten mit akuter Hyperkapnie (bei COPD/Asthma) kann die Gabe atemantriebshemmender Sedativa und Analgetika (Benzodiazepine, Opiate) zur Dekompensation führen und sollte deshalb mit äußerster Vorsicht vorgenommen werden.

- Bei therapierefraktärer Hypoxie/Hyperkapnie (v. a. bei sich verschlechternder Vigilanz): Intubation und Beatmung. Größte Zurückhaltung bei Asthma/COPD, da diese Patienten nur sehr schlecht von der Beatmung zu entwöhnen sind.
- Bei Patienten mit COPD/Asthma: antiobstruktive Therapie mit Kortikosteroiden, Betamimetika oder Theophyllin (in der präklinischen Akuttherapie wird Theophyllin nicht mehr empfohlen).

Bei Patienten mit Atemnot ist eine Unterscheidung zwischen kardialer und pulmonaler Ursache mit präklinischen Mitteln oft nicht möglich. Die Untersuchungsbefunde sind oft unspezifisch (z. B. Giemen bei beginnendem Lungenödem), und die Patienten sind oft multimorbide, sodass sie keine eindeutigen Symptome aufweisen (z. B. Brustschmerz in Folge von Hypoxie und stressbedingter Tachykardie, obwohl es sich primär um eine exazerbierte COPD handelt). Oft muss in solchen Fällen die Diagnose anhand der Wirksamkeit eines Therapieversuchs gestellt werden.

Fallbeispiel: Ein Patient ruft den Notarzt wegen schwerer Atemnot. Anamnese: KHK, Hypertonus und COPD in Folge Nikotinkonsums. Befunde: Akrozynanose, exspiratorisches Giemen, Tachykardie, Blutdruck 220/140 mmHg. Der Notarzt senkt zuerst den Blutdruck durch 2 × 2 Hübe Nitrospray, und die Symptome bessern sich zügig. Die Verdachtsdiagnose „hypertensives Lungenödem" kann durch das gute Ansprechen auf die Therapie gestellt werden.

6 Thoraxschmerz

L. Nibbe

Der akute Thoraxschmerz ist neben der akuten Luftnot das häufigste Leitsymptom von akut bedrohlichen Erkrankungen. Dieser Abschnitt soll dazu dienen, notfallmedizinisch relevante Ursachen des Thoraxschmerzes rasch zu erkennen, um unverzüglich die erforderlichen Therapiemaßnahmen einleiten zu können.

Notfallmedizinisch relevante Ursachen des Thoraxschmerzes sind:
- das akute Koronarsyndrom.
- die Lungenarterienembolie.
- die akute thorakale Aortendissektion.

Neben den genannten Krankheitsbildern gibt es zahlreiche weitere Differenzialdiagnosen für den akuten Thoraxschmerz. Diese führen jedoch nur in Ausnahmefällen zu akut lebensbedrohlichen Situationen und werden deshalb in diesem Kapitel nicht besprochen.

6.1 Akutes Koronarsyndrom

6.1.1 Allgemeines

Das akute Koronarsyndrom (ACS) ist die mit Abstand häufigste notfallmedizinische Ursache des akuten Thoraxschmerzes und beinhaltet folgende Diagnosen:
- Akuter Myokardinfarkt mit ST-Streckenhebung (STEMI).
- Akuter Myokardinfarkt ohne ST-Steckenhebung (NSTEMI).
- Instabile Angina Pectoris.
- Plötzlicher Herztod (s. Teil 4, Kap. 1).

6.1.2 Klinische Symptomatik

Qualität, Lokalisation und Ausstrahlung des Thoraxschmerzes beim akuten Koronarsyndrom können sehr variabel sein (s. Abb. 6.1). Häufig besteht jedoch eine fast pathognomonische Schmerzqualität:

- „Wie ein fester Ring um die Brust."
- „Ein Druck, als wenn ein Backstein auf der Brust liegt."
- „Brennen hinter dem Brustbein."

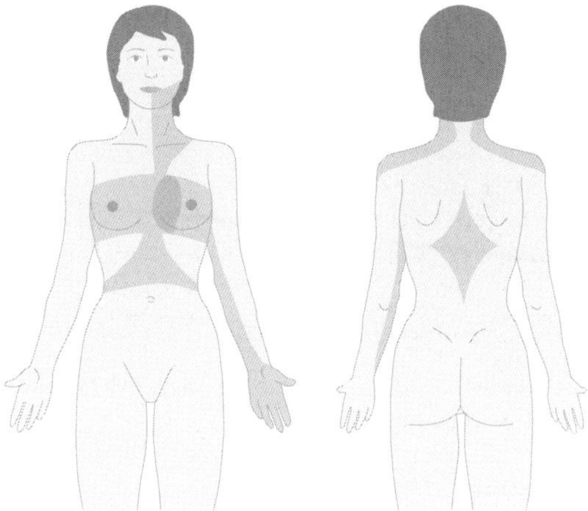

Abb. 6.1 Häufige Schmerzlokalisation und -ausstrahlung beim akuten Koronarsyndrom.

Es ist ratsam, ausdrücklich nach dem Schmerzcharakter zu fragen, da die Patienten dies von sich aus oft nicht berichten:

- Retrosternales Brennen sollte nicht voreilig als Sodbrennen gedeutet und somit auf eine Refluxkrankheit zurückgeführt werden.
- Akut auftretenden „Rückenschmerzen" oder „Magenschmerzen" liegt ebenfalls häufig ein akutes Koronarsyndrom zu Grunde.
- Symptome wie Schweißausbrüche, Übelkeit, Erbrechen (vegetative Begleitsymptomatik), Panik und Angst können ebenfalls in unter-

schiedlichster Ausprägung vorliegen und untermauern die Diagnose „Akutes Koronarsyndrom“.

- Eine positive Anamnese für kardiovaskuläre Vorerkrankungen und bekannte kardiale Risikofaktoren (Rauchen, Diabetes, arterielle Hypertonie, Übergewicht etc.) stellt ebenfalls eine Prädisposition für das Vorliegen eines akuten Koronarsyndroms dar.

Eine eindeutige Zuordnung ist anhand klinischer Symptome allein nicht zuverlässig möglich, sondern gelingt erst mit dem 12-Kanal-EKG (ST-Strecken-Hebungen) und Bestimmung von Myokardnekrosemarkern (Troponine).

Wichtig:

Jeder Patient mit akutem Koronarsyndrom muss in ärztlicher Begleitung auf eine Überwachungs- bzw. Intensivstation verlegt werden, da es jederzeit zu lebensbedrohlichen Komplikationen kommen kann (z.B. kardiogener Schock, plötzlicher Herztod).

6.1.3 Schlüsselrolle des 12-Kanal-EKGs

Die Ableitung eines 12-Kanal-EKGs wird in Teil 3, Kapitel 4 besprochen.

Für den Notfall relevant ist die Differenzierung in „ACS mit ST-Hebung“ bzw. „ACS ohne ST-Hebung“.

Während beiden Formen das hohe Risiko lebensbedrohlicher Herzrhythmusstörungen (plötzlicher Herztod) gemeinsam ist, gibt es einen entscheidenden Unterschied in der Dringlichkeit einer Reperfusionstherapie (Thrombolysetherapie oder akute Katheterintervention):

- Bei ST-Hebungen (s. Abb. 6.2 und 6.3) muss sie *sofort* erfolgen.
- Bei fehlenden ST-Hebungen können Indikation und Zeitpunkt einer PCI („percutaneous coronary intervention“) von der individuellen Risikokonstellation abhängig gemacht werden. Im Gegensatz zum „ACS mit ST-Hebungen“ kann eine PCI in der Regel ohne Nachteil für den Patienten mit einem mehrstündigen Abstand zum Schmerzbeginn erfolgen.

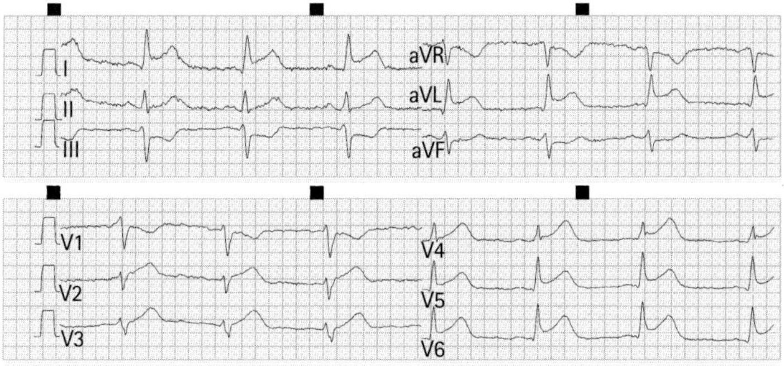

Abb. 6.2 STEMI – akuter Vorderwandinfarkt: ST-Hebungen in V4 bis V6, I und aVL (zusätzlich spiegelbildliche ST-Senkungen in III und aVF).

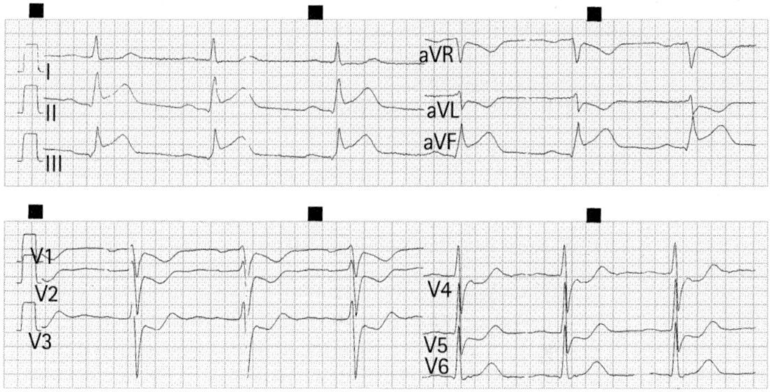

Abb. 6.3 STEMI – akuter Hinterwandinfarkt: ST-Hebungen in II, III und aVF (zusätzlich spiegelbildliche ST-Senkungen in V1 bis V5).

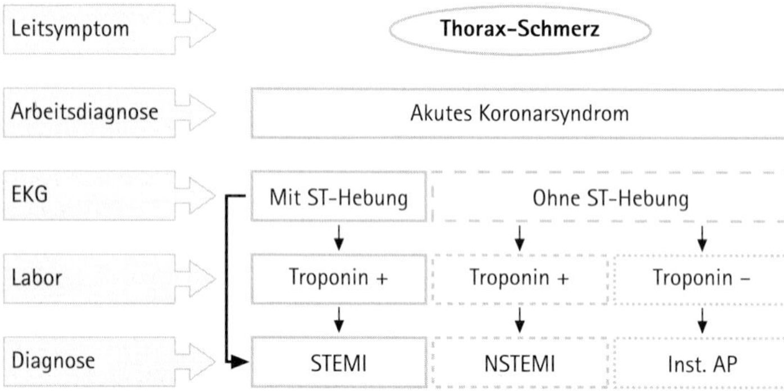

Abb. 6.4 Schema der Diagnostik eines akuten Koronarsyndroms.

6.1.4 Therapie

Die allgemeine notfallmedizinische Basisversorgung besteht in Beruhigung, in der Anwendung des „Be Pro Life Schemas (s. Teil 1, Kap. 4) und in diesem Fall der Oberkörperhochlagerung. Daneben ergeben sich aus der zu Grunde liegenden akuten Pathophysiologie – koronare Minderperfusion auf dem Boden einer Koronargefäßverengung unter zentraler Beteiligung sowohl der plasmatischen Gerinnung als auch der Thrombozyten – zwei für das akute Koronarsyndrom generell gültige Therapieprinzipien:

- Antiischämische Therapie.
- Antithrombotische Therapie.

Antiischämische Therapie

- Nitrate: Der erste Schritt ist oft die initiale „diagnostische" Gabe von Nitro-Spray (1–2 Hübe = 0,4–0,8 mg sublingual). Unverzichtbare Voraussetzung für eine Gabe von Nitraten ist die vorangehende RR-Messung. Bei einem systolischen RR < 90 mmHg sollte diese wegen der Gefahr bedrohlicher Hypotonien unterbleiben. Bei deutlicher Besserung der Beschwerden innerhalb weniger Minuten spricht man von „nitrosensiblem" Thoraxschmerz, bei ausbleibendem Beschwerderückgang von „nitroresistentem" Thoraxschmerz,

der als Hinweis auf eine besonders gravierende koronare Minderdurchblutung gewertet werden kann. Unter Blutdruckkontrolle ist sowohl die wiederholte Gabe von Nitro-Spray als auch die kontinuierliche Gabe intravenös möglich.
- Betablocker: Wirken über eine Senkung des myokardialen Sauerstoffverbrauchs antiischämisch. Eine generelle Gabe in der Akutphase wird nicht empfohlen. Bei fehlenden klinischen Zeichen der Herzinsuffizienz (Auskultation!) sowie unter Beachtung von Blutdruck und Herzfrequenz ist jedoch eine vorsichtige Titration durch I.v.-Gabe einer kardioselektiven Substanz (z. B. 5–10 mg Metoprolol langsam i. v.) in vielen Fällen durchaus sinnvoll. Die zusätzlich vorhandene antiarrhythmische Wirkung der Betablocker ist bei stark erhöhtem Risiko für den plötzlichen Herztod durch Kammerflimmern ein weiterer potenzieller Vorteil.
- Zentrale Analgesie: Morphin ist in wiederholten Einzelgaben von 3–5 mg das Mittel der Wahl zur Therapie von Angst und Schmerz. Die damit verbundene Reduktion des Sauerstoffbedarfs bedeutet ebenfalls eine Ökonomisierung des myokardialen Sauerstoffverbrauchs.

Antithrombotische Therapie

- Heparin: initial Bolus von 5000 I. E. i. v.
- ASS: 250–500 mg Bolus i. v.
- Clopidogrel: 300–600 mg p. o.

Eine weitere Therapieoption ist die Gruppe der GPIIb/IIIa-Rezeptorblocker (z. B. Tirofiban, Abciximab, Eptifibatid). Allerdings gibt es für deren zusätzlichen Einsatz in der Notfallsituation keine generelle Therapieempfehlung.

Zusätzlich: Reperfusionstherapie

Wie erwähnt muss beim „ACS mit ST-Hebungen“ unverzüglich eine Reperfusionstherapie erfolgen, entweder medikamentös durch Thrombolytika (z. B. Tenekteplase, rt-PA) oder mechanisch durch die PCI:
- Vorteil der PCI ist die häufigere vollständige Wiedereröffnung des Infarktgefäßes (ca. 90 % vs. 50–60 % durch Thrombolyse) bei erheblich geringerem Risiko für bedrohliche Blutungen.

- Vorteil der Thrombolysetherapie: An jedem Ort und zu jeder Zeit durchführbar; somit z. B. schon durch den Notarzt in der präklinischen Versorgung oder auch in Krankenhäusern ohne eigene Möglichkeit zur PCI und einem oft damit verbundenen nicht tolerierbarem Zeitverlust bis zur PCI („time is life"!).

Voraussetzung für eine Thrombolysetherapie ist neben dem Ausschluss von Kontraindikationen der Nachweis von ST-Hebungen im EKG. Somit sind Thrombolytika keine Therapieoption für das „ACS ohne ST-Hebungen".

Zur Definition signifikanter ST-Hebungen und Kontraindikationen siehe z. B. http://www.dgk.org.

Zusammenfassung: Notfalltherapie des Akuten Koronarsyndroms

Beim ACS ohne/mit ST-Hebungen

Basismaßnahmen: Beruhigung, Sauerstoffgabe, Monitoring, I.v.-Zugang, Oberkörperhochlagerung, 12-Kanal-EKG

antiischämisch:	antithrombotisch:
Nitrat (1–2 Hübe sublingual) **Cave:** Blutdruck!	Heparin (5000 I. E. als I.v.-Bolus)
Ggf. Betablocker (z. B. Metoprolol 5 mg langsam i. v.)	ASS (250–500 mg als I.v.-Bolus)
Morphin (3–5 mg i. v., ggf. mehrfach)	Clopidogrel (300–600 mg p. o.)

Beim ACS mit ST-Hebungen (STEMI) zusätzlich:

Unverzügliche Reperfusionstherapie:

- systemische Thrombolysetherapie und/oder
- akute Katheterintervention (PCI)

6.2 Akute Lungenarterienembolie

6.2.1 Allgemeines und klinische Symptomatik

Unter notfallmedizinischen Aspekten ist die Lungenarterienembolie nach dem akuten Koronarsyndrom die häufigste Ursache des akuten Thoraxschmerzes. Allerdings treten wiederum nur in ca. 60 % der Fälle thorakale Schmerzen auf, sodass ein fehlender Thoraxschmerz keinesfalls eine Lungenarterienembolie ausschließt.

Die häufigsten klinischen Symptome einer akuten Lungenarterienembolie sind:
- Luftnot.
- Tachypnoe.
- Tachykardie.
- Akuter Thoraxschmerz.

Der durch eine Lungenarterienembolie verursachte Thoraxschmerz muss keinesfalls atemabhängig sein. Prädisponierende Faktoren unterstützen die Diagnosestellung, wie z. B.:
- Immobilisation
- Schwangerschaft
- Kurze Zeit zurückliegende Operationen oder Traumata
- Thrombophilie
- Positive Anamnese für Thrombosen.

Akut lebensbedrohlich ist die massive Lungenarterienembolie, die sich in einer kardiogenen Schocksymptomatik bis hin zum Kreislaufstillstand äußert:
- Systolischer RR < 90 mmHg.
- Oben genannte Symptome.
- Zeichen der Minderperfusion (Zyanose, Marmorierung, Bewusstseinsstörung).

Bei der massiven Lungenarterienembolie ist die Erhöhung des pulmonalarteriellen Widerstands so ausgeprägt, dass es primär zu einem Rechtsherzversagen kommt. Sofern eine apparative Sicherung der Diagnose nötig und noch möglich ist, sollte dies vorrangig mittels transthorakaler Echokardiographie erfolgen.

6.2.2 Therapie der massiven Lungenarterienembolie

Zentrales Therapieelement in der Behandlung der massiven Lungenarterienembolie ist die Senkung der rechtsventrikulären Nachlast durch Beseitigen des Embolus. Hierfür stehen prinzipiell drei unterschiedliche Therapieprinzipien zur Verfügung:

1. Systemische Thrombolysetherapie.
2. Fragmentation mittels pulmonalarterieller Kathetertechnik.
3. Chirurgische Embolektomie.

Das am häufigsten angewandte Verfahren ist, schon allein auf Grund der Verfügbarkeit, die systemische Thrombolysetherapie (z. B. rt-PA 10 mg als i.v.-Bolus über 1–2 min), gefolgt von 90 mg i. v. über 2 Stunden.

Neben der spezifischen Therapie erfolgt die intensivmedizinische Unterstützung je nach Schweregrad mit Volumengabe, Katecholamin- und Respiratortherapie.

Cave:

Gerät ein Patient durch eine massive Lungenarterienembolie in einen *Kreislaufstillstand*, so ist unter laufender kardiopulmonaler Reanimation die systemische Lysetherapie durchzuführen, wobei in dieser Situation höhere Bolusgaben (z. B. 50 mg rt-PA, dann 50 mg i. v. über 2 h) sinnvoll erscheinen, auch wenn es hierzu keine gesicherten Daten gibt.

6.2.3 Therapie der submassiven Lungenarterienembolie

Bei der submassiven Lungenarterienembolie können abhängig von der klinischen Symptomatik, der echokardiographischen Beurteilung des rechten Ventrikels und dem Ergebnis der Troponinbestimmung ebenfalls eine Thrombolysetherapie wie auch intensivmedizinische Maßnahmen erforderlich werden. Die notfallmedizinische Versorgung beschränkt sich jedoch auf Basismaßnahmen (s. Kap. 6.1.4) plus Heparin (5000 I.E. als i.v.-Bolus) und Volumen sowie auf die Begleitung des Patienten auf eine Überwachungsstation.

6.3 Thorakale Aortendissektion

6.3.1 Allgemeines und klinische Symtomatik

Die thorakale Aortendissektion ist zwar eine eher seltene Ursache des akuten Thoraxschmerzes, vor allem bei Ruptur des Aneurysmas allerdings akut lebensbedrohlich.

Ohne bildgebende Diagnostik ist die Diagnose oft schwierig, vor allem, weil spezifischere klinische Symptome (s.u.) nicht immer vorhanden sind.

Wie bei der akuten Lungenarterienembolie kann zwar ein abrupt auftretender, massiver Thoraxschmerz vorhanden sein, in vielen Fällen ist der Schmerz jedoch im Rücken oder im Abdomen lokalisiert.

Typischerweise betroffen sind Männer im 7. Lebensjahrzehnt mit einer positiven Anamnese für arterielle Hypertension.

Symptomatik der akuten thorakalen Aortendissektion:

- Heftiger, abrupt auftretender Schmerz (Thorax, Rücken, Abdomen).
- Spezifischere Symptome: Synkope, Pulsdefizit mit Zeichen der peripheren Durchblutungsstörung oder Schlaganfallsymptomatik, (neu aufgetretene) Aorteninsuffizienz (Auskultation!).

6.3.2 Therapie

Im Vordergrund steht bei arterieller Hypertonie die konsequente Reduktion des Blutdrucks auf systolische Werte von 100–120 mmHg:

- Antihypertensiva der Wahl sind Betablocker.
- Eine konsequente Analgesie mit Morphin erleichtert die Blutdrucksenkung.

Cave:

Geraten Patienten bei der akuten Dissektion in einen *Schockzustand*, ist dieser entweder durch Volumenmangel bei Ruptur oder durch kardiale Komplikationen (akuter Myokardinfarkt durch mechanische Verlegung einer Koronararterie, hämorrhagischer Perikarderguss) bedingt. Die spezifische Therapie des Schockzustandes richtet sich nach der jeweiligen Ursache (s. a. Teil 4, Kap. 4).

7 Husten

V. Braun

Husten ist ein plötzlicher Atemstoß durch die Stimmritze zu dem Zweck, übermäßigen Schleim oder einen Fremdkörper aus den Bronchien, der Luftröhre oder dem Kehlkopf zu treiben. Er kann durch entzündliche, chemische, physikalische oder mechanische Reizungen der Schleimhaut der oberen und unteren Atemwege ausgelöst werden. Hustenrezeptoren befinden sich ebenso in den Nasennebenhöhlen, im Mittelohr und in der Speiseröhre.

Husten ist zunächst ein durchaus erwünschtes Symptom, um die Luftwege von Fremdkörpern und Schleim zu befreien, er kann jedoch darüber hinaus auf unterschiedliche, auch schwer wiegende Erkrankungen in verschiedenen Organsystemen hinweisen und selbst zu Komplikationen wie Erbrechen, Kopfschmerzen oder Herzrhythmusstörungen führen.

Laut WHO wird nach der Dauer des Symptoms in *akut* (bis 3 Wochen) und *chronisch* (über 3 Wochen) einteilt.

Bei 5- bis 40-Jährigen ist eine Viruserkrankung als Auslöser von Husten bei weitem am häufigsten. Bei über 40-Jährigen müssen vermehrt andere Erkrankungen (wie z. B. gastroösophagealer Reflux, Exazerbation einer COPD, Medikamenten-Nebenwirkungen) erwogen werden. Bei älteren, insbesondere bei über 70-jährigen Patienten, sind eine Stauungsbronchitis durch Herzinsuffizienz sowie Nebenwirkungen von Medikamenten öfter als bei Jüngeren auszuschließen.

7.1 Anamnese

7.1.1 Allgemeine Fragen

Achten Sie auf:

- Husten (Wann? Plötzlich? Wie lange?).
- Auswurf (Menge? Konsistenz? Hämoptysen?).
- Atembeschwerden (Dyspnoe? Stridor?).
- Schmerzen (Thorax? Kopf? Ohren? Rachen? Glieder?).
- Fieber, Schwitzen, Gewichtsabnahme.
- Voraus gegangene Hustenperioden, Atemwegsinfekte, Sinusitiden.
- Raucherkarriere.
- Exposition gegenüber anderen inhalativen Noxen (z.B. berufliche Schadstoffe).
- Bekannte Allergiegenese.
- Familiäre Morbidität.

7.1.2 Spezielle Fragen

Achten Sie auf:

- Abdominelle Beschwerden (Sodbrennen? Refluxbeschwerden? Magenschmerzen?).
- Hinweise auf kardiale Insuffizienz (Belastungsdyspnoe? Unterschenkelödeme? Nykturie?).
- Medikamentenanamnese (ACE-Hemmer? Aspirin? Betablocker? Kontrazeptiva? Zytostatika?).

7.2 Untersuchung

7.2.1 Körperliche Untersuchung

- Haut:
  - Blässe
  - Zyanose
  - Schwitzen.
- Thorax:
  - Inspektion
  - Perkussion
  - Auskultation
  - Atemfrequenz.
- Herz:
  - Auskultation.
- Mund/Rachen:
  - Inspektion.
- Ohren:
  - Spiegelung bei Kindern
  - Spiegelung bei Erwachsenen anamneseabhängig.
- Abdomen:
  - Palpation des Oberbauches bei Verdacht auf Herzinsuffizienz (Hepatomegalie) und bei Verdacht auf Refluxkrankheit.
- Beine:
  - Inspektion (Unterschenkelödeme).

7.2.2 Weiterführende Diagnostik

- Temperaturmessung (axillar, rektal).
- Labor (je nach Verdachtsdiagnose), z. B.:
  - Leukozyten bei akuter Bronchitis (hoher positiv prädikativer Wert für eine bakterielle Infektion, niedrige oder normale Werte schließen sie jedoch nicht aus).
  - CRP bei Pneumonie als Verlaufskontrolle (persistierend erhöhte Werte unter Antibiotika sprechen für Therapieversagen).
  - Sputumkontrollen (mikrobiologische Untersuchung bei häufig exazerbierender COPD zu empfehlen, vor allem bei Therapie-

versagen nach kalkulierter initialer antimikrobieller Behandlung). Von der korrekten Abnahme des Bronchialschleims bis zum Anlegen der Kultur dürfen nur 2 bis max. 4 Stunden vergehen!
  - Serologie auf IgA-, IgM- und IgG-Antikörper gegen Pertussistoxin oder Hämagglutinin durch IFT oder ELISA bei Verdacht auf Pertussis.
  - Bakteriologische Untersuchung des Sputums auf säurefeste Stäbchen bei Verdacht auf Tbc.
- Röntgen-Thorax bei Verdacht auf Pneumonie, chronische Bronchitis mit Raucheranamnese, Bronchialkarzinom, Tbc.
- Spirometrie bei Verdacht auf COPD und Asthma.
- Metacholin-Provokationstest bei Verdacht auf bronchiale Hyperreagibilität.
- Gastroskopie bei Verdacht auf gastroösophageale Refluxkrankheit (GERD), ggf. 24-h-pH-Metrie.
- Spiral-CT des Thorax, wenn trotz unauffälligen Röntgenbildes Verdacht auf ein Karzinom besteht.
- Bronchoskopie zur weiteren Klärung suspekter Befunde (Karzinom, Tbc).

7.3 Ursachen

7.3.1 Akuter Husten

- Respirationstrakt:
  - Infektion des oberen Respirationstraktes
  - Allergien
  - Infektion des unteren Respirationstraktes
  - Exazerbation einer COPD.
- Herz-Kreislauf-System:
  - Stauungsbronchitis.
- Exogene Ursachen:
  - inhalierte Noxen.

Cave:

Bei akut aufgetretenem Husten in Verbindung mit Dyspnoe, Thoraxschmerzen, Hämoptysen und in- oder exspiratorischem Stridor kann eine vitale Bedrohung vorliegen oder demnächst eintreten, z. B. durch:

- Lungenödem.
- Status asthmaticus.
- Lungenembolie.
- Trauma, ausgedehnter Pneumothorax.
- Fremdkörperaspiration (vor allem bei Kindern und alten Menschen).
- Inhalierte Noxen.

In diesen Notfallsituationen müssen sofort die Vitalfunktionen wiederhergestellt und gesichert werden, und der Patient ist unter ärztlicher Aufsicht unverzüglich in ein Krankenhaus zu bringen. Dies gilt auch bei dringendem Verdacht auf diese Diagnosen.

7.3.2 Chronischer Husten

- Häufig:
  - chronische Bronchitis (vor allem bei Rauchern)
  - postnasales Drip-Syndrom (PNDS)
  - bronchiale Hyperreagibilität
  - chronisch-obstruktive Atemwegserkrankung (COPD)
  - Asthma bronchiale
  - gastroösophageale Refluxkrankheit (GERD).
- Gelegentlich:
  - Medikamente (vor allem ACE-Hemmer)
  - Eosinophile Bronchitis.
  - Pertussis
  - psychogener Husten
  - chronische Linksherzinsuffizienz
  - Bronchial-/Lungentumore (primäre und sekundäre).
- Selten:
  - Tuberkulose
  - tracheobronchialer Kollaps
  - Bronchiektasen
  - Fremdkörper

- interstitielle Lungenerkrankungen (Alveolitis, Zustand nach Radiotherapie, Sarkoidose)
- Hyperthyreose
- Hodgkin-Krankheit
- Mukoviszidose
- Karzinoid
- Zenker-Divertikel.

8 Abdominalschmerz

H. Göhler

Beim Abdominalschmerz unterscheidet man zwischen dem *akuten Abdomen* und *chronischen Abdominalschmerzen.* Die Differenzialdiagnose des Abdominalschmerzes ist oft sehr schwierig, Fehldiagnosen sind häufig. Entscheidend für die Diagnostik sind die Anamnese und der Befund der körperlichen Untersuchung.

Leitsymptome des akuten Abdomens:
- Heftige Bauchschmerzen
- Erbrechen
- Abwehrspannung.

Sie können innerhalb von Stunden bis zu wenigen Tagen auftreten und erfordern *sofortige* diagnostische Abklärung!

8.1 Anamnese

8.1.1 Allgemeine Fragen

Schmerzanamnese:
- Schmerz abhängig von Nahrungsaufnahme?
- Schmerzcharakter: konstant (peritonitisch), stechend, rhythmisch (Kolik), pochend?

- Lokalisierbar, diffus, ausstrahlend (z.B. bei Uretersteinen ins äußere Genitale)?
- Tageszeitliche Schwankungen?
- Lindernde, verstärkende Faktoren?
- Belastungs-, bewegungs-, lage-, atmungsabhängig?
- Stärke der Schmerzen (visuell-analoge Schmerzskala 1–10)?
- Entwicklung des Schmerzes (perakut: Perforation)?

8.1.2 Spezielle Fragen

- Übelkeit?
- Erbrechen (schwallartig, nach einer Mahlzeit, nüchtern)? Konsistenz (blutig)?
- Stuhlgang: Diarrhoe? Obstipation? Farbe? Konsistenz? Häufigkeit? Letzter Stuhlgang? Blut im Stuhl (Teerstuhl, aufgelagertes Blut)? Fettiger, übel riechender Stuhl?
- Beschwerden beim Wasserlassen?
- Appetit vermehrt/vermindert?
- Ernährung?
- Gewichtsabnahme? Wie viel in welchem Zeitraum? Gewichtszunahme?
- Vorerkrankungen, Operationen?
- Bei Frauen: Schwangerschaftsanamnese! Gynäkologische Anamnese!
- Sozialanamnese. Stress?
- Kürzlich in Urlaub gewesen? Wo? Durchfallerkrankung?
- Medikamente? Einnahme von Abführmitteln, Antibiotika?
- Nikotin? Alkohol?
- Verzehr verdorbener Lebensmittel?
- Familienmitglieder und/oder Freunde ebenfalls erkrankt?

8.2 Untersuchung

8.2.1 Körperliche Untersuchung

Zu berücksichtigen sind:
- Auskultation (vor Palpation!): „Grabes"stille? Darmgeräusche?
- Palpation des Abdomens: Abdomen weich, bretthart (bei generalisierter Peritonitis)? Peristaltik? Umschriebener Druckschmerz?
- Bruchpforten? Loslass-Schmerz (Appendizitis)?
- Perkussion (Luft, Verdichtung, Begrenzung der Organe).
- Klopfschmerz Nierenlager?
- Rektale Untersuchung: Blut? Hämorrhoiden? Vorwölbungen?
- Schmerzen?
- Gynäkologische Untersuchung: Ovarialabszess? Extrauteringravidität? Hinweis auf Tumore? Verwachsungen?

8.2.2 Weiterführende Diagnostik

Zu berücksichtigen sind:
- Temperatur: rektal, axillär.
- Labor (je nach Verdachtsdiagnose):
  - allgemeines Labor: Blutbild, CRP, Kreatinin, Elektrolyte etc.
  - Cholezystitis, Ikterus: direktes und indirektes Bilirubin
  - Herzinfarkt: CK-MB, GOT, LDH
  - Pankreatitis: Lipase, Amylase
  - Ureterstein: Harnstatus.

8.2.3 Apparative Diagnostik

Je nach Verdachtsdiagnose:
- EKG.
- Sonographie (Abdomen, Nierenlager, gynäkologischer Ultraschall).
- Endoskopie.
- Gastroskopie.
- Röntgen-Thorax und Abdomenübersichtsaufnahme, CT, ERCP.
- Angiographie.

8.3 Ursachen

8.3.1 Akute Abdominalschmerzen

Nach Häufigkeit:

- Akute Appendizitis (Schmerz am McBurney-Punkt, am Lanz-Punkt, initial oft periumbilikal oder epigastrisch, Entlastungsschmerz, Temperaturdifferenz > 0,6 °C).
- Akute Cholezystitis (evtl. gemeinsam mit Pankreatitis).
- Herzinfarkt (schwierige Diagnose! Labor!).
- Divertikulitis.
- Ileus (mechanisch, paralytisch mit Spiegelbildung bei Röntgenaufnahme, Hyperperistaltik).
- Perforation von Magen, Duodenum (Abdomenleeraufnahme, subphrenische Luftsichel?).
- Akute Pankreatitis (gürtelförmige Schmerzen, Abwehrspannung, Anstieg der Pankreasenzyme).
- Mesenterialinfarkt (Anamnese! Postprandiale Bauschmerzen? Blutige Durchfälle? Angiographie).
- Gynäkologische Ursachen (stielgedrehte Ovarialzyste, Ovolution, Dysmenorrhoe, Extrauteringravidität, Adnexitis).
- Harnleiterkonkrement.
- Leberkapselspannungsschmerz bei akuter Stauung (z.B. durch Lungenembolie).
- Weitere Ursachen:
  - Pseudoperitonitis diabetica
  - Mittelmeerfieber
  - Porphyrie
  - Fruktoseintoleranz
  - basale Pleuritis
  - Milzinfarkt
  - Niereninfarkt
  - inkarzerierte Hernie
  - retroperitoneales Hämatom
  - Aneurysma dissecans.

Cave

beim akuten Abdomen:

- Niemals perorale Gabe von Flüssigkeit und Nahrung!
- Keine Schmerzmedikation vor Diagnosestellung!

8.3.2 Chronisch rezidivierende Abdominalschmerzen

Zu berücksichtigen sind:

- Gastrointestinale Erkrankungen (Pylorusstenose, Ösophagitis, Gastritis, Magen-Darm-Ulzera).
- Chronische Pankreatitis.
- Stauungsleber.
- Rezidivierende Cholangitis.
- Cholelithiasis.
- Morbus Crohn.
- Tumore.
- Hernien.
- Dysmenorrhoe.
- Adnexitis.
- Endometriose.
- Nieren-/Uretersteine.
- Zystitis.
- Funktionelle Störungen wie:
  - Dyspepsie
  - Reizdarm
  - Nahrungsmittunverträglichkeit.
- Psychosomatische Beschwerden.
- Ess-Störungen.

9 Kreuzschmerzen

Chr. Heintze

Definition: Kreuzschmerzen (auch „Lumbago" oder „Hexenschuss") sind Schmerzen oder ein Unwohlsein im Bereich des Rückens vom unteren Rippenbogen bis zu den Glutäalfalten mit möglicher Ausstrahlung in die Beine (ICD-10: M54.5).

Man unterscheidet:
- Akute Kreuzschmerzen (< 12 Wochen Dauer).
- Rezidivierende Kreuzschmerzen (zwischenzeitlich symptomfreies Intervall von mindestens 6 Monaten).
- Chronische Kreuzschmerzen (> 12 Wochen Dauer).

9.1 Anamnese

Hinweise auf unkomplizierte Kreuzschmerzen:
- Alter 20–50 Jahre.
- Guter Allgemeinzustand.
- Bewegungsabhängige Schmerzen.
- Dermatomübergreifende Ausstrahlung.

9.1.1 Schmerzcharakteristika

- Lokalisation und Dauer der Schmerzen?
- Auslöser für die Beschwerden?
- Ausstrahlung der Symptomatik (einseitig, beidseitig)?
- Symptome beeinflusst durch Bewegung (sitzend, liegend, stehend)?
- (Tages-)zeitlicher Verlauf der Beschwerden?

9.1.2 Begleitsymptome und Erkrankungen

- Assoziierte Beschwerden (Nachbarorgane, Nervensystem, Reproduktionssystem)?

- Warnhinweise auf entzündliche, maligne Prozesse und Traumata?
- Bisherige Behandlung (z.B. Eigenbehandlung, Vorbehandlung, bestehende Medikation, Schmerzmittelkonsum)?
- Psychosoziale Anamnese (z.B. Beruf, Familie, Beeinträchtigung im Alltag)?
- Begleitererkrankung (z.B. neoplastisch, strukturell degenerativ, andere Systemerkrankungen)?

9.2 Klinische Untersuchung

9.2.1 Primäre Diagnostik

- Inspektion (Atrophien, Faszikulationen, Verletzungszeichen, Deformitäten, Haltungsveränderung der Wirbelsäule).
- Palpation (Klopfschmerz, muskuläre Verspannung, Tender-Points).
- Bewegungsprüfung (Beweglichkeitseinschränkung, Schober-Zeichen [s. Teil 2, Kap. 5])
- Neurologischer Befund (Laségue-Zeichen: passives Anheben des im Knie gestreckten Beins bis 60° mit Schmerzausstrahlung in das untersuchte Bein).
- Sensibilitätsprüfung, Muskelkraft und Reflexe (z.B. PSR, ASR) im Seitenvergleich (s. Teil 2, Kap. 4).

9.2.2 Sekundäre Diagnostik

Eine weiterführende Diagnostik erfolgt nur, wenn die Therapie unkomplizierter Kreuzschmerzen erfolglos bleibt sowie bei anamnestischen und klinischen Hinweisen auf verkomplizierende Faktoren bestehender Kreuzschmerzen.

- Labor (je nach Symptomatik z.B. Urinstix, BSG).
- Röntgenübersicht (Beurteilung der Knochenstruktur, z.B. bei Fraktur).
- CT, MRT, Skelettszintigraphie (Persistenz radikulärer Beschwerden, z.B. bei Tumoren).

Risikofaktoren für einen chronischen Verlauf:

- Anhaltende Belastung im privaten Alltag.
- Rentenwunsch.
- Geringer Bildungsstand.
- Berufliche Unzufriedenheit.
- Depression.

9.3 Klassifikation

Tab. 9.1 Klassifikation der Kreuzschmerzen.

Unkomplizierte Kreuzschmerzen	Radikuläre Kreuzschmerzen	Komplizierte Kreuzschmerzen	Extravertebrale Kreuzschmerzen
▪ Bewegungsunabhängig ▪ Guter Allgemeinzustand ▪ Dermatomübergreifend	▪ Positives Laségue-Zeichen ▪ Reflexauffälligkeiten ▪ Parästhesien passend zum Dermatom der Nervenwurzel ▪ Einseitige Symptome ▪ Ausstrahlung bis unterhalb des Knies	▪ Tumore ▪ Abszedierungen ▪ Entzündungen ▪ Frakturen ▪ Steroidtherapie	▪ Darm-/Nierenkolik ▪ Harnwegsinfekt

Beachte:

Schwere körperliche Erkrankungen im Kontext von Kreuzschmerzen sind selten und praktisch immer mit Auffälligkeiten in der Anamnese und/oder der körperlichen Untersuchung verbunden.

9.4 Ursachen

Vertebrale Ursachen:

- Bandscheibenvorfall.
- Osteoporose.

- Ankylosierende Spondylitis.
- Wirbelfrakturen.
- Tumoren (z. B. Knochentumore, Metastasen).

Paravertebrale Ursachen:

- Lokalisierte Schmerzsyndrome (z. B. myofasziale Syndrome).

Extravertebrale Ursachen:

- Gynäkologische Erkrankung (z. B. Adnexitis, Myome).
- Neurologische Erkrankungen (z. B. Neuropathie, Spinalkanalstenose).
- Orthopädische Erkrankungen (z. B Osteopathien).
- Urologische Erkrankungen (z. B. Nierenkolik).
- Internistische Erkrankungen (z. B. Aneurysma, Ulcus ventriculi, Lungenembolie).

10 Gelenkschmerz und -schwellung

J. Welke

> ! Etwa 5% der Bevölkerung im Alter zwischen 16 und 44 Jahren, 25% im Alter zwischen 45 und 64 Jahren und 40% ab dem 60. Lebensjahr leiden an Schmerzen und Schwellungen im Bereich des Bewegungsapparates. Die Ursachen sind:
> - Entzündungen (Arthritis).
> - Infektionen (infektiöse/pyogene Arthritis).
> - Primär nichtentzündliche Vorgänge (Arthrose).
> - Arthopathien bei Knochennekrosen.
> - Stoffwechsel- und Gerinnungsstörungen.
> - Neurogene Arthopathien.

10.1 Anamnese

Die Anamnese des Patienten sollte immer komplett durchgeführt werden, da sich dadurch wesentliche Hinweise auf die Genese der der Gelenkbeschwerden ergeben können. Besonders bedeutsam sind systemische Entzündungszeichen sowie dermatologische und gastrointestinale Symptome.

Einige Erkrankungen mit Gelenkbeteiligung sind typisch für bestimmte Lebensphasen:

- Kindesalter:
  - angeborene Skeletterkrankungen
  - juvenile Polyarthritis
  - rheumatisches Fieber
  - juvenile Knochennekrosen (z. B. Scheuermann-Krankheit).
- Jungendliche/junge Erwachsene:
  - Spondylitis ankylosans
  - systemischer Lupus erythematodes
  - reaktive Arthritiden
  - Reiter-Syndrom
  - Sarkoidose.
- Mittleres Lebensalter:
  - Gicht
  - Tendomyopathien.
- Höheres Lebensalter:
  - Arthrose
  - Chondrokalzinose.

Häufige Erkrankungen sind (in dieser Folge):

- Unklare Arthralgien (u. a. Fibromyalgiesyndrom).
- Arthrosen.
- Rheumatoide Arthritis.
- Periarthropathien (speziell Tendovaginitis, 1 % der Patienten).
- Gicht (0,5 % der Patienten).

Beachte:

- Jeder Gelenkschmerz kann Ausdruck einer Systemerkrankung sein.
- Eine klare Differenzierung von Gelenk-, Knochen- und Muskelbeschwerden ist oft nicht möglich.

10.1.1 Qualität, Intensität und zeitlicher Verlauf

Grundfragen:

- Seit wann bestehen die Schmerzen?
- Wann setzen die Schmerzen ein?
- Wie lange dauern sie an?
- Wie oft treten sie auf?

Achten Sie auf:

- Belastungsschmerz (tritt nur unter stärkerer Belastung auf und weist auf mechanische Ursachen hin).
- Bewegungsschmerz:
  - aktiv (schmerzhafte Prozesse an Muskeln und Sehnen)
  - passiv (schmerzhafte Prozesse innerhalb des Gelenks oder an dessen Kapsel).
- Ruheschmerz (typisch für entzündliche Vorgänge).
- Plötzlicher Beginn, speziell bei ungewöhnlicher Belastung (kann am Knie auf einen Meniskusschaden hinweisen).
- Tagesabhängigkeit (nachts, morgens; Morgensteifigkeit [entzündlich]).
- Mechanisch bedingte Schmerzzustände (zu Beginn am stärksten [Anlaufschmerz], bessern sich bei Entlastung, z. B. nachts).

10.1.2 Lokalisation

- Wo treten die Schmerzen auf?
- Strahlen die Schmerzen aus?
- Mono- oder polyartikulärer Schmerz/Schwellung?
- Beschränkung auf ein Gelenk (spricht eher für eine lokale Ursache wie Trauma oder lokale Infektion)?
- Sind mehrere Gelenke betroffen (spricht für eine systemische Ursache)?

- Schmerzen in allen großen und kleinen Gelenken (bei Fibromyalgiesyndrom oder psychischer Genese der Gelenkbeschwerden)?

10.1.3 Umstände und Begleitzeichen

- Prellung des Gelenks? Sturz?
- Vorausgegangener Infekt (Angina, Enteritis, Harnwegsinfekt, Zeckenbiss; spricht für reaktive Arthritiden).
- Haut- und Schleimhautveränderungen:
  - Mundaphthen (M. Behçet)
  - Erythema nodosum (Sarkoidose)
  - Schmetterlingserythem (SLE)
  - Erythema chronicum migrans (SLE, Lyme-Borreliose)
  - Erythema annulare (rheumatisches Fieber).
- Fingernägel (Tüpfelnägel oder gelb-bräunliche Verfärbungen).
- Schuppige Veränderungen der behaarten Kopfhaut (Psoriasis).
- Karditis (rheumatisches Fieber).
- Uveitis/Konjunktivitis bzw. Urethritis/Zervizitis (reaktive Arthritis).
- Spezielle Erreger: Clamydien, Mykoplasmen, Hepatitisviren, HIV, Röteln.

10.1.4 Eigenanamnese, Beruf/Freizeit, Familienanamnese, vegetative Anamnese

Eigenanamnese:
- Bisherige Traumata.
- Krankheitsvorgeschichte.
- Malignom (Knochenmetastasen)?
- Künstliche Gelenke?

Cave:

Infektionen an Endoprothesen verlaufen zunächst fast asymptomatisch. Bei Verdacht auf Infektion (Bewegungsschmerzen, Funktionsstörungen) umgehend abklären! Warten ist nicht gerechtfertigt.

Beruf/Freizeit:

- Arbeit mit Druckluftwerkzeugen?
- Erzwungene gebeugte Haltungen?
- Tragen schwere Lasten (z. B. Bursitis von Fliesenlegern)?
- Sportler? Etliche Sportarten prädisponieren zu spezifischen Gelenkbeschwerden, oft durch Insertionstendopathien (z. B. „Golfschulter", „Schidaumen", „Tennisellenbogen").

Familienanamnese:

- Gicht?
- Psoriasis?
- Rheumatoide Arthritis?

Vegetative Anamnese:

- Gewichtsabnahme?
- Diarrhoe?

10.2 Körperliche Untersuchung

10.2.1 Inspektion

- Alle Gelenke orientierend prüfen, Befallsmuster beschreiben.
- Formabweichungen der Gelenke (z. B. Ulnardeviation der Hand bei rheumatoider Arthritis)?
- Verteilung:
  - symmetrisch (rA, SLE)
  - asymmetrisch (reaktive Arthritis, Psoriasis).
- Spezifische Lokalisationen schmerzhafter bzw. geschwollener Gelenke:
  - Grund- und Mittelgelenke (rA oder SLE)
  - Endgelenke (Heberden-Arthrose)
  - Großzehengrundgelenk (Gicht, 80 % der Gichtfälle).

10.2.2 Palpation

- Farbe, Temperatur und Beschaffenheit der Haut über dem Gelenk.
- Gelenkschwellungen sollten in Flüssigkeitsansammlungen im Kavum (Erguss), Schwellungen der Gelenkkapsel und Protuberanzen durch knorpeliges oder knöchernes Gewebe unterschieden werden.
- Gelenkergüsse sind am Knie durch Verstreichung der Vertiefungen zu beiden Seiten der Kniescheibe erkennbar, in Streckung u.U. „Tanzen“ der Patella.

Cave:

Persistierende eitrige und blutige Gelenkergüsse sind wegen ihrer Knorpel zerstörenden Enzymaktivität eine Gefahr für das Gelenk!

- Formveränderungen (z.B. Heberden-Knoten an der Dorsalseite der distalen Interphalangealgelenke)
- Druckdolenz (Schmerzhafte Strukturen abgrenzbar? Schmerzempfindlichkeit in Abhängigkeit von der Gelenkstellung? Temperatur des Gelenks?).
- Bei Insertionstendopathien lokaler Druckschmerz am Sehnenansatz und Schmerz bei Anspannung gegen Widerstand.

10.2.3 Funktion

- Flüssigkeit der Bewegung beachten.
- Gelenkgeräusche (Knacken und Springen sprechen für destruktive arthrotische Veränderungen).
- Dokumentation mit Neutral-0-Methode (s. Teil 2, Kap. 5).
- Seitenvergleich!
- Stabilität der Gelenkbewegung prüfen (Schädigung der Bänder?).
- Luxation:
  - Deformierung?
  - Schmerzhafte Funktionsstörung?
  - „Federnde Fixation“?
- Unterscheidung zwischen strukturellen von funktionellen Bewegungseinschränkungen (Kontrakturen) durch Analgesie möglich.

- Orientierende Funktionstests für einzelne Gelenke:
  - Schulter (Schürzengriff [Hände auf Rücken verschränken] für Innenrotation; Nackengriff für Außenrotation) Bei Verdacht auf Schultergelenkspathologie spezifische Funktionstests bei fixierter Scapula durchführen.
  - Hand (Faustschluss, Finger voll spreizen, Daumen ab- und adduzieren, Daumen an Wurzel des kleinen Fingers legen).
- Funktionsuntersuchung des Kniegelenks:
  - Meniskus: typische Streckhemmung mit Überstreckungsschmerz. Schmerzauslösung im medialen Gelenkspalt durch Außenrotation spricht für Innenmeniskusläsion. Schmerz im lateralen Gelenkspalt bei Innenrotation spricht für Außenmeniskusläsion (Steinmann-I-Zeichen). Der Druckschmerz über dem schadhaften Meniskus wandert bei Streckung nach vorne, bei Beugung nach hinten (Steinmann-II-Zeichen).
  - Seitenbänder: Bei gestrecktem und um 20° gebeugtem Knie versucht man das Gelenk „aufzuklappen".
  - Kreuzbänder: Vordere und hintere Schublade (Prüfung in 90° Beugung und mit in Neutralstellung fixiertem Fuß). Mit beiden Händen wird der Schienbeinkopf umfasst und nach vorne oder hinten bewegt. Eine vermehrte vordere Schublade spricht für Läsion des vorderen Kreuzbandes und ggf. des medialen Seitenbandes. Eine vermehrte hintere Schublade spricht für Läsion des hinteren Kreuzbandes.

10.3 Weitere Untersuchungsmethoden

Die Punktion eines Gelenkergusses kann mehr noch als Serumparameter und Röntgen die Genese der Beschwerden klären. Rücksprache mit dem Labor über den Umgang mit dem Punktat (Bedingungen und Dauer der Aufbewahrung) ist hilfreich.

Wichtig ist die *strikt aseptische Technik* (inkl. sterile Handschuhe), denn Knorpel hat nur geringe Abwehrkräfte!

Hinweise der Patienten auf mögliche Komplikationen (in erster Linie Infektionen) und Rufnummer für Nachrichten/Information mitgeben.

Cave:

Vorschnelle Diagnose!

Labor:

- Basisprogramm (BSR, C-reaktives Protein, Harnsäure).
- Spezielle rheumatologische Zusatzuntersuchungen (Rheumafaktoren positiv auch bei 5–12 % der gesunden über 60-Jährigen.

Punktion:

- Kristalle (Gicht, Pseudogicht).
- Erregernachweis (infektiöse Arthritis).
- Entzündlicher Erguss ohne Erreger und Kristalle (reaktive Arthritis).
- Nichtentzündlicher Erguss (Reizarthrose, aktivierte Arthrose).

Beachte:

Die Untersuchung des Punktats ist diagnostisch bedeutsam.

Röntgen:

- Röntgenuntersuchungen sind vor allem bei Verdacht auf Bandverletzungen (gehaltene Aufnahmen) und Frakturen sowie nach Luxationen indiziert.
- Bei Oligoarthritiden finden sich radiologische Veränderungen bei folgenden Erkrankungen:
  - Psoriasis (große und kleine Gelenke)
  - Rheumatoide Arthritis (überwiegend kleine Gelenke).

Cave:

- Ein schmerzhaftes, hoch rotes, heißes Gelenk bei allgemeinem Krankheitszustand weckt den Verdacht auf eine infektiöse Arthritis, daher unverzüglich Diagnostik zum Ausschluss einer akuten Infektion! Bei bestehender rA leicht zu übersehen, bei Immunsuppression sind die klinischen Entzündungszeichen eher mäßig ausgeprägt!
- Gelenkhämatome entwickeln sich üblicherweise schnell nach einem Trauma und sollten unverzüglich chirurgisch behandelt werden.

11 Schwindel

T. Esch

Der Schwindel ist keine Krankheitseinheit, sondern ein häufiges und multisensorisches Syndrom unterschiedlicher Ätiologie und Pathogenese. Das „Gefühl des gestörten Gleichgewichts" kommt dabei vor allem, wenn auch nicht ausschließlich, im höheren Lebensalter vor: 45 % der Patienten sind älter als 70 Jahre. Auch muss bedacht werden, dass Patienten den Begriff „Schwindel" oft unspezifisch für „Unwohlsein" verwenden, weshalb Anamnese und Untersuchung hier – u. a. differenzialdiagnostisch – eine besondere Bedeutung haben.

11.1 Anamnese

11.1.1 Differenzierung

Systematischer Schwindel (Richtungskomponente; vestibuläre Ursachen wahrscheinlich):

- Schwankschwindel (mit Seitenpräferenz).
- Drehschwindel („Walzertanzen").
- Liftgefühl (ggf. mit „Weißwerden" vor den Augen).
- Einseitige Fallneigung.

Unsystematischer Schwindel (keine Richtungskomponente; viele verschiedene Ursachen):

- Unsicherheit (ggf. Gangunsicherheit und Gangabweichung).
- Benommenheit.
- Schwarzwerden vor den Augen (ggf. mit „Zusammensacken").
- Betrunkenheitsgefühl, sich „taumelig" fühlen.

11.1.2 Wichtige Fragen

- Seit wann besteht der Schwindel?
- Tritt er dauernd oder anfallsweise auf? Dauer?
- Provokation durch Änderung der Körperlage?
- Medikamenteneinnahme? Welche?
- Dreht sich alles „wie im Karussell" oder „schwankt der Boden"?
- Wird Ihnen schwarz (oder weiß) vor den Augen?
- Taumelgefühl? Fallneigung? Haben Sie sich dabei schon einmal verletzt?
- Bewusstseinsstörung („Ohnmacht", „Wegtreten" etc.)?
- Auftreten während eines passiven Transportes in Fahrzeugen oder in der Höhe?
- Bekannte neurologische oder Herz-Kreislauf-Probleme?

11.1.3 Mögliche Begleitsymptome

- Vegetative Symptome (Übelkeit, Erbrechen, Schwitzen).
- Kopfschmerzen.
- Ohrgeräusche.
- Hörstörung.
- Sehstörung.
- Hypertonie.
- Hypotonie.
- Blutdruckdifferenz.
- Herzrhythmusstörungen.
- Neurologische Symptome (Nystagmus, Hirnnervenausfälle, Gangabweichung, Koordinationsstörungen, Paresen, sensible Defizite).

11.2 Körperliche Untersuchung

11.2.1 Untersuchungsebenen

Untersuchungsebenen (Disziplinen):
- Internistische Untersuchung.
- Neurologische Untersuchung.
- Otologischer Befund (v. a. Ohrenspiegelung, Hörtest).
- Ophthalmologischer Befund (orientierend; Nystagmus?).
- Orthopädische Untersuchung (v. a. Kopfgelenke, HWS).

Ergänzend ggf.:
- Labor.
- EKG/Langzeit-EKG.
- Langzeit-RR.
- Evtl. radiologische Bildgebung.

11.2.2 Spezielle Untersuchungsmethoden

- Schellong-Test (hämodynamischer oder orthostatischer Schwindel).
- Gehversuch auf einer Linie (z. B. Fallneigung: Fall zur kranken Seite bei vestibulärer Ursache, zur gesunden Seite bei Kleinhirnläsionen).
- Gangbild (z. B. breitbasig: Ataxie bei Hinterstrangschädigung oder zerebellärem Schaden).
- Romberg-Versuch (Stehen auf der Stelle, Arme nach vorn, Handteller nach oben, Augen geschlossen: Verdacht auf Kleinhirnerkrankung, wenn diese Position nicht für 15 s gehalten werden kann. Wird die Position gehalten, liegt eher ein propriozeptiver und/oder vestibulärer Schwindel nahe.).
- Unterberger-Tretversuch (Prüfung auf Störung des Kleinhirns bzw. Vestibularapparates durch Auf-der-Stelle-treten-Lassen mit geschlossenen Augen und vorgestreckten Armen. Infolge einschlägiger Tonusdifferenzen der Körpermuskulatur beispielsweise dreht sich der Proband langsam um die Körperachse.).

- Weber-Versuch, Rinne-Versuch (s. Teil 2, Kap. 3).
- Nystagmusuntersuchung (ggf. mit Frenzel-Brille; kalorische Provokation):
  - vestibulärer Nystagmus (in eine Richtung, erschöpfbar, nie vertikal)
  - zentraler Nystagmus (komplex, verschiedene Richtungen, nicht erschöpfbar).
- Lagerungsversuch (ggf. mit Frenzelbrille; Lagerungsschwindel etc.).

Wichtig:

Leitsymptom der *Kleinhirnerkrankungen* (= Störungen der Koordinationsleistungen) ist die Ataxie. Man unterscheidet:

- Extremitätenataxie (bei gezielten Bewegungen demaskiert)
- Gang-, Rumpf- oder Standataxie.

Letztere Formen können sich primär mit dem Bild/Symptom „*Schwindel*" präsentieren und müssen daher differenzialdiagnostisch aufgeklärt bzw. abgegrenzt werden – z. B. vom physiologischen oder peripheren Schwindel. *Romberg-* und *Unterberger-Versuch* können hier helfen, da beide u. a. eine *Standataxie* aufdecken.

11.3 Einteilung und Ursachen

11.3.1 Allgemeine Einteilung

- Primärer Schwindel (Vestibularorgan oder -nerv bzw. „zentrales Gleichgewichtsorgan" – Hirnstamm/Kleinhirn – betroffen).
- Nichtprimärer bzw. sekundärer Schwindel (vertebragener, psychogener Schwindel).

11.3.2 Ursachen

Physiologischer Reizschwindel:

- Kinetosen, z. B. Reise-/Seekrankheit.

Peripher vestibulärer Schwindel:

- Benigner paroxysmaler Lagerungsschwindel.
- Neuropathia/Neuritis vestibularis.
- M. Menière.

Zentral vestibulärer Schwindel:

- Hirnstamm-/Kleinhirnerkrankungen einschließlich der akuten/chronischen Durchblutungsstörungen.
- Blutungen.
- Traumata.
- Entzündungen.
- Tumoren.
- Degenerative Prozesse.
- Epilepsie.

Nicht primär vestibulärer Schwindel:

- Medikamentenwirkung.
- Intoxikation.
- Psychosomatische Genese.
- Hypoglykämie.
- Anämie.
- Hypotonie.
- Polyneuropathie/Hinterstrangerkrankungen.
- Refraktionsanomalien.

12 Müdigkeit

A. Dieterich

Müdigkeit ist eine alltägliche Erfahrung, die auch jeder Gesunde kennt. Ärztliche Hilfe wird meist dann gesucht, wenn diese Empfindung nicht angemessen erklärt werden kann, wenn im Alltag Beeinträchtigungen auftauchen oder individuelle Kompensationsmöglichkeiten erschöpft sind.

Die Beschwerden betreffen:

- das emotionale Erleben (Unlust, Motivationsmangel, verminderte Schwingungsfähigkeit),
- kognitive Aspekte (verminderte geistige Aktivität bzw. Leistungsfähigkeit) und
- Verhaltensänderungen („Leistungsknick").

Das Krankheitssymptom Müdigkeit ist als „gemeinsame Endstrecke" vieler möglicher Störungen biologischer, psychischer und sozialer Art zu verstehen.

Ätiologische Erklärungsebenen für Müdigkeit:

- psychosozial (z. B. berufliche Belastung).
- psychiatrisch (z. B. Depressionen).
- somatisch (z. B. Schlaf-Apnoe-Syndrom, virale Infekte).
- pharmakologisch (z. B. Antihistaminika).

12.1 Anamnese

Allgemeines

- Qualität, Dauer, Ausmaß der Müdigkeit?
- Eher Energiemangel und allgemeine Erschöpfung oder Einnicken am
- Tag „wider Willen"?
- Tageszeitliche Schwankungen, Beeinträchtigungen im Alltag?

- Ist die Müdigkeit neu oder seit langem bekannt?
- Was hat der Patient für Hypothesen zur Ursache der Müdigkeit?
- Gibt es assoziierte Beschwerden?

Psychosoziale Anamnese

- Sozial-, Familien- und Berufsanamnese (psychosoziale Belastungen).
- Gibt es Änderungen in der Lebenssituation (ungewohnte Belastungen)?
- Schichtdienst?
- Schadstoff- oder Lärmbelastung?

Psychiatrische Anamnese

- Gibt es psychopathologische Auffälligkeiten (vor allem Symptome von Depression und Angststörungen)?

Somatische Anamnese

- Gibt es körperliche Auffälligkeiten (Funktion von Organsystemen)?
- Vegetative Anamnese (kardial, pulmonal, gastrointestinal, urogenital, ZNS, Gewichtsveränderungen, Fieber).
- Sind chronische Erkrankungen oder vorangegangene Infekte bekannt?
- Wie ist der Schlaf hinsichtlich Dauer, Qualität, Unterbrechungen/Störungen (z. B. Lärm, Schmerz, innere Unruhe)?
- Schnarchen, ggf. Schnarchintensität, durch Partner beobachtete Erstickungsanfälle und Atempausen, Einschlafen als Autofahrer?
- Ist eine muskuläre Schwäche oder andere Störungen motorischer Abläufe bzw. Funktionen aufgefallen (Gangstörungen, Doppelbilder etc.)?

Medikamentenanamnese

- Werden Medikamente eingenommen (von anderen Ärzten verordnet, Selbstmedikation, Missbrauch)?
- Werden sonstige psychotrope Substanzen eingenommen (v. a. Alkohol)?

Cave:

Substanzklassen, bei denen häufig Müdigkeit als Therapiefolge auftritt:
- Benzodiazepine.
- Antidepressiva.
- Neuroleptika.
- Antihistaminika.
- Antihypertensiva.
- Opiate.
- Parkinsonmittel.

12.2 Untersuchungen

Diagnostische Verfahren:
- Körperliche Untersuchung.
- Labor.
- Apparative Diagnostik.

Wichtig ist die Durchführung von Anamnese und körperlicher Untersuchung. Labor- und apparative Diagnostik sollten sich an resultierenden spezifischen Anhaltspunkten orientieren!

Körperliche Untersuchung

- Internistische und neurologische Ganzkörperuntersuchung.

Labor

Basisdiagnostik bei seit mehr als 4 Wochen bestehender Müdigkeit ohne Hinweis auf spezifische Ursachen:
- TSH.
- Blut-Glucose, ggf. weitere Diabetes-Diagnostik.
- Blutbild.
- BSG (alternativ CRP).
- Gamma-GT.

Weitere apparative oder laborchemische Tests nur bei definierten Auffälligkeiten in der bis dahin durchgeführten Anamnese und Diagnostik.

12.3 Ursachen

Eine eindeutig bestimmbare und direkt behandelbare Ursache, vor allem somatischer Art, ist selten!

Eher häufig:
- Assoziation mit psychosozialen Belastungen.
- Assoziation mit seelischen Störungen und Bewegungsmangel.
- Schlafstörungen (verschiedene Insomnien, Restless-Legs-Syndrom, Narkolepsie, Schlaf-Apnoe-Syndrom).
- Vorangegangene virale Atemwegsinfekte.
- Hepatitiden (meist bereits diagnostiziert).
- Medikamente.
- Alkohol.

Eher selten:
- Malignome.
- Schilddrüsenfunktionsstörungen.

Kein Zusammenhang:
- Anämien.
- Kaliummangel.

12.4 Therapie

Wichtig:

Balance finden zwischen psychosozialer Betreuung und somatischer Diagnostik. Somatische Fixierung vermeiden.

Bei spezifischen Ursachen:
- Abwendbar gefährliche Verläufe erkennen und behandeln (z.B. therapiebedürftige psychische Störungen, somatische Erkrankungen).

Sonstige Maßnahmen:
- Symptomorientierte aktivierende Maßnahmen.
- Gesundheitsberatung.
- Verhaltenstherapeutische Maßnahmen (Symptomtagebuch).
- Gesprächsbereitschaft, Offenheit für Spektrum biologischer, psychischer und sozialer Ursachen.
- Folgekontakte nach einigen Wochen oder Monaten zur diagnostischen Klärung (abwartendes Offenlassen).

Cave:

Oft bieten Patienten selbst die Diagnose eines Chronic-Fatigue-Syndroms, eines Multiple-Sensitivity-Syndroms, einer Amalgam-Belastung usw. an. Da die Forschungslage dazu unsicher ist, besteht kein Grund, diese Diagnosen vorschnell abzutun. Es sollte jedoch im konkreten Einzelfall darum gehen, im Gespräch zwischen Arzt und Patient gemeinsam Erklärungen zu suchen, gegensätzliche Auffassungen zu respektieren und eine bio-psycho-soziale Sicht zu erarbeiten.
Ein Gegensteuern ist dann wichtig, wenn bestimmte Auffassungen von Patienten zu schädlichen Verhaltensweisen führen (Inaktivität, soziale Isolation, Doctor-Shopping usw.).

Sachregister

C

L

M

O

S

Herausgeber

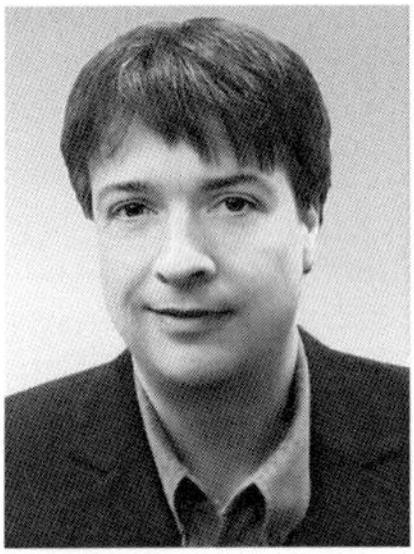

Dr. med. Kai P. Schnabel, MME
Abteilung für Unterricht und Medien (AUM)
Institut für Medizinische Lehre (IML)
Universität Bern
Konsumstr. 13
3010 Bern
Schweiz

Nach dem Studium der Medizin in Berlin und Hamilton, Ontario, Canada erlangte Kai Schnabel die Promotion in der Kinderneurologie, den Master of Medical Education der Universität Bern und ist Inhaber des Zertifikats Medizinische Informatik.1999–2009 leitete er das Trainingszentrum für Ärztliche Fertigkeiten (TÄF) und 2007–2009, kommissarisch, die AG Reformstudiengang Medizin an der Charité in Berlin. Seit 2009 leitet er die Abteilung für Unterricht und Medien am Institut für Medizinische Lehre der Universität Bern. Seine Arbeitsschwerpunkte sind: Training praktischer Fertigkeiten, Entwicklung multimedialer Lernprogramme und des Curriculums, Problemorientiertes Lernen (PBL/POL), Simulationspatienten und Ärztliche Fortbildung.

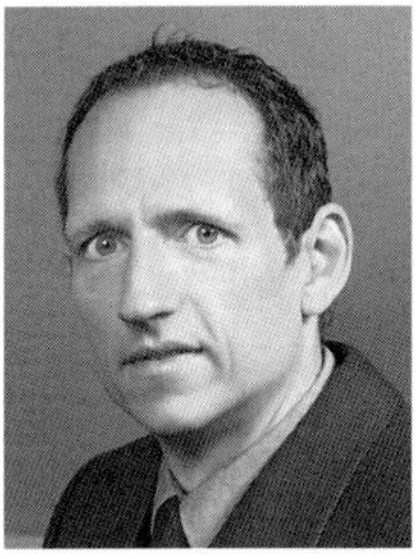

Dr. med. Olaf Ahlers
Klinik für Anästhesiologie mit Schwerpunkt operative Intensivmedizin
Charité – Universitätsmedizin Berlin
Campus Virchow-Klinikum
Augustenburger Platz 1
13353 Berlin

Olaf Ahlers arbeitet seit 1998 in der Universitätsklinik für Anästhesiologie mit Schwerpunkt operative Intensivmedizin der Charité, Campus Virchow-Klinikum. Er promovierte im Rahmen des Graduiertenkollegs 331 der Deutschen Forschungsgemeinschaft und ist seit 2005 Facharzt für Anästhesiologie. Neben seiner Funktion als Lehrbeauftragter der Klinik, ist er unter anderem verantwortlich für die inhaltliche Gesamtkoordination des 2. und 3. klinischen Semesters und der notfallmedizinischen Ausbildung an der Charité. Er ist Mitglied der Ausbildungskommission, des Studienausschusses des Reformstudiengangs Medizin sowie der Kommission zur Einrichtung eines Modellstudiengangs Medizin. Seit 2006 absolviert er den Masterstudiengang „Medical Education" der Universität Heidelberg.

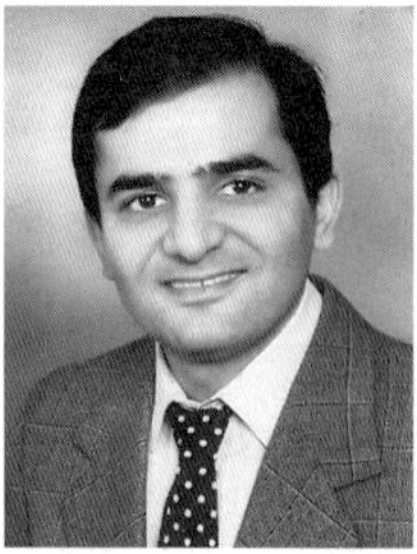

Dr. med. Hiwa Dashti
KfH- Nierenzentrum Eberswalde
Rudolf-Breitscheid-Straße 100
16225 Eberswalde

In Ziman-Arbil/Kurdistan-Irak geboren, absolvierte Hiwa Dashti 1992–1995 eine Ausbildung zum Krankenpfleger und studierte anschließend Humanmedizin an der Charité, Medizinische Fakultät der Humboldt-Universität zu Berlin (bis 2003). Er war Tutor im Trainingszentrum für Ärztliche Fertigkeiten (TÄF) des Reformstudiengangs Medizin an der Charité (klinische Untersuchungen und praktische ärztliche Fertigkeiten). Seit 2003 ist er Arzt in Weiterbildung – Innere Medizin – im Krankenhaus Templin und Werner-Forßmann Krankenhaus Eberswalde.

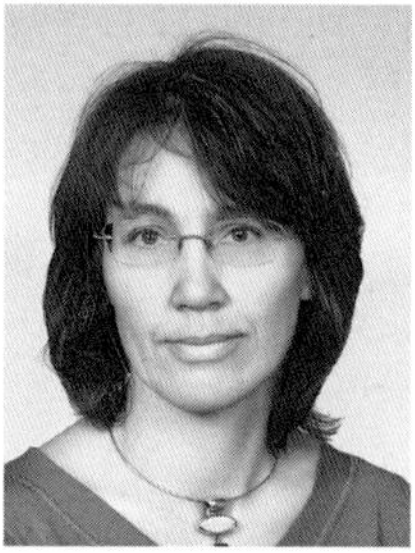

Dipl. Päd. Waltraud Georg, Ärztin
Assessmentbereich
Charité – Universitätsmedizin Berlin
Campus Charité Mitte
Chariteplatz 1
10117 Berlin

Nach Abschluss ihre Studiums der Diplom-Pädagogik mit Schwerpunkt Erwachsenenbildung studierte Frau Georg Humanmedizin in Berlin, Hamilton (Kanada) und Albuquerque (USA). Seit 1997 ist sie wissenschaftliche Mitarbeiterin der AG Reformstudiengang Medizin der Charité, 1998 bis 1999 arbeitete sie zusätzlich als Ärztin in der Klinik für Allgemeine Pädiatrie. Von 2002 bis 2004 absolvierte sie den Masterstudiengang „Medical Education" an der Universität Bern, seit 2005 leitet sie den Assessment-Bereich der Charité- Universitätsmedizin Berlin.

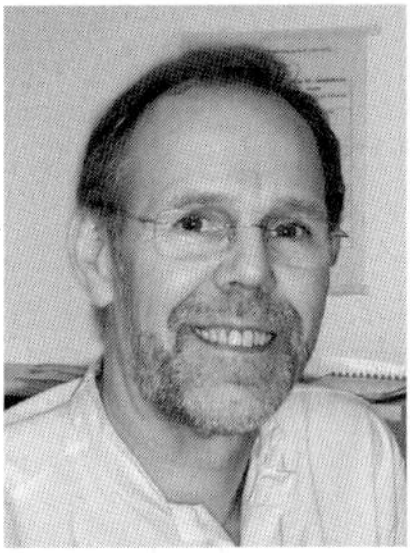

Univ.-Prof. Dr. med. Ulrich Schwantes
Institut für Allgemeinmedizin
Charité – Universitätsmedizin Berlin
Campus Charité Mitte
Schumannstraße 20–21
10117 Berlin

Ulrich Schwantes ist Facharzt für Allgemeinmedizin (Psychotherapie – Geriatrie – Suchtmedizinische Grundversorgung) und seit 1980 niedergelassen als Hausarzt. Von 1998 bis 2008 war er Direktor des Instituts für Allgemeinmedizin der Charité – Universitätsmedizin Berlin. Er war langjähriges Mitglied in Curriculumskommission und Ausbildungskommission (stellv. Leiter) sowie des Studienausschusses des Reformstudiengangs. Im Reformstudiengang hat er die Unterrichtsveranstaltungen „Interaktion“, „Berufsfelderkundung“, „Praxistag“ und „Krankheiten der Lebensmitte“ verantwortlich geleitet.